4

13.–16. Woche

Mittlere Fetalzeit – Differenzierungsvorgänge.

Von der 14. Woche an beherrscht Ihr Kind komplexe Bewegungsabläufe, es kann seinen Mund öffnen und schließen, macht Schluck- und Atembewegungen.
Von der 16. Woche an kann es zum Beispiel schon am Daumen lutschen, Grimassen schneiden, die Stirn runzeln.
Auch sein Greifreflex funktioniert bereits.
Allmählich findet es zu einem Aktivitäts-Ruhe-Rhythmus.
16.–20. Woche: Die Untersuchung des mütterlichen Blutes auf ganz bestimmte kindliche Eiweißstoffe (Alpha-Feto-Protein-Bestimmung) ist eine erste mögliche Früherkennungsuntersuchung für das ungeborene Kind.
(→ *Die Fetalzeit*, Seite 58)

Am Ende des 4. Monats ist Ihr Kind 10 cm groß (Scheitel-Steiß-Länge) und wiegt 80 Gramm.

Haben Sie Ihren Vorsorgetermin schon wahrgenommen?

Essen Sie Fisch und ab und zu etwas mageres Fleisch; es sind wertvolle Eiweißlieferanten.
2200 kcal, ab 16. Woche 2500 kcal

Nach Absprache mit Ihrem Arzt könnten Sie jetzt noch einen unbeschwerten Urlaub (den ersten mit Kind!) machen. Sie sollten dabei aber unterhalb 2000 m Höhe bleiben und extrem heiße Regionen oder Länder, die Impfungen vorschreiben, meiden.

5

17.–20. Woche

Sie spüren zum ersten Mal die Bewegungen Ihres Kindes!

Die Körperform Ihres Kindes ist fertig entwickelt, seine Haut krebsrot und an Kinn und Stirn von Flaum (Lanugobehaarung) bedeckt.
Sein Skelett beginnt zu verknöchern und die Zahnhartsubstanzen werden gebildet.
Die Blutbildung findet noch in der Leber statt.
Von der 17. Woche an befinden sich endorphinhaltige Zellen in der Hirnanhangdrüse (Hypophyse) – die körperliche Schmerzabwehr beginnt (Endorphine = körpereigene Stoffe mit opiatartiger, also schmerzhemmender Wirkung).

(→ *Die Fetalzeit*, Seite 58)

Jetzt ist Ihr Kind schon etwa 13 cm (Scheitel-Steiß-Länge) groß und wiegt 250 Gramm.

Auch wenn Sie sich noch so wohl fühlen – nehmen Sie jeden Vorsorgetermin wahr.

Verzichten Sie auf Süßigkeiten; Joghurt mit frischen Früchten ist ein köstliches Dessert.
2500 kcal

Von der 20. Woche an Calcium und/oder Magnesium ersetzen bis Ende der Stillzeit.

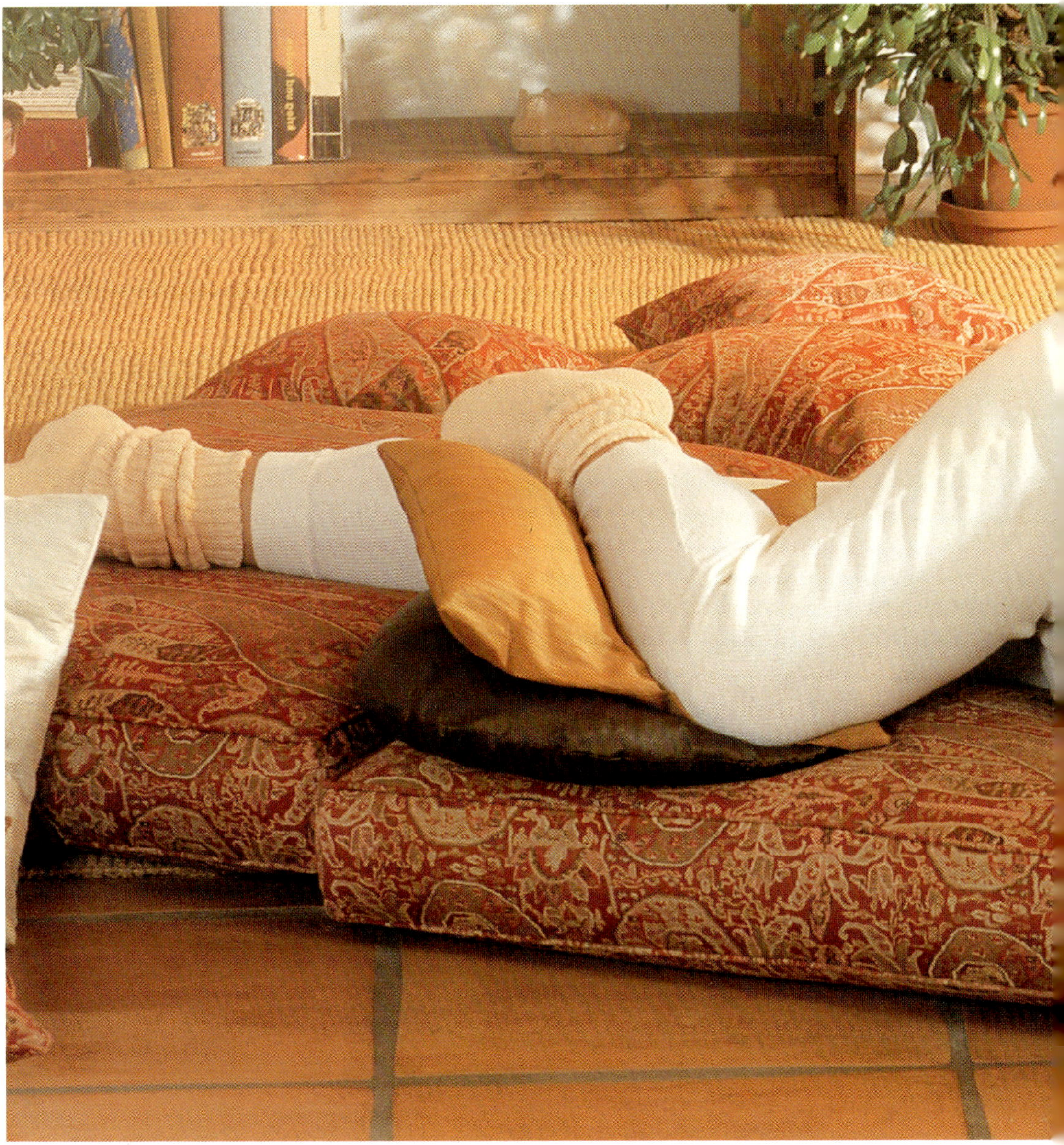

Dr. med. Walther Prinz

DER GROSSE GU RATGEBER

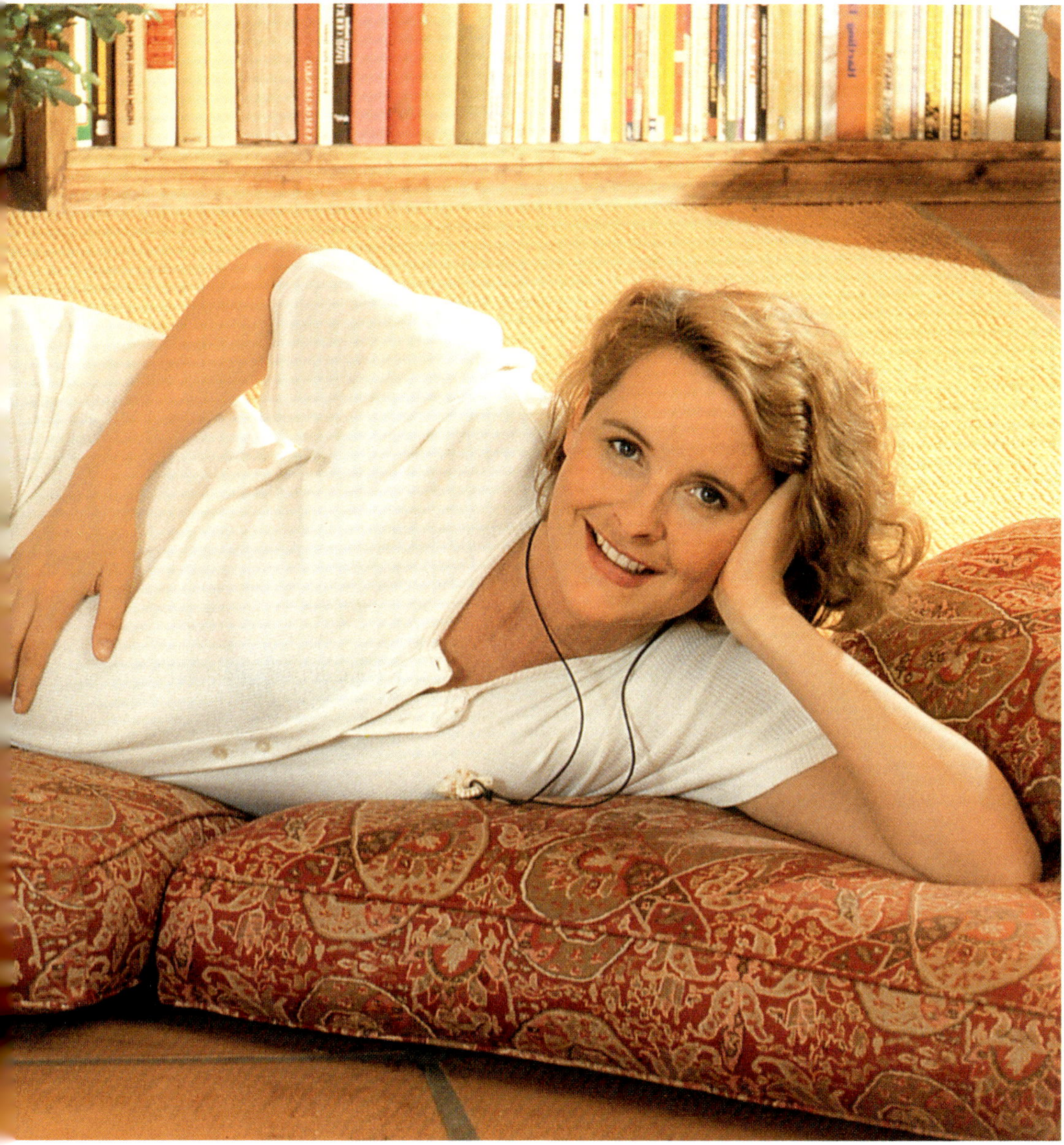

Schwangerschaft und Geburt

- Ärztlicher Rat in allen Fragen der Vorsorge, Geburtsvorbereitung und Geburt
- Tips für die Neuorientierung im persönlichen, partnerschaftlichen und beruflichen Bereich

GU GRÄFE UND UNZER

Inhaltsverzeichnis

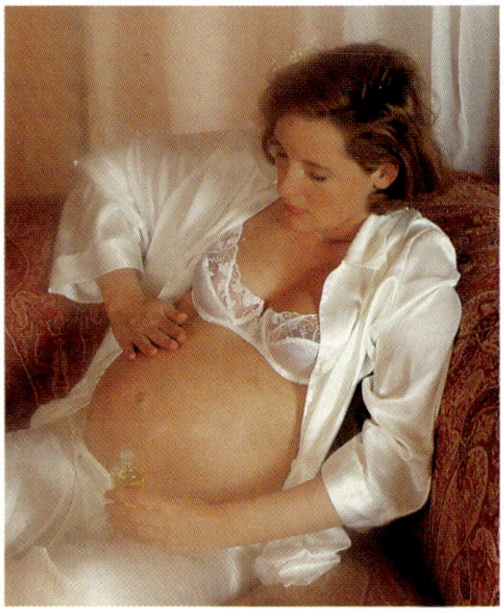

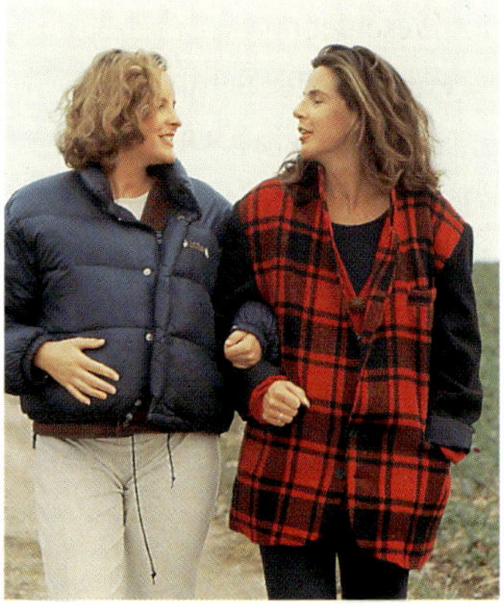

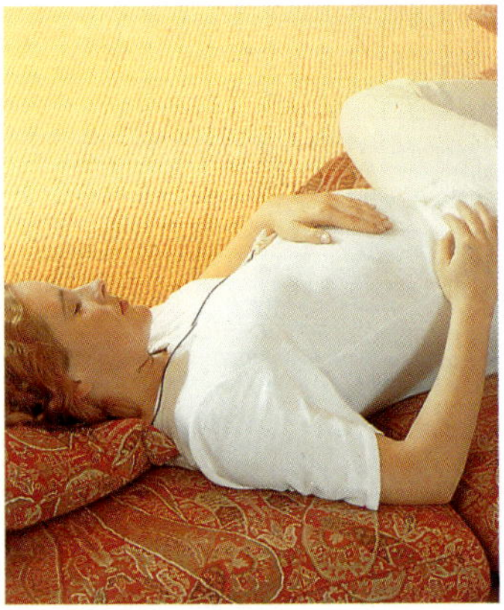

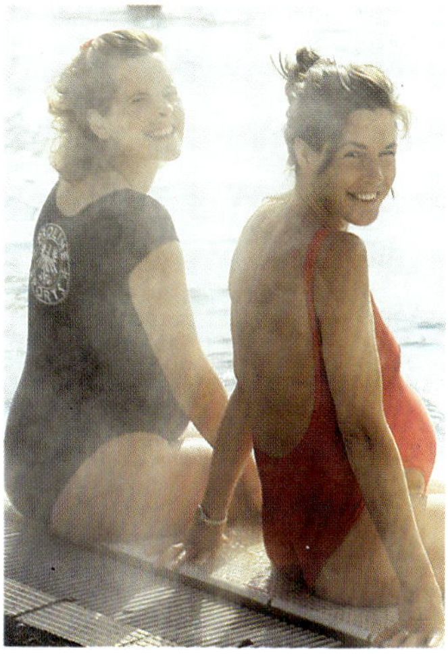

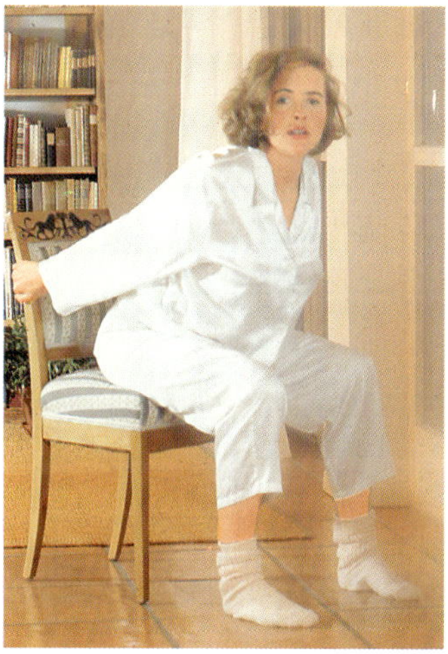

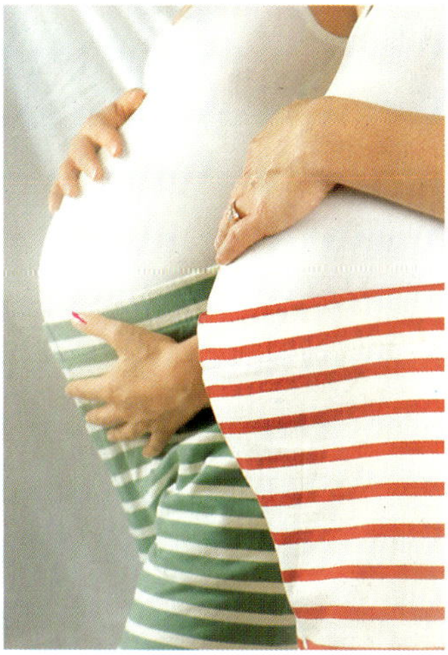

Ein Wort zuvor

»Ich bekomme ein Kind!«
Wahrscheinlich schwanken Ihre Gefühle zwischen Ungläubigkeit, Staunen und einer Freude, die noch wachsen wird, seit Sie Gewißheit haben, schwanger zu sein. Tausend Gedanken stürmen auf Sie ein – Ihr Leben scheint mit einem Mal verändert.
Vielleicht hatten Sie, als Sie nach dem Termin beim Frauenarzt auf die Straße hinaustraten, das Gefühl, jeder müsse Ihnen die Neuigkeit, die Veränderung ansehen. Und tatsächlich mag der eine oder andere Passant ein Strahlen in Ihrem Gesicht bemerkt haben.
Denn Sie sind in unserer Gesellschaft in schönem Sinne ein auffallender Mensch! Sie sind ein Symbol für Optimismus, Mut und Partnerschaft, selten gewordene Eigenschaften in einer Zeit des Konsums, der Hast und der Selbstsucht.
Doch gerade für eine Frau, die ihr erstes Kind erwartet, ist die Zeit der Schwangerschaft ein Lebensabschnitt voller neuer Situationen – eine Welle von Unbekanntem kommt auf sie zu. Aber lassen Sie sich beruhigen: Aus der Freude auf Ihr Kind erwächst Ihnen auch die notwendige Kraft, mit der Sie alle Schwierigkeiten meistern werden. Vieles von dem, was jetzt in Ihnen in Bewegung geraten ist, wird sich in den nächsten Monaten klären, und Neues nimmt Gestalt an: in Ihnen (im doppelten Sinn) und in Ihrem Leben, Ihrer Umgebung.
Sie haben Zeit und Gelegenheit, sich allmählich an alles Ihnen jetzt noch Unbekannte zu gewöhnen und es – auch im Rahmen des medizinisch Möglichen – nach Ihren Wünschen zu gestalten:

- Die Zeit der Schwangerschaft
- die Geburtsvorbereitung
- die Geburt selbst.

Haben Sie schon ein Kind, beziehen Sie es ein in die Freude auf das noch Ungeborene, in das Beobachten seines Wachstums und seiner Entwicklung, und lassen Sie es teilhaben an den Vorbereitungen für das Baby.

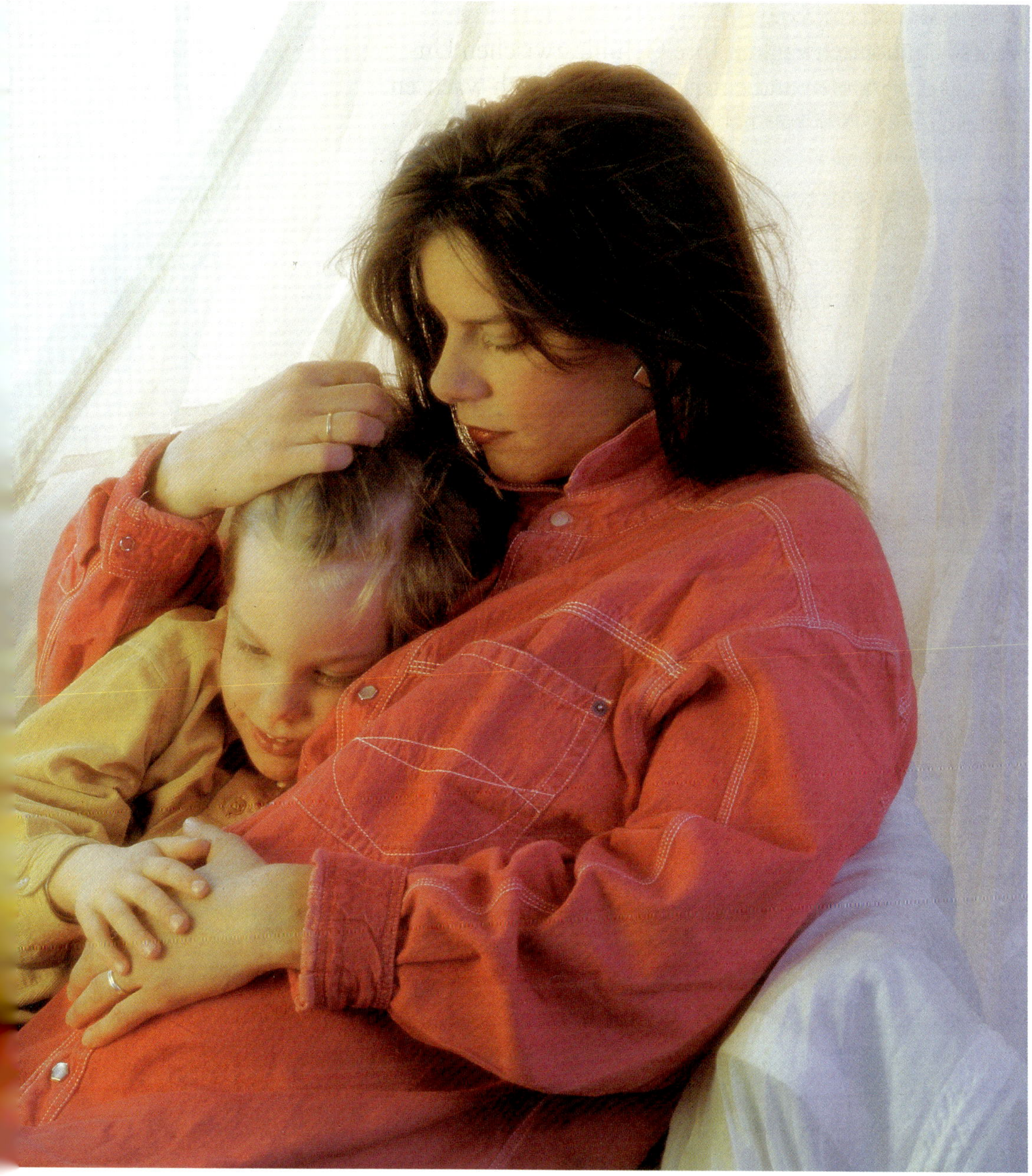

Mit der Entscheidung für ein Kind haben Sie die Verantwortung für das neue Leben übernommen und damit eine der schönsten Aufgaben, die ein Frauenleben zu bieten hat. Beginnen Sie Ihre neue Rolle damit, auf Ihren Körper – das »erste Zuhause« Ihres Kindes – zu achten, und auf Ihrer beider Gesundheit.

Haben Sie keine Angst vor kommenden Veränderungen. Nutzen Sie die Chance, neue Seiten an sich kennenzulernen und Ihr Leben im Hinblick auf Ihre nächste Zukunft neu zu ordnen.
Mit wachsender Sicherheit werden Sie entscheiden, was jetzt wirklich wichtig ist, denn von nun an konzentriert sich vieles auf Sie und Ihr Baby.
Sie beginnen, Ihre Umgebung mit anderen Augen zu sehen – und Sie urteilen anders.
Sie tragen plötzlich die Verantwortung für ein weiteres Leben, das ganz von Ihrem Schutz abhängt. Diese Verantwortung aber ist bei all dem Glück und Stolz, die Sie erfüllen, manchmal auch schwer.
So werden Sie sich fragen: »Wie bewahre ich mein Ungeborenes vor Schäden?« – »Reichen unser Geld und meine Gesundheit?« – »Werde ich den neuen Anforderungen gewachsen sein?«
Sie wollen auf keinen Fall etwas falsch machen und alles tun, was für das Wohl Ihres Babys nötig ist ...
Und da gibt es eine ganze Menge:

- Vorsorgeuntersuchungen,
- richtiger Umgang mit Tabletten, Genußmitteln,
- Verhalten auf Reisen,
- sportliche Aktivitäten mit Bedacht wählen.

Auch für Ihr eigenes körperliches und seelisches Wohlbefinden können Sie eine Menge tun:

- Schwangerschaftsgymnastik,
- die richtige Ernährung,
- Körper- und Schönheitspflege,
- Beschäftigung mit Schönem (Musik, Bücher, Malen).

Zu all diesen Themen haben Sie jetzt naturgemäß viele Fragen und erhalten viele Antworten. Ihr Arzt, Ihre Mutter, die Schwiegermutter, Freundinnen und Bekannte und nicht zuletzt Ihr Partner – alle nehmen Anteil, und alle haben für Sie und Ihre Situation den »ganz speziellen, bewährten« Ratschlag. Auch bei den themabezogenen Ratgebern auf dem Büchermarkt ist das Angebot verschiedenster Theorien der Ernährung, Überwachung des Schwangerschaftsverlaufs und ganz besonders zahlreicher Entbindungsmethoden verwirrend reichhaltig – ist dieses Buch nur eine Antwort mehr?

Ich denke nicht. »Der Große GU Ratgeber Schwangerschaft« möchte Sie weder verunsichern, noch ängstigen, oder Ihnen unhaltbare Versprechungen machen. Vielmehr will Sie dieses Buch von Anfang an begleiten bei der Erfüllung einer Ihrer schönsten Lebensaufgaben. Denn dies ist »Ihre« Schwangerschaft!

Sie allein müssen entscheiden: »Gehe ich zur Entbindung überhaupt in eine Klinik, soll ich mir nicht lieber all die Leute im weißen Kittel vom Halse halten? Oder wissen nur die, was für mein Baby und mich gut ist?«

Ich möchte Sie mit diesem Buch auf dem Weg durch die Schwangerschaft bis zur Geburt mit praktischem Rat begleiten und Ihnen als werdender Mutter mit kleinen Tips und Tricks helfen, die eventuell auftretenden Unpäßlichkeiten und Beschwerlichkeiten im Alltag leichter zu ertragen.

- Lassen Sie sich nicht verunsichern. Sie sollen Ihre Schwangerschaft als schöne Zeit der Vorfreude auf das Kind in Erinnerung behalten – nicht als eine Zeit voller Zweifel und Fragen.
- Ich möchte Ihnen helfen, die biologischen Veränderungen und Vorgänge, die während einer Schwangerschaft bei Mutter und Kind ablaufen, zu verstehen.
- Sie werden in allen Zweifelsfällen eine solide Grundlage für Ihre persönliche Entscheidung an die Hand bekommen.

Meine Motivation bei jedem Rat, den ich Ihnen geben werde, läßt sich im Grunde ganz einfach beschreiben: Sicherheit, Gesundheit und Wohlbefinden für Mutter und Kind vermitteln.

Es hat viel Freude bereitet, dieses Buch für Sie zu schreiben, zu gestalten, zu drucken und herauszugeben, und das Bemühen aller Beteiligten war dabei von der Motivation getragen, daß Ihnen die Informationen, Hinweise und Ratschläge während Ihrer Schwangerschaft nützlich sein können, um all die Ereignisse in Ihrem Körper und

kontrovers

Dieser Ratgeber enthält auch sehr persönliche Ansichten zu Aspekten eines Themas, mit dem ich mich schon seit nahezu dreißig Jahren beschäftige.

Meine Ansichten basieren auf Erfahrung und – zugegebenermaßen – sehr kritischer Auseinandersetzung mit dem »Markt« an Meinungen und Angeboten, die Schwangere mehr zu verunsichern scheinen, als daß sie helfen würden.

Diese persönlichen Meinungen stelle ich bewußt zur Diskussion – nicht nur für Sie, sondern für alle, die dieses Buch in Händen halten werden: Ihr Partner, aber auch Ärzte, Hebammen, Krankenschwestern, vielleicht aber auch Paare, die sich erst in Zukunft ein Kind wünschen.

Sie finden meine kritischen Anmerkungen jeweils unter der Überschrift »kontrovers« in einem farbigen Kasten wie diesem am Textrand.

> **Mit der Gewißheit, ein Kind zu erwarten, wächst neben einer nie gekannten Freude auch ein ganz neues Gefühl von Verantwortlichkeit. Vieles gibt es jetzt für Sie zu bedenken und vorzubereiten – aber es sind nicht nur schöne Dinge, die auf werdende Eltern zukommen, sondern oft auch Aufgaben und Probleme, deren Bewältigung ein gutes Maß an Informiertheit und sicherer Urteilsfähigkeit erfordert.**

die damit verbundenen Veränderungen in Ihrem Leben in einem klaren Licht zu sehen.
Sie werden es gut machen! Sie haben von Natur aus die Fähigkeit zu richtigem Verhalten geerbt. Dieser gesunde weibliche Instinkt verläßt Sie nicht. Lassen Sie sich nicht beirren. Es gibt viele gute Hebammen, Ärztinnen und Ärzte, die Ihnen ihr ganzes Können und Wissen zur Verfügung stellen werden. Sie werden in guten Händen sein. Sie sind jetzt – in der Erfüllung der von der Natur für Sie bestimmten Aufgabe – die Hauptperson.
Alle eventuellen Zweifel, die Sie zu Beginn der Schwangerschaft verunsichert haben mögen, sollten jetzt verflogen sein und der Überzeugung Platz gemacht haben: »Ja, es ist gut, mein Baby zu bekommen!« Denn Leben ist Erneuerung. Ohne Nachkommen endet unser Dasein. Somit ist die Sorge um unsere Nachgeborenen auch ein Akt der Selbstachtung.
Wenn Sie mit diesem Buch Ihre Schwangerschaft bewußt erleben und gestalten können, wenn es Ihnen hilft, Ihre Schwangerschaft in guter Erinnerung zu behalten, haben wir alle, die wir uns mit diesem Buch große Mühe gaben, unser Ziel erreicht.

Dr. med. Walther Prinz

Eine heitere, ausgeglichene Schwangere ist nicht nur ein schöner Anblick. Sie selbst und die Menschen in ihrer Umgebung haben es leichter, die Zeit der Erwartung in Freude zu erleben.

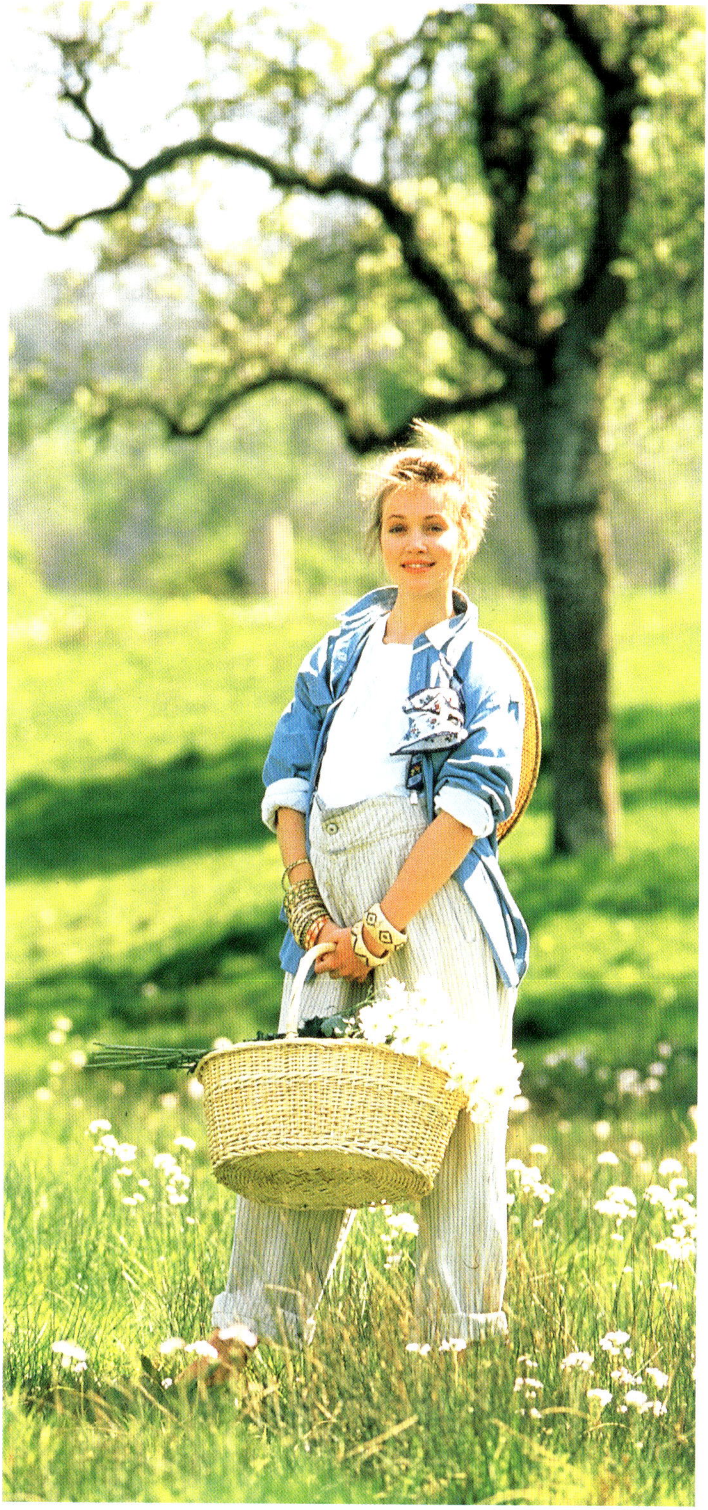

Vorfreude und Erneuerung

Sollte man um Schwangerschaft überhaupt solch ein Aufhebens machen? Ich sage aus voller Überzeugung: Ja, denn die Entwicklung eines Menschen ereignet sich jedesmal als ein neues Wunder!

Niemand außer Ihnen selbst kann wirklich ermessen, was der Augenblick der Erkenntnis, daß Sie schwanger sind und ein Kind erwarten, für Sie persönlich bedeutet hat.

Sicher wirbelt jetzt, zu Beginn der Schwangerschaft, noch vieles in Ihnen durcheinander: Sehnsüchte und Wünsche, Ängste und Hoffnungen und vor allem Zukunftspläne.

Die geistige Auseinandersetzung mit dem Schwangersein, mit allem, was Ihnen und Ihrem heranwachsenden Kind geschieht, wird einen wachsenden Anteil Ihres Lebens einnehmen. Dieses Erleben ist für Sie als Frau eine wichtige, von Mal zu Mal neue, bewegende Erfahrung … Deshalb war auch alles an Reaktionen auf die Nachricht, ein Kind zu erwarten, möglich – vom zaghaften Innehalten bis zum jubelnden Aufschrei.

Sobald eine Frau begreift, daß sie schwanger ist, blüht etwas in ihr auf, das zu erleben nur uns Menschen vergönnt ist – deshalb sollten wir es so bewußt wie möglich erleben: Ein körperlicher Zustand verläßt seine zunächst rein biologische Situation und erfaßt die Sphären des menschlichen Bewußtseins.

Wir kennen keine einheitlichen Regeln und Gesetze, nach denen Frauen ihre Schwangerschaft erleben.

So ist es Ausdruck Ihrer Persönlichkeit und Ihrer Lebenssituation, wie die Gewißheit, ein Kind zu erwarten, Ihre Welt, auch Ihre geistige, bewegt.

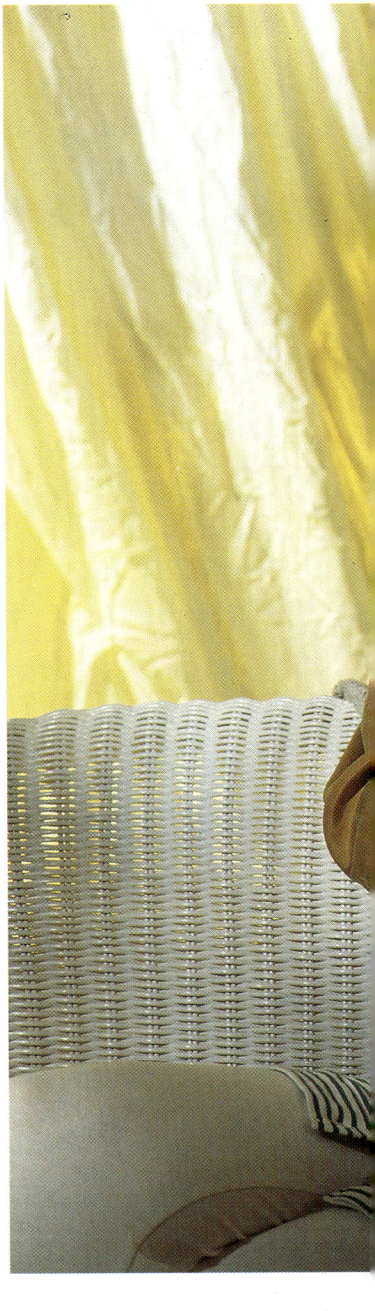

Ihr Leben und Ihre Partnerschaft werden sich mit der Geburt Ihres Kindes ändern. Neue Aufgaben und neue Ziele wird dieses Ereignis mit sich bringen. Wachsen Sie gemeinsam in die schöne Rolle Ihrer Elternschaft.

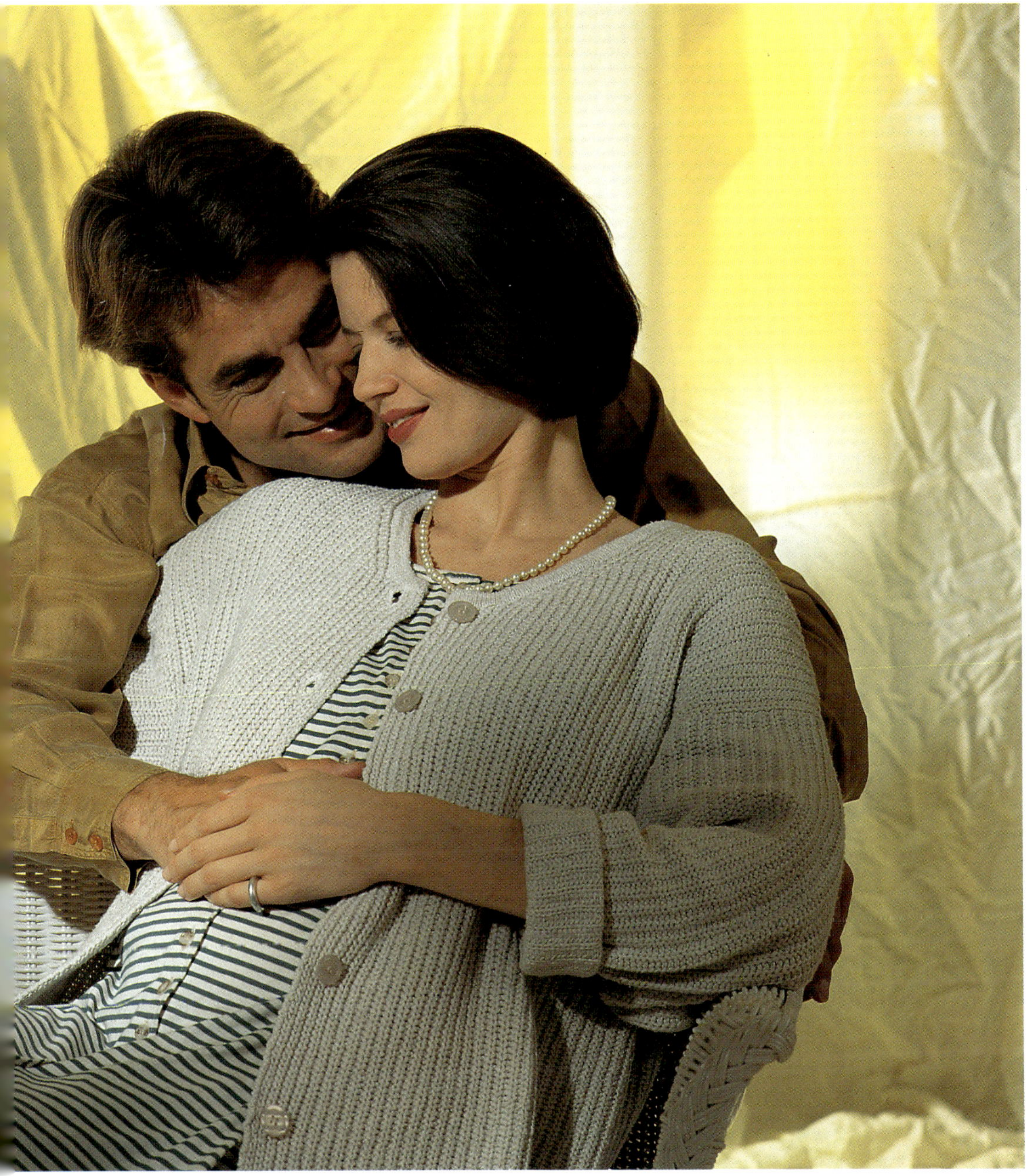

Anzeichen der beginnenden Schwangerschaft

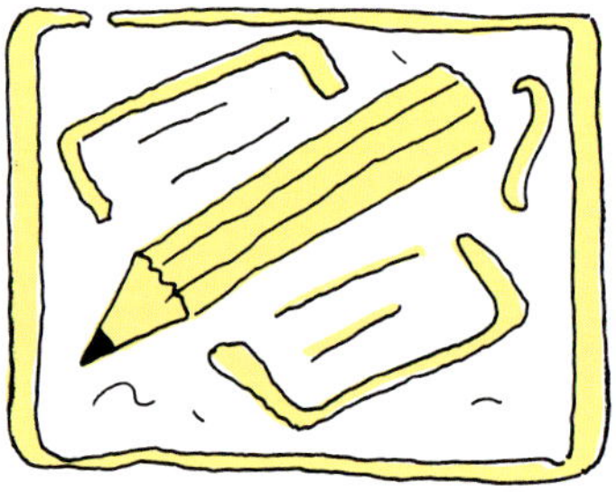

Das »Ausbleiben der erwarteten Monatsblutung« bei einer Frau mit sonst regelmäßigem Zyklus ist, wenn sie in den vergangenen zwei bis drei Wochen Geschlechtsverkehr hatte, ein nahezu untrügliches Zeichen für eine frühe Schwangerschaft.

Die Regel bleibt aus

Gegen Ende des Zyklus stirbt der Gelbkörper ab (→ »Wichtiger Verbündeter«, Seite 50), wenn Sie nicht schwanger sind. Die Hormonmenge, die er produziert, geht zurück – das ist der Grund für die Blutung, mit der ein neuer Zyklus von 28 Tagen beginnen würde. Vor dieser Blutung, die für ihn den Verlust der nährenden und schützenden Gebärmutterschleimhaut bedeuten muß, schützt der junge Embryo sich selbst: Er bewahrt durch anregende Hormonsignale (HCG-Hormon) über den Blutweg der Mutter den Gelbkörper vor dem Absterben – und damit sich selbst vor dem »Hinweggespültwerden« mit der sich ablösenden, blutenden Schleimhaut. Nur in sehr seltenen Fällen kommt es doch zu einem leichten, rhythmischen Hormonabfall und zu einer oder auch mehreren, periodenähnlichen Blutungen – trotz einer bestehenden Schwangerschaft. Die übersteht der junge Embryo dadurch, daß er durch Hormonabgabe in der Lage ist, die Schleimhaut in seiner direkten Umgebung zu erhalten, um weiterhin mit Nährstoffen und Sauerstoff versorgt zu bleiben.

Die Brüste spannen

Von Tag zu Tag, deutlicher aber noch von Woche zu Woche, nimmt nun die Hormonproduktion des wachsenden Embryo zu und beeinflußt, ja verändert Stoffwechsel und Körper seiner Mutter. Hormonsignale vom Embryo regen über die Hirnanhangsdrüse der Mutter (Milchhormon, Prolaktin) die bisher ruhenden Milchdrüsen zum Wachstum an. »Brustspannen« durch Gewebedehnung ist die Folge und signalisiert der Frau die Anwesenheit ihres noch winzigen Kindes.

Ziehen im Bauch

Ein »Ziehen im Unterbauch« ist aus gleichem Grund ein mögliches, frühes Schwangerschaftszeichen. Besonders bei Frauen ohne vorangehende Geburten ist die Gebärmutter noch zierlich. Die hormonabhängige, vermehrte Durchblutung und das Wachstum der Gebärmutterwandzellen (Muskel, Bindegewebezellen und Gefäße) sind Ursache für dieses »Ziehen«. Dazu kommt der zunehmende Raumbedarf des Embryo. Komplizierte Regelmechanismen verhindern, daß daraus ein Problem wird: Außerhalb einer Schwangerschaft löst schon die Dehnung der Gebärmutterhöhle um nur einen halben Milliliter ein meist schmerzhaftes Zusammenziehen der Gebärmuttermuskulatur aus (eine der Ursachen für den Menstruationsschmerz so vieler Frauen).
Das oft auch »Schwangerschaftsschutzhormon« genannte Progesteron, aus dem Gelbkörper und vom Embryo selbst, blockiert aber dieses Zusammenziehen der Gebärmuttermuskeln,

das den Embryo in größte Gefahr bringen würde. Darüber hinaus regelt ein Anpassungsmechanismus das Wachstum der Gebärmutterwand, so daß ihre Höhle mit dem wachsenden Kind größer wird.
So wächst das schützende Haus mit seinem Bewohner, und es wird verhindert, daß der Innendruck ständig zunimmt. Trotzdem fühlen einige Frauen dieses Wachstum als Ziehen im Unterbauch.

Morgendliche Übelkeit

Ein weiterer, früher Hinweis auf eine Schwangerschaft ist die besonders morgens auftretende »Übelkeit«. Die steigenden Hormonmengen, die der Embryo in seinen Zellen produziert und in den Kreislauf der Mutter abgibt, reizen in den ersten 12 bis 14 Schwangerschaftswochen das Brechzentrum im Gehirn. Nach etwa 3 Monaten hat sich ihr Organismus an diese Hormone gewöhnt – und Übelkeit und Brechreiz verschwinden.

Der Halsumfang wächst

Manche Frauen bemerken ein Dickerwerden ihres Halses durch Größenzunahme der Schilddrüse. Früher haben Mütter ihre Töchter dadurch »überwacht«, daß sie ihnen ein Samthalsband schenkten. Wenn dieses Samthalsband eines Tages etwas straff am Hals saß, wußten die Mütter Bescheid.

Sichere Anzeichen einer Schwangerschaft

Die bisher beschriebenen ersten Hinweise auf eine frühe Schwangerschaft, Brustspannen, Ziehen im Unterbauch, Übelkeit und Dickerwerden des Halses, sind allesamt sogenannte »unsichere Schwangerschaftszeichen«. Es sind Symptome einer hormonellen Veränderung, die auch durch nicht schwangerschaftsbedingte, hormonelle Sonderzustände ausgelöst werden können.

»Sichere Schwangerschaftszeichen« nennt man jene, die das Leben eines werdenden Kindes direkt beweisen:
- **Schwangerschaftshormon-Nachweis im Blut oder Urin,**
- **Ultraschallbild und**
- **kindliche Herztätigkeit.**

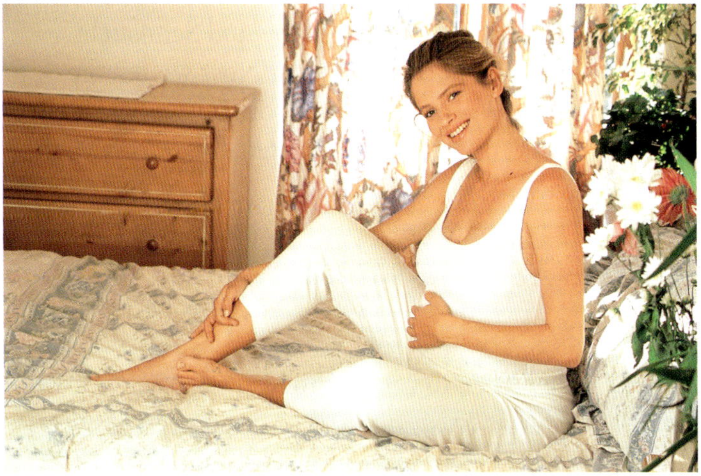

Die geistige Ebene

Sich fortzupflanzen, ist seit Urzeiten für Menschen und Tiere ein Geschehen so natürlich und zwingend wie das Stillen von Hunger und Durst, denn es galt schließlich immer, die eigene Art zu erhalten.
Der allen Lebewesen innewohnende Fortpflanzungs- und Sexualtrieb, der auch bei uns Menschen früh erwacht, in der Pubertät reift und ins Bewußtsein dringt, ist für die Mehrzahl aller Menschen sicher eine bestimmende, mächtige Kraft – zumindest für die ersten Jahrzehnte ihres Lebens.
Und doch war Sexualität nie weltbewegend. Sie ist schnell hier und jetzt auslebbar. Reiner Sex wird eher vollzogen als erlebt, seine zeitlichen Abläufe hat man gemessen, die aktiven Aspekte in Zahlen und Statistiken erfaßt. Sex ist eine körperliche Erfahrung, kein seelisch-geistiges Erleben.
Die geistige Dimension der Sexualität eröffnet sich erst in der zwischenmenschlichen Beziehung – und hier weckt sie andere Kräfte.
Es sind die Kräfte der Sehnsucht und Liebe, die Kriege ausgelöst oder verhindert haben. Durch sie entstanden Schlösser und Städte, literarische, architektonische, musikalische Meisterwerke. Alles, was Menschen motivieren kann, alles, was in Menschen an Begabung, Energie und Empfindung zu wecken ist, das vermögen diese beiden starken Gefühle: Liebe und Sehnsucht. Sexualität dagegen hilft zuerst sich selbst weiter. Sie benutzt das DU für die eigenen Bedürfnisse. Sie ist ein Mechanismus, unsere Art zu erhalten. Sie ist natürlich. Liebe ist mehr, sie ist menschlich.
Sehnsucht und Liebe sind der Antrieb und die Belohnung dafür, daß man sich anderen Menschen widmet, daß man unter Zurückstellung des eigenen Ichs sich dem Gegenüber, dem DU, öffnet. Es sind Kräfte des Geistes. Den Keim dieser beiden Kräfte können Sie jetzt in sich spüren, und Sie können ihn bewußt wachsen lassen – das ist es, was bei uns Menschen den biologischen Vorgang

Ein Kind zu zeugen entspricht nicht in erster Linie der Gesetzmäßigkeit des allen Lebewesen innewohnenden Fortpflanzungstriebes. Vielmehr sind die Liebe zwischen zwei Menschen und ihre geistig-seelische Einstellung zueinander und zu dem neuen Leben entscheidende Faktoren für eine gewollte und damit von Anfang an bewußt erlebte Schwangerschaft.

des »Kinderkriegens« über die reine Fortpflanzung hinaus »wachsen« läßt und die Zeit der Schwangerschaft aus dem Lauf eines Frauenlebens so heraushebt, eben zu einem geistigen und seelischen Erleben macht.

Die Mutter in Ihnen erwacht!

Ihre innere Einstellung zu der Tatsache, daß Sie ein Kind erwarten, ist wichtig für Sie selbst und besonders für Ihr Kind (→ »Knüpfen Sie früh Kontakt«, Seite 61).
Ohne ihr Zutun verändert sich die Gefühlswelt der Frau, sobald sie schwanger geworden ist. Der Grund dafür liegt in einer unglaublich starken Veränderung der hormonellen Stoffwechselsituation.
Der Östrogenspiegel (→ Seite 52) in ihrem Blut steigt auf den knapp tausendfachen Wert! Eine Art »Nestbautrieb« setzt ein, den die schwangere Frau selbst möglicherweise gar nicht als solchen bemerkt …
Typisch ist bei Frauen, die ein Kind erwarten, daß sich ihr Aussehen verändert und sie ein Verhalten an den Tag legen, das vielleicht zuerst ihrer Mutter oder ihrem Partner auffällt – bevor sie selbst wissen, daß sie schwanger sind.
Das Gesicht rundet sich, wird weicher, der Blick bekommt mehr Glanz, wird »versonnen«. Sie entfalten ungewohnte Aktivitäten: der Inhalt von Schubladen wird geordnet, Wäsche sortiert, Fenster geputzt – scheinbar unmotiviert. Essensvorräte werden mehr als üblich ergänzt und aufgefüllt. Eine ungekannte Intensität der Sorge um häusliche Geborgenheit erwacht.

Die Natur handelt nach Plan: Der weibliche Körper trägt Anlagen für Funktionen in sich, die zuverlässig einsetzen, sobald neues Leben entsteht und zu wachsen beginnt.

Lassen Sie sich inspirieren

Es ist heute nicht mehr selbstverständlich, Kinder als »das höchste Glück« zu preisen. Zum einen ist der Zustand unserer Welt besorgniserregend wie nie zuvor, da sich die nicht zu überwindende Aggressivität des »homo sapiens« weiter gegen die eigene Art, zunehmend »erfolgreich« aber auch gegen die Natur wendet.

Zum anderern ist unsere Zeit, vermutlich als Antwort auf die krisenhafte Situation am Ende unseres Jahrtausends, nüchtern und rational ... Da werden auch Kinder nicht als »Sehnsucht des Lebens nach sich selbst« gesehen und begrüßt, sondern viele werdende Eltern fragen sich, ob ihr Kind es überhaupt gut haben kann. Trotzdem entdecken Frauen in der Zeit der Schwangerschaft ein archaisches Gefühl wieder: die Lust, schwanger zu sein; die Freude, fruchtbar zu sein wie die Natur. Wenn Sie spüren, daß in Ihnen der Wunsch aufkommt, viel spazieren zu gehen, wenn Sie merken, daß Sie gerne Blumen ansehen, Bäume betrachten, Kornfelder wachsen sehen, Licht und Wärme der Sonne genießen wollen – folgen Sie dem Drang. Beschäftigen Sie sich mit schönen Dingen, entdecken Sie in der Zeit Ihrer natürlichen, inneren Veränderung auch den Reichtum der Sie umgebenden Natur.

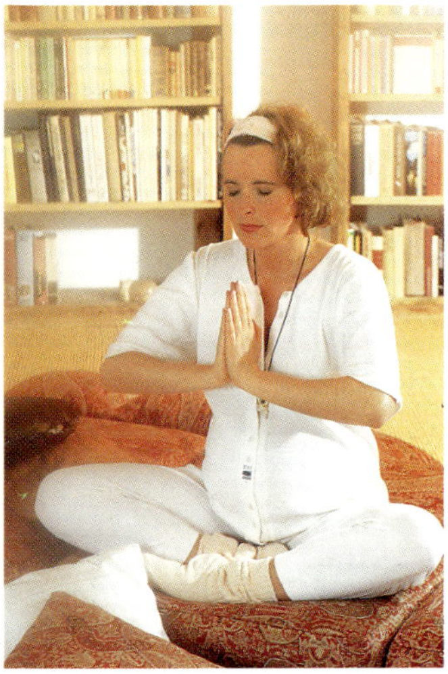

Eine Entspannungsübung, die allerdings etwas Erfahrung in Yoga vorausetzt: Körperlich und geistig loslassen und dabei doch ganz wach bleiben, die Gedanken kommen zur Ruhe und alle körperlichen Anspannungen lösen sich auf, neue Energie wächst.

Entspannen

Uns allen täte es gut, Nervosität und Anspannung einfach abschütteln zu können. Wir sollten wieder lernen, im Getümmel des beruflichen und familiären Alltags »abzuschalten«, uns zu versenken und dabei die Fähigkeit zu entwickeln, ein wohlig entspannendes, wärmendes Körpergefühl zu genießen. Diese angeborenen, aber verschütteten Fähigkeiten können wir wiederfinden. Wir brauchen sie so dringend wie unseren Schlaf, ihr Fehlen macht uns anfällig für Störungen vielfacher Art. Keineswegs erstaunlich ist, daß erfolgreiches Bemühen um die Wiedergewinnung der inneren Ruhe und Balance bei uns so populär geworden ist. Asiaten haben auf diesem Gebiet eine sehr alte Tradition, wie sie in Yoga und Shiatsu lebendig ist. In Europa wurde das Autogene Training zur regelrechten Heilmethode entwickelt und ist heute für jeden erlernbar. Vor allem Sie, die werdende Mutter, sollten für sich, aber auch zum Wohle Ihres Kindes neugierig auf solche Entspannungsmethoden sein (→ »Bücher, die weiterhelfen«, Seite 204).

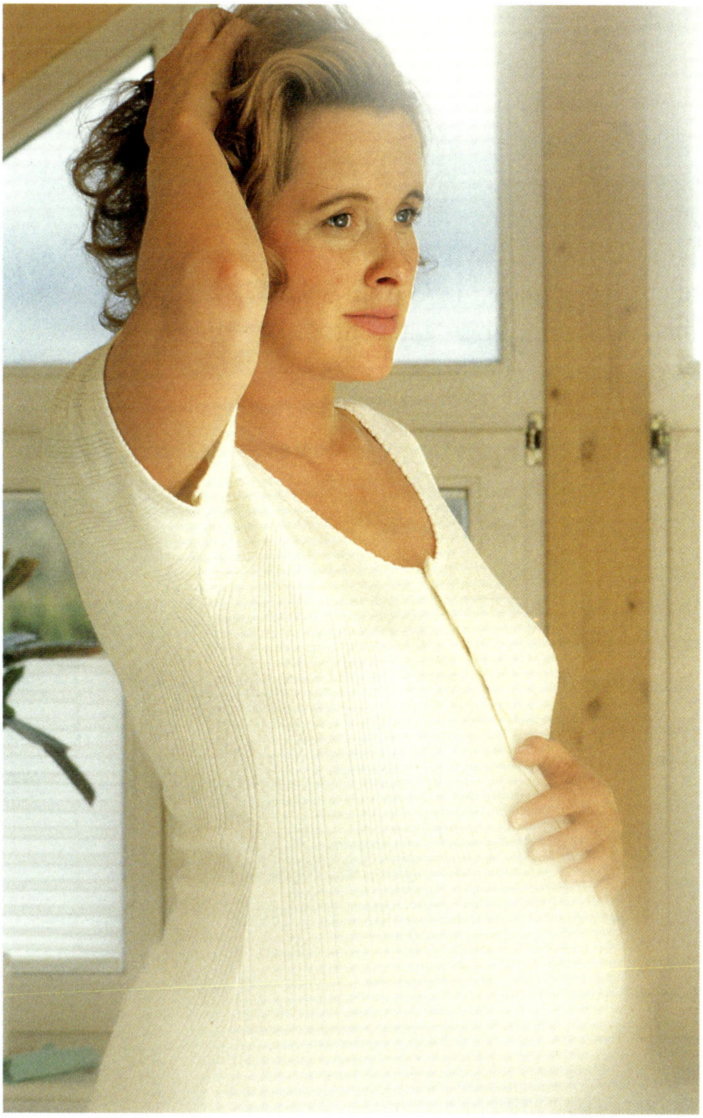

Lassen Sie Ihre Gedanken wandern – träumen Sie sich in die Kindheit oder in die Zukunft mit Ihrem Kind, erlauben Sie sich Erinnerungen und Wünsche, pendeln Sie zwischen gestern, heute und morgen, dabei werden Sie erstaunt feststellen, wie sich Fragen von selbst beantworten, »Probleme« sich in Nichts auflösen, ein Prozeß des persönlichen Reifens sich nahezu unmerklich vollzieht.

Träumen

Für manche Frauen wird die Schwangerschaft zu einem Erlebnis, durch das sie körperlich, aber vor allem auch seelisch reifen und von der eigenen Kindheit Abschied nehmen. Lassen Sie Träume und Gedanken zu, die mit solchen Reifungsprozessen verbunden sind. Sie haben reinigende Kraft und bereiten Sie darauf vor, Mutter zu werden.

Neue Gefühle werden wach

Bis vor ein oder zwei Generationen war es für Frauen wie für Männer natürlich und selbstverständlich, mit der Schwangerschaft vertraut zu werden: Die Familien waren größer, ihre Mitglieder blieben meist auch noch als Erwachsene in engem Kontakt, und so hatten heranwachsende Mädchen und Jungen oft mehr als einmal Gelegenheit, eine Schwangerschaft hautnah mitzuerleben, wenn eine Schwester, Tante, Cousine zur Mutter wurde – ein Bruder zum Vater.
Heute ist Schwangerschaft für die meisten jungen Frauen und ihre Partner ein Ereignis, das sie ohne jegliche Erfahrung meistern müssen. Die Veränderungen, die Körper, Geist und Seele betreffen und den Menschen bewußter werden und reifen lassen, sind sicher das Eindrücklichste an einer Schwangerschaft.
Vielleicht haben Sie erlebt, wie eine Freundin mit sichtbar schwangerem Bauch vor Ihnen saß und sagte: »Mein Leben ist anders geworden. Ich bin voller Neugier und freue mich auf das Kind.« Und sie hat Ihnen vielleicht auch erzählt, wie sie sich durch die Schwangerschaft verändert hat. Und vielleicht haben Sie sich damals alles – zweifelnd oder um Verständnis bemüht – angehört. Aber es war nicht Ihr Leben.
Und wie sieht es nun bei Ihnen aus? Was es bedeutet, schwanger zu sein, verstehen Sie jetzt erst – ist es nicht so? Sie bemerken jetzt an sich selbst, daß Sie sich verändern – aber nicht nur durch biologische Vorgänge wie Gewichtszunahme oder Hormonausschüttung, nein, auch Ihre Gefühle ändern sich und Ihr Selbstverständnis. Sie sind nicht mehr »Mamis Tochter«, Sie selbst werden Mutter, übernehmen Verantwortung, gründen allein oder gemeinsam mit Ihrem Partner eine eigene Familie nach Ihren Vorstellungen, Wünschen und Hoffnungen. Sie bekommen im Leben eine große Chance.
Daß Sie und Ihr Partner für das Verstehen aller Folgen des schlichten Satzes »Ich bekomme ein Kind!« Zeit brauchen, ist natürlich.

Veränderung ist Leben – eine schöne Wahrheit, wenn sie mit Schwangerschaft in Zusammenhang gebracht wird.
Nutzen Sie die Chance, die Ihnen das Leben damit bietet.

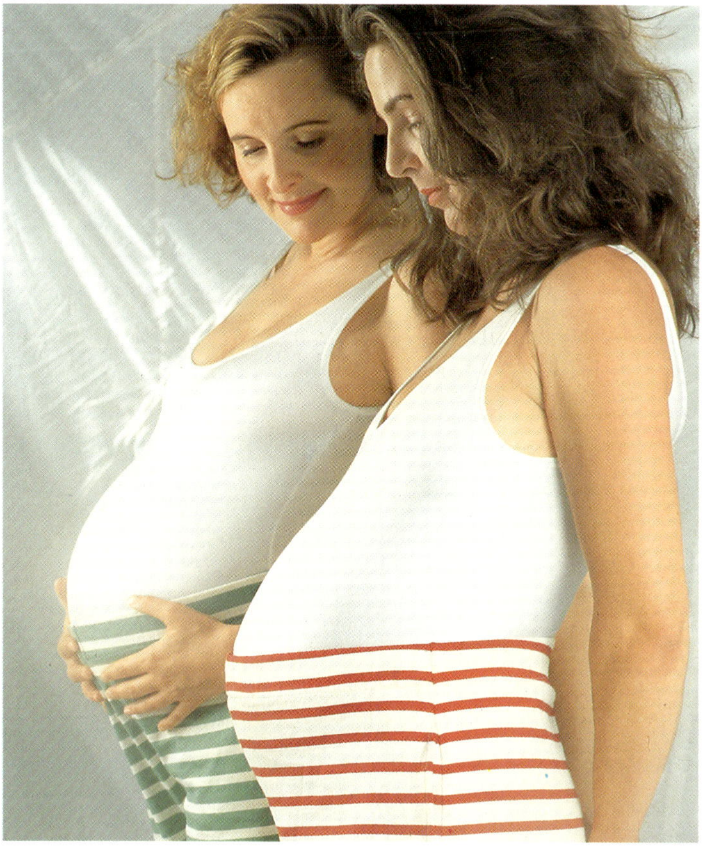

Beim fröhlichen »Erfahrungsaustausch mit Gleichgesinnten« können kleine Probleme schon gemildert oder gar ausgeräumt, viele Fragen beantwortet werden. Zwar verlaufen äußerlich betrachtet alle Schwangerschaften scheinbar gleich, aber jede Frau erlebt ihre Zeit der Erwartung subjektiv, empfindet ihre ganz eigenen Freuden und Ängste, hat Fragen, die sie speziell für sich beantwortet haben möchte.

Sie sind nicht allein

Sie werden sich ab jetzt vermutlich mit anderen Frauen in Ihrer Situation austauschen wollen.

Wenn Sie keine Freundin, Bekannte oder Kollegin haben, die »ebenso schwanger« ist wie Sie, und Sie das Bedürfnis nach gedanklichem Austausch fühlen – suchen Sie sich jemand, mit dem Sie sprechen und sich über Probleme des Alltags einer Schwangeren und werdenden Mutter anders beraten können als mit einem noch so einfühlsamen, männlichen Partner, der in diesem Fall an die Grenzen seines Verstehens stoßen muß! Überfordern Sie Ihren Partner nicht in einer Zeit, die auch für ihn schwierig ist (→ »Sie und Ihr Partner«, Seite 23), halten Sie nach einer »Interessensgefährtin« Ausschau.

Aus den Kontakten, die Sie während der Schwangerschaft knüpfen, können sich Freundschaften entwickeln, die auch nach der Geburt Ihres Kindes bestehen bleiben. Sie können zu wertvollen Beziehungen werden für schöne Zeiten, für fröhliche Unternehmungen mit den Kindern, oder für Situationen im Alltag, in denen Sie etwas Freiraum haben müssen, den Sie sich durch gegenseitige Hilfe bei der Kinderbetreuung ermöglichen können.

Günstige Gelegenheiten, um mit anderen schwangeren Frauen ins Gespräch zu kommen, sind:

- *Schwangerschaftsgymnastikgruppe,*
- *die Praxis Ihres Frauenarztes,*
- *Volkshochschulkurse,*
- *kirchliche Gruppen (in der Gemeindeverwaltung nachfragen),*
- *Spaziergänge,*
- *Cafés,*
- *Schwimmbad,*
- *Klinikinformationsabende,*
- *Geschäfte für Mutter-und-Kind-Artikel.*

Sollten Sie oder jemand in Ihrer Umgebung bemerken, daß Sie psychisch »aus dem Gleis« geraten (Schwangerschaftsneurose), sollten Sie sich ganz ohne Scheu mit Ihrer Ärztin/Ihrem Arzt besprechen. Sie/er wird Ihnen die nötigen Hinweise und Adressen geben und Ihnen helfen, den Kontakt zu therapeutischen Zentren oder niedergelassenen, spezialisierten Therapeuten aufzunehmen.

Die Natur hat vorgesorgt

Die Schwangerschaft ist die Entstehung eines biologischen Systems aus zwei Individuen, zwischen denen intensive Wechselwirkungen bestehen.
In diesem System sind nicht beide Individuen »gleichberechtigt«, sondern eines ordnet sich schon im zweiten Schwangerschaftsmonat dem anderen unter: die Mutter dem Kind. Denn das Baby, dem alle Anstrengungen des mütterlichen Organismus gelten, beeinflußt das Zweiersystem in seinem Sinne: Sämtliche Veränderungen im mütterlichen Organismus beruhen auf seiner hormonellen Aktivität, und der Körper der Mutter reagiert auf diese hormonellen Signale des Kindes mit wichtigen Aktionen:

- Bereitstellung von Energie und Bausteinen
- Ausbau des transportierenden Gefäßsystems,

• bedarfsmäßig angepaßte Vergrößerung der das Kind schützenden und bergenden Hülle durch Vermehrung der Muskulatur und des Bindegewebes in der Gebärmutterwand.

• Auch die Psyche der Mutter, ihre Intentionen, Wünsche, Absichten und Gefühle werden unter dem Einfluß der vom Kind stammenden hormonellen Befehle auf Schutz und Erhalt des »Systems Schwangerschaft« geschaltet.

Sie und Ihr Partner

Die »gute Nachricht« hat in der Familie und im Freundeskreis die Runde gemacht. Die ersten turbulenten Tage der verschiedenen Reaktionen auf die Neuigkeit sind vorbei, der Alltag hat Sie wieder, und doch wird die Veränderung durch das wachsende Ungeborene bald spürbar und sicher nicht zuletzt in der Beziehung zu Ihrem Partner – dem Vater Ihres Kindes.

Den Partner nicht vernachlässigen!

Ihnen als der »Partnerin eines werdenden Vaters« möchte ich ans Herz legen: Männer haben es oft schwer, die veränderte Situation einer Schwangeren zu verstehen und zu akzeptieren. Sie sind nicht schwanger, in ihrem Körper hat sich biologisch nichts verändert, und so müssen sie die Wandlungen und die neue Rolle, in die sie sich versetzt sehen, mit dem Kopf bewältigen. Das sollten Sie verstehen, wenn Sie die möglicherweise auftretende Verunsicherung Ihres Partners nicht vertiefen wollen.

• Sie sollten Ihren Mann/Partner von Anfang an einbeziehen. Schwangerschaft ist nicht nur »Frauensache«.

• Schenken Sie ihm weiterhin Ihre Zärtlichkeit, Ihre Aufmerksamkeit und Ihr Vertrauen.

• Ganz falsch ist es zu fürchten, Sie hätten die Liebe zu Ihrem Mann verloren, wenn Sie an sich – vor allem nach

HILFE FÜR ALLEINERZIEHENDE

• Information über Ihre Rechte: Jugendamt.
Hier erfahren Sie alles über Unterhalts- und Erbansprüche Ihres Kindes sowie über eine Pflegestelle oder den Unterhaltsvorschuß.

• Sozialhilfe: Sozialamt.
Das Sozialamt ist zuständig für die Gewährung von Beihilfe zum Lebensunterhalt in bestimmten Fällen, von Zuschüssen für Miete, Heizung, Anschaffungen.

• Weitere Informationen, auch über Gewährung von Zuschüssen, Darlehen (Bundesstiftung »Mutter und Kind – Schutz des ungeborenen Lebens«): Gesundheitsämter, Freie Wohlfahrtsverbände wie Arbeiterwohlfahrt, Caritas, Innere Mission, Pro Familia, Rotes Kreuz.

• Selbsthilfegruppen:
Verband alleinerziehender Mütter und Väter (Zentrale: Von-Grothe-Platz 20, 53173 Bonn, oder eine Zweigstelle an Ihrem Wohnort, die Sie im Telefonbuch nachschlagen können).

• **Wichtig:** Erkundigen Sie sich beim Finanzamt nach den Regelungen für die Gewährung eines Haushaltsfreibetrags für Alleinerziehende.

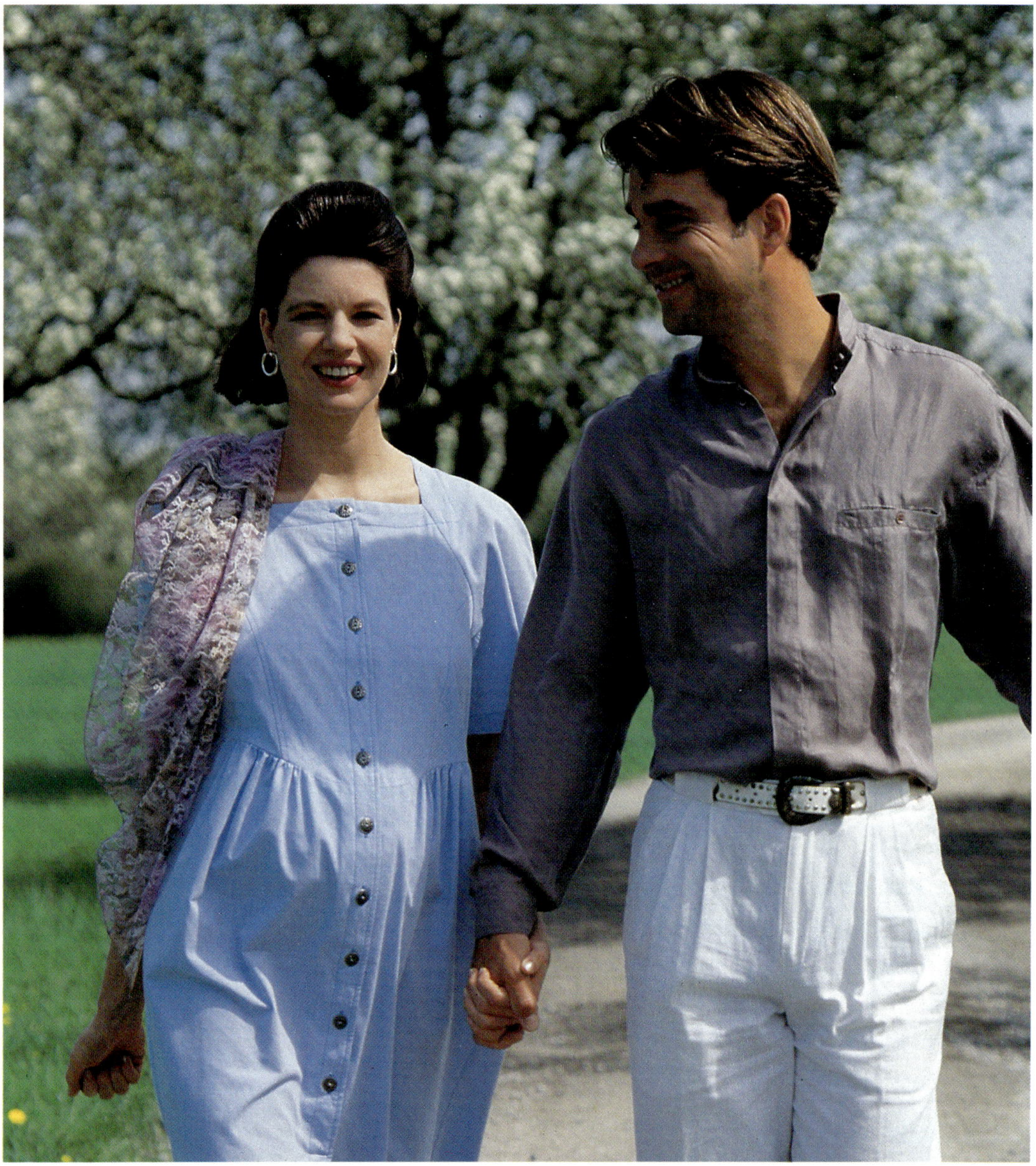

Aus Ihrer Zweierbeziehung wird mit der Geburt Ihres Kindes eine Familie. Unterstützen Sie sich gegenseitig beim Vorbereiten auf die neue Verantwortung, übernehmen Sie gemeinsam die Sorge für das ungeborene Leben.

der Geburt des Kindes – ein verändertes Verhalten bemerken. Lassen Sie Ihren Gefühlen Zeit, und Ihrem Körper.
Eine Beziehung zwischen zwei Menschen, die von Liebe getragen wird, hat die Kraft zu wachsen und zu reifen. Bauen Sie auf die Liebe, auf Zärtlichkeit und Verstehen. Und verstummen Sie nicht, wenn klärende Worte Unstimmigkeiten aus der Welt schaffen könnten.

Ehe um jeden Preis?

Heute nicht anders als zu früheren Zeiten ist der Trauschein keine Garantie für eine stabile Beziehung. Ebensowenig muß die ehelose Zweisamkeit ein Hinweis auf fehlendes Vertrauen sein. Wie man die Beziehung nun nennt, ist schließlich nebensächlich, wenn nur mit Liebe und Vertrauen eine dauerhafte Gemeinschaft aufgebaut wird. Deshalb ist dabei für eine junge Familie nur folgendes wirklich wichtig:

- Frau und Mann sollten Partner sein, gleichberechtigt, gleichverpflichtet.
- Beiden sollte es ein gleichermaßen wichtiges Anliegen sein, ihr gemeinsames Kind davor zu bewahren, daß es in seiner materiellen Existenz augenblicklichem Gutdünken ausgesetzt wird. In einer Partnerschaft aus Liebe werden alle Verpflichtungen dem Kind gegenüber gemeinsam getragen – Wunschkindern bleiben so frühe bittere Erfahrungen meist erspart.

Diese Worte richten sich besonders an die Väter und solche, die es werden könnten. Denn vielfach sind sie es, die sich einer ehelichen Bindung widersetzen, wenn ein Kind unterwegs ist. Der Staat versucht in solchen Fällen, das Anliegen des Kindes zu wahren, indem die dringlichste finanzielle Ausstattung des Kindes in Form von Alimenten geregelt wird (→ Kasten, Seite 23). So wird der Vater wenigstens in dieser Hinsicht nicht ganz aus seiner Verantwortung entlassen; von der Freude, seinen Sohn oder seine Tochter heranwachsen zu sehen, bleibt er aber sehr oft ausgeschlossen.

Schutz und Sicherheit für sich und ihr Kind sind Grundbedürfnisse der schwangeren Frau. In einer Partnerschaft, die von Liebe getragen wird, bedeutet die Eheschließung keine erzwungene Verpflichtung, sondern Vollendung der Beziehung und Erfüllung dieses Schutz- und Sicherheitsbedürfnisses.

Die Partnerschaft verändert sich

Die modernen Ansprüche und Wünsche, die sich in Begriffen wie »gleichberechtigt« und »gleichverpflichtet« widerspiegeln, sind schon im üblichen Alltag eines Paares nicht so einfach zu erfüllen. Noch schwieriger wird es meist, wenn ein Kind unterwegs ist. Zwar besteht bei beiden der Wunsch nach einer erfüllten Partnerschaft, jedoch haben beide meist keine Vorbilder aus der eigenen Jugend, kennen keine bewährten Regeln, wie man die Lasten des Alltags nicht nur gerechter aufteilt, sondern diese Verteilung auch tatsächlich zu beider Vorteil lebt.
Die Frauen wünschen sich für die Zeit der Schwangerschaft einen Kameraden, der sie liebevoll begleitet, der sich bemüht, ihr jetzt verändertes Wesen zu verstehen, und der besonders nach der Geburt des Kindes seinen Part in der Familie übernimmt, indem er ihr hilft, auch im Haushalt mit den neuen Anforderungen zurechtzukommen.
Auch wenn Frauen heute im Alltag »ihren Mann stehen« – so erschöpft sich doch ihre Belastbarkeit und ändert sich ihr Verhalten, wenn sie schwanger werden. Sie sind dann schutzbedürftig und haben das berechtigte Verlangen nach Unterstützung und Anteilnahme an der großen Verantwortung für das ungeborene Baby.

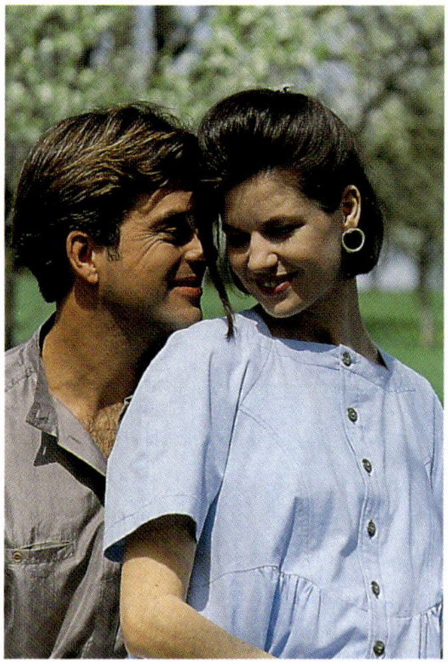

Auch wenn sich Ihre Partnerschaft verändert, sollte doch ein ganz wesentlicher Punkt unveränderlich bestehen bleiben: die Liebe, aus der Ihre Beziehung entstanden ist und von der sie getragen wird.

Partner einer werdenden Mutter sein

Ob und wie sich ein Paar seine Partnerschaft einrichtet, ist seine Privatsache. Doch ein paar Sätze zum Nachdenken möchte ich zunächst den werdenden Vätern anbieten.
Ich sehe im Grunde keinen prinzipiellen Unterschied zwischen den Aufgaben, die Männer in vergangenen Zeiten zu bewältigen hatten, und den Erwartungen, die man heutzutage in sie setzt. Damals wie heute gilt es, die Existenz der Familie zu sichern, sie vor Schaden zu bewahren und die Frau besonders während der

Schwangerschaft zu entlasten, wenn Kindererziehung und anfallende Hausarbeit ihre Kräfte übersteigen. Das ist heute genauso wie vor Urzeiten – Ernten und Jagen damals, Geldverdienen heute; letztlich sind die Aufgaben des Mannes dem Ziel gewidmet, das Wohlergehen von Frau und Kind zu sichern – und damit nicht zuletzt auch sein eigenes.
Einer werdenden Mutter gönne ich die Wohltat, sich beim Mann anlehnen zu können, sich umsorgen, sich schwere Dinge abnehmen zu lassen. In diesem Punkt stimme ich heute noch mit dem »alten Rollenverständnis« überein.

Die Aufgabenverteilung zwischen Mann und Frau ist seit Menschengedenken gleich und hat nichts mit Wertung oder gar Abwertung zu tun. Gegenseitiges Vertrauen, Erfüllung der übernommenen Pflichten und ein steter, geistiger Austausch auf dem Fundament der gegenseitigen Liebe sind Grundlagen einer intakten Beziehung.

Eine Frau, die spürt, daß sie geliebt wird, fühlt sich wohl. Dieses Wohlgefühl geht über auf das Kind. Nicht durch mystische Kräfte, sondern durch das Fehlen von Streß. Frauen, die sich wohl und geborgen fühlen, sind gesünder und mit ihnen ihre Kinder.
Sicher werden Sie miteinander auch darüber sprechen, ob Sie als werdender Vater bei der Geburt anwesend sein wollen (→ »Der Vater bei der Geburt«, Seite 160).
Das Extremerlebnis einer Geburt ist aber nicht die einzige Gelegenheit für Sie als Mann und Partner, Ihre Bindung zu festigen, Ihre Liebe zu zeigen. Sie haben viele andere Möglichkeiten, Ihrer Partnerin tatkräftig beizustehen:
Rauchen Sie nicht in Gegenwart Ihrer schwangeren Frau oder Freundin – das Kind bekommt es zu spüren (→ »Schadet Rauchen meinem Baby?«, Seite 131).
Verzichten Sie »Ihr« zuliebe auf Aktivitäten, die sie allein zuhause zurücklassen würden: »Flüchten« Sie nicht in die Kneipe oder zum Sport, sondern bleiben Sie öfter zuhause und massieren Sie Ihrer jetzt körperlich angestrengten Frau oder Freundin lieber den schmerzenden Rücken (→ »Vater werden«, Seite 29).
Stehen Sie sonntags, feiertags oder unter der Woche vor Ihrer Frau oder Freundin auf und machen das Frühstück, räumen die Spülmaschine ein oder aus, schleppen die Mineralwasserkästen in die Wohnung …

Wenn das Kind dann da ist

Neun Monate engster Verbundenheit mit dem wachsenden Leben prägen das Verhalten einer Frau. Dem Neugeborenen Nahrung, Schutz und Wärme zu geben, bleiben so lange ihre wichtigsten Aufgaben, bis das Kind seine allererste Hilflosigkeit abgelegt hat. Dann erst ist auch ihre mit der Geburt noch nicht beendete hormonelle und psychische Umwandlung abgeschlossen.

Die Partnerschaft erfährt sicher eine Wandlung, wenn das gemeinsame Kind zur Welt gekommen ist.
Mit der Geburt des Kindes findet bei der Mutter wieder eine tiefgreifende hormonelle und damit auch psychische Umwandlung statt, und wieder dient das damit verbundene mütterliche Verhalten ihrem Kind und ist natürlich verankert.
Wenn Sie sich auf folgendes einstellen, werden Sie die möglichen Anfangsschwierigkeiten Ihrer jungen Familie besser verstehen und ohne Enttäuschungen meistern:

• Standen bisher *Sie* als Mann und Partner im Mittelpunkt des emotionalen Interesses Ihrer Frau oder Freundin, so ist es jetzt das Kind.
Das neue Verhalten der Mutter dient ganz dem Wohlergehen des völlig hilflosen und von Versorgung abhängigen Kindes.

• Jede Aufmerksamkeit, jedes Interesse, das Ihre Partnerin auf Sie richtet, lenkt sie vom Kind ab, das die ganze Aufmerksamkeit der Mutter braucht.

• Selbst die sexuellen Bedürfnisse Ihrer Partnerin lassen nach. Ihr Geruch, ihre Stimme, ihre Wärme, ihre stärker pigmentierten, vergrößerten Brüste sind Signale für das Kind – nicht für Sie. Denn Sie haben, aus der Sicht der Biologie, Ihre überlebenswichtige Pflicht mit der Zeugung erfüllt.
Ihre neue Aufgabe in den ersten Monaten nach der Geburt des Kindes ist nicht neuerliche Zeugung, sondern Schutz von Frau und Kind.

Seien Sie nicht eifersüchtig und enttäuscht, wenn Ihnen Ihre Partnerin in der Zeit nach der Geburt Ihres gemeinsamen Kindes mit scheinbarer Zurückhaltung begegnet. Sie hat nicht ihre Zuneigung zu Ihnen verloren. Vielmehr sollten Sie an ihrem neuen Verhalten erkennen, wie sicher und geborgen sich Ihr Kind im Schutz der Mutter fühlen darf.

• *Respektieren Sie nach der Geburt Ihres Kindes den beschützenden Mutterinstinkt Ihrer Frau.*
Die körperliche Verbundenheit in der Schwangerschaft hat zwischen Mutter und Kind eine Beziehung wachsen lassen, die Sie als Vater erst jetzt zu Ihrem Kind herstellen können.
• *Selbst ein kritisch beobachtendes Mißtrauen, mit dem die junge Mutter Ihrer beider Kind Ihren Armen und damit der Obhut des Vaters anvertraut, entspringt einem natürlichen, angeborenen Verhalten.*

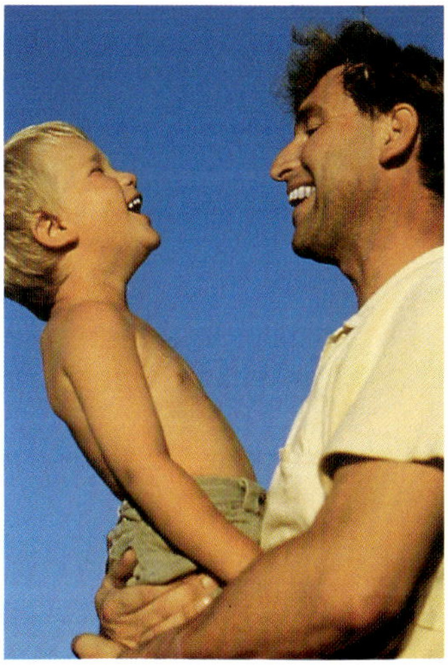

Sie haben als Vater alle Chancen, von Anfang an – als Ergänzung zur mütterlichen Zärtlichkeit und Fürsorge – eine innige Beziehung zu Ihrem Kind aufzubauen, die von Liebe, Vertrauen und Verständnis getragen ist.

Vater werden

Daß und wie sich Frauen verändern, die schwanger sind und Mütter werden, finden Sie an verschiedenen Stellen dieses Buches, im fortlaufenden Text und in gerasterten Kästen, erklärt. Für Sie als Partner ist dabei wichtig, zu wissen, daß Ihre Frau für diese Veränderungen »nichts kann« – sie zeigt ein von der Natur weise begründetes Verhalten.
Sie aber stehen vor der ganz normalen Situation, daß Sie keine innere, biologische Entwicklung im Lauf von neun Monaten zum Vater macht. Keine hormonelle Veränderung hilft Ihnen, ein »idealer« Partner einer schwangeren Frau zu sein.
Diese Rolle und ihre Bewährung müssen erarbeitet werden.
Hier sind ausdrücklich alle Väter angesprochen, auch die »nichtamtlichen«, denn heute muß, wie gesagt, der Partner einer schwangeren Frau nicht unbedingt ein angetrauter Ehemann sein. Als werdender Vater haben Sie eine andere Beziehung zum Kind als die werdende Mutter – Sie besitzen ja nicht die gleiche körperliche »Nähe«.
Das heißt aber nicht, daß Ihr Gefühl weniger tief sein muß. Die ersten Ultraschallbilder, das erste außen fühlbare Strampeln Ihres Kindes im Bauch der Mutter können Sie genauso bewegen wie Ihre Partnerin.

Mein Rat an den jungen Vater:
Vielleicht helfen Ihnen folgende Überlegungen, sich mit dem größer werdenden Bauch anzufreunden, in dem Ihre Tochter oder Ihr Sohn heranwachsen:
- *Nehmen Sie Ihr Vaterwerden an!*
- *Nutzen Sie die Zeit der Schwangerschaft, Kindern und damit Ihrem Kind innerlich näher zu kommen – Sie verringern so den Vorsprung, den Ihre Partnerin hat, die wie alle Frauen ein angeborenes Urwissen um Kinder besitzt.*

WAS KINDER BRAUCHEN

- Kinder brauchen Eltern, die mit ihnen spielen.
- Kinder brauchen keine Eltern mit Wachstumstabellen an der Tapete und Erziehungsbüchern unterm Kopfkissen.
- Kinder brauchen spontane Eltern, keine »Verplaner«.

Vor allem nicht mehr ganz junge Eltern setzen häufig zu große Erwartungen in ihre Kinder: Aber Kinder sind so, wie sie sind, sie lassen sich nicht verplanen.

- Kinder erleben eine viel realistischere Welt, wenn sie sehen, daß ihre Eltern nicht alles können, sich nicht alles leisten können und auch mal aus der Rolle fallen.
- Kinder sollten ruhig die Sorgen ihrer Eltern beim Aufbau einer Existenz erleben.

Schön, wenn Sie noch jung sind – Sie werden Ihre Kinder vielleicht mit größerer Selbstverständlichkeit erziehen als ältere Elternpaare. Kinder älterer Menschen erleben oft einen komplizierten Umgang mit dem Leben. Nicht immer ist höheres Alter ein Garant für mehr Lebenserfahrung, die Entwicklungsvorteile für das Kind bedeuten würde. Die besseren Nerven hat man auch nicht unbedingt, wenn man erst mit Fünfzig die Pubertät des Kindes mitmacht.

- Einzelkinder, besonders spätgeborene, haben es häufig schwerer als andere und werden eher zu sehr verwöhnt. Versuchen Sie, bei Ihrer »Familienplanung« diesen Punkt – dem Kind zuliebe – zu berücksichtigen.
- Kinder haben viel davon, wenn Sie gemeinsam Sport treiben, Ausflüge mit dem Fahrrad oder Bergwanderungen unternehmen, schwimmen oder tanzen gehen. Es hilft ihnen auch, Probleme – zum Beispiel während der Pubertät – gar nicht erst entstehen zu lassen. Und Sie bleiben jung mit Ihren Kindern!
- Kinder wollen geführt werden, sie brauchen Geduld, Verständnis und Liebe.

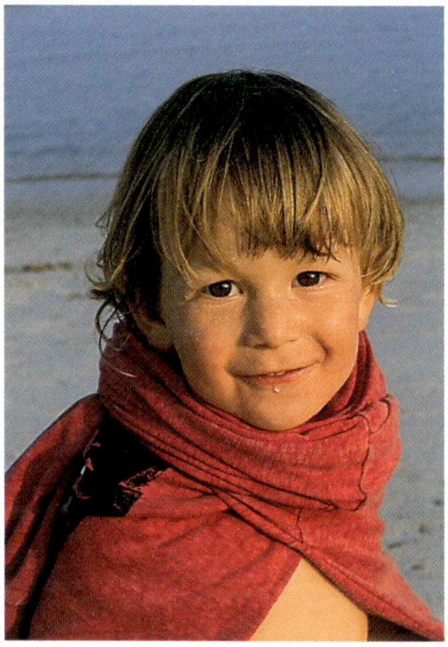

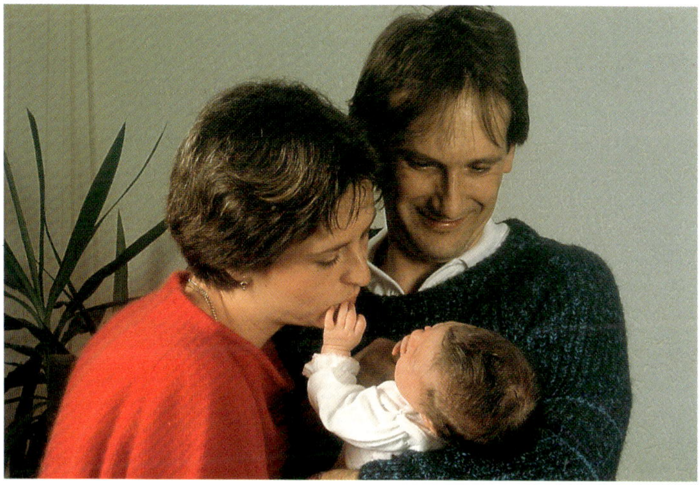

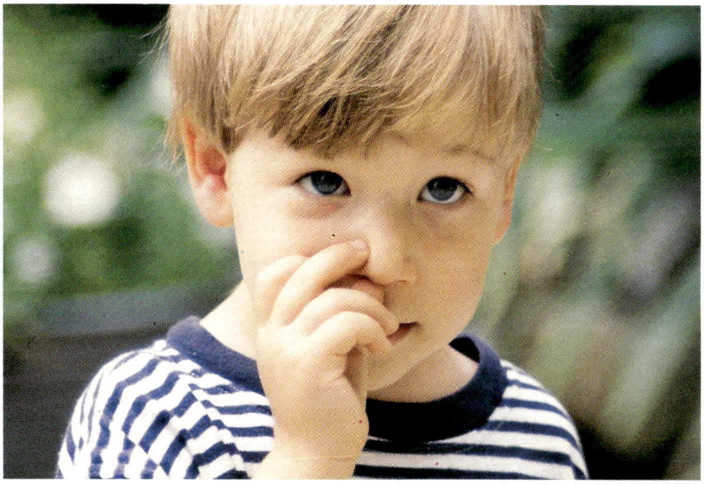

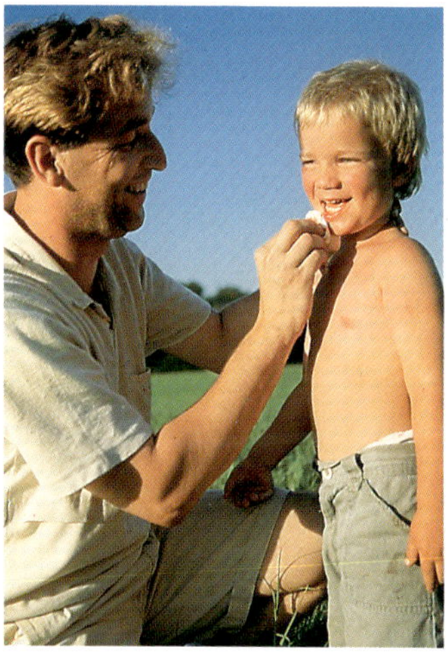

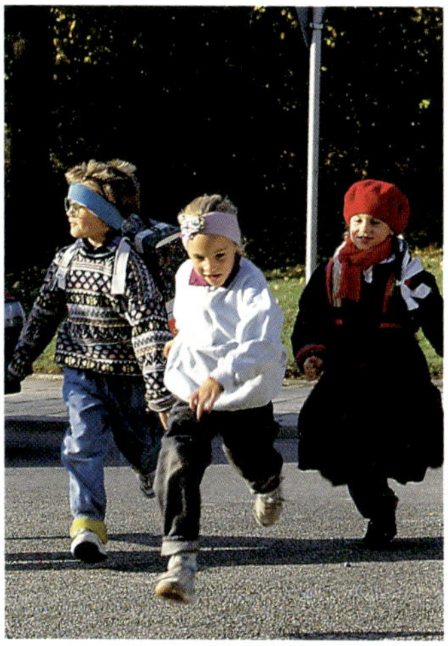

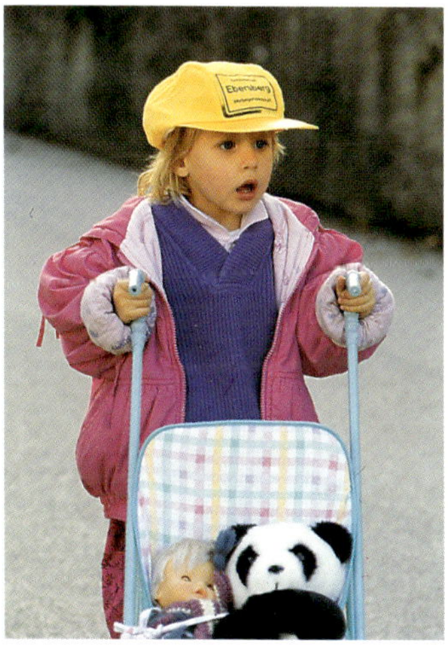

Schon Ihr Neugeborenes ist eine kleine Persönlichkeit, deren Eigenheiten Sie fördern sollten.
Ihr Kind wächst und bleibt noch lange abhängig von Ihrer Sorge um sein körperliches und geistig-seelisches Wohlergehen; es braucht Sie als Vorbild und Halt bei seinen Schritten ins Leben.
Und es wird immer wieder zu Ihnen finden, um aus Ihrer Liebe und Ihrem Vertrauen Zutrauen zu sich selbst zu gewinnen.

Mutterschaft und Beruf

Jede werdende Mutter, die in einem unbefristeten Arbeitsverhältnis steht, hat für die Dauer von 6 Wochen vor und 8 Wochen nach dem errechneten Geburtstermin Anspruch auf die gesetzliche Mutterschutzfrist. Kommt das Baby später als errechnet zur Welt, verlängert sich die Schutzfrist entsprechend; nach einer Mehrlings- oder Frühgeburt bleibt die Mutter 12 Wochen im Mutterschutz. Daran anschließend kann sie oder der Vater ihres Kindes Erziehungsurlaub nehmen, der vier Wochen vor Beginn beim Arbeitgeber angemeldet werden muß. Sind beide Eltern berufstätig, haben sie die Möglichkeit, sich innerhalb des Erziehungsurlaubes in der Betreuung Ihres gemeinsamen Kindes (bis zu dreimal) abzuwechseln.
Für die Dauer der Schutzfrist und des Erziehungsurlaubes besteht gesetzlicher Kündigungsschutz und zwar auch für den Vater, wenn er allein oder abwechselnd mit der Mutter Erziehungsurlaub in Anspruch nimmt.
Kündigungsschutz besteht nicht, wenn die Schwangerschaft bereits vor Abschluß des Arbeitsvertrages bestand, und die Arbeitsanforderungen des Betriebes einer Schwangeren nicht zugemutet werden können.
Der Kündigungsschutz ist eingeschränkt, wenn die Schwangere in einem fremden Haushalt beschäftigt ist: Dieses Arbeitsverhältnis kann ab dem fünften Schwangerschaftsmonat gekündigt werden.
Für ein befristetes Arbeitsverhältnis gilt kein Kündigungsschutz, es läuft auch während einer Schwangerschaft aus.

ANWENDUNG DES MUTTERSCHUTZGESETZES

Viele Frauen leisten in ihrem Beruf körperliche Schwerarbeit, die bei Schwangerschaft eine Gefährdung der werdenden Mutter und ihres ungeborenen Kindes bedeuten kann.
In einem solchen Fall muß der betreuende Arzt je nach Schwere des Risikos ein Attest über ein »begrenztes« oder auch »absolutes Beschäftigungsverbot« der betroffenen, berufstätigen Frau erstellen.
Ziel der Schutzbestimmungen ist es, schon im voraus einen möglichen Schaden abzuwenden, der durch eine spezielle, arbeitsbedingte Situation Mutter und Kind treffen könnte.
Dabei genügt es, daß ein gesundheitliches Risiko überhaupt nur besteht, eine eventuelle Gefährdung nur möglich ist, sie muß noch gar nicht eingetreten sein.

Wer trägt die Kosten?

Während der Schutzfrist hat die Mutter Anspruch auf Mutterschaftsgeld, das von der gesetzlichen Krankenkasse (mindestens 3,50 DM und höchstens 25 DM für den Kalendertag) gezahlt wird. Grundlagen für die Berechnung sind das ärztliche Attest über das Bestehen der Schwangerschaft und den voraussichtlichen Entbin-

dungstermin sowie eine Bescheinigung des Arbeitgebers über das durchschnittliche Nettoeinkommen der letzten drei Monate. Lag dieses über 25 DM pro Tag, muß der Arbeitgeber den Differenzbetrag als Zuschuß zum Mutterschaftsgeld zahlen.
Ist die Arbeitnehmerin privat krankenversichert, kann sie beim Bundesversicherungsamt Berlin ein einmaliges Mutterschaftsgeld in Höhe von 400 DM beantragen. Diesen Betrag erhalten auch geringfügig beschäftigte – und aus diesem Grund nicht pflichtversicherte – Frauen; sie können jedoch bereits ab der Geburt ihres Kindes Erziehungsgeld beanspruchen.
Ist die Schwangere arbeitslos gemeldet, und sind die dafür erforderlichen Bedingungen erfüllt, steht ihr ebenfalls Mutterschaftsgeld zu, das von der Krankenkasse gezahlt wird. Die Höhe dieser Zahlung richtet sich danach, wieviel Arbeitslosengeld, Arbeitslosenhilfe oder Unterhaltsgeld sie vor Beginn der Schutzfrist vom Arbeitsamt erhalten hat. Die gesetzliche Krankenkasse zahlt auch an nichtberufstätige Mütter, die im Rahmen der Familienhilfe krankenversichert sind, 150 DM als einmaliges Entbindungsgeld.
Für nichtversicherte und mittellose Schwangere übernimmt die Sozialhilfe die Kosten für Krankenhausaufenthalt, Geburt, und Mutterschutzzeit.

Mutterschutz am Arbeitsplatz

Werdende Mütter sollen dem Arbeitgeber ihre Schwangerschaft und den mutmaßlichen Tag der Entbindung mitteilen, sobald ihnen ihr Zustand bekannt ist. Dies ist keine Rechtspflicht, sondern lediglich eine Empfehlung im Interesse von Mutter und Kind.
Informieren Sie daher Ihren Arbeitgeber unverzüglich über die bestehende Schwangerschaft, damit er die ihm auferlegten Schutzvorschriften erfüllen kann, denn Mutterschutz wird schon für die Zeit wirksam, während der Sie noch arbeiten. Ab Bekanntwerden der Schwangerschaft dürfen Sie an Ihrem Arbeitsplatz nur noch so

MUTTERSCHUTZ IN ÖSTERREICH

Die Schutzbestimmungen für Schwangere am Arbeitsplatz und die Schutzzeiten für die werdende Mutter vor und nach der Geburt ihres Kindes sind gesetzlich festgeschrieben. Die Mutterschutzfrist beginnt bereits 8 Wochen vor dem errechneten Geburtstermin und gilt für den Zeitraum von 8 Wochen nach der Geburt des Kindes und 12 Wochen nach Frühgeburt, Mehrlingsgeburt und Kaiserschnittgeburt. Wird das Kind früher als erwartet geboren, verlängert sich die Schutzfrist nach der Geburt entsprechend, jedoch bis längstens 12 Wochen.
Für Beschäftigungsverbote und Lohnfortzahlung gelten die gleichen Bestimmungen wie in der Bundesrepublik Deutschland. Ausnahmebestimmungen für das Verkehrswesen und das Gastgewerbe: Frauen in mehrschichtig geführten Betrieben dürfen ohne besondere Bewilligung bis 22 Uhr beschäftigt werden, in einschichtig geführten Betrieben muß dafür die Bewilligung des Arbeitsinspektorats eingeholt werden. In beiden Fällen wird eine darauffolgende Ruhezeit von 11 Stunden gefordert; bei Sonn- und Feiertagsarbeit muß der Schwangeren eine darauffolgende Ruhezeit von 36 Stunden gewährt werden.

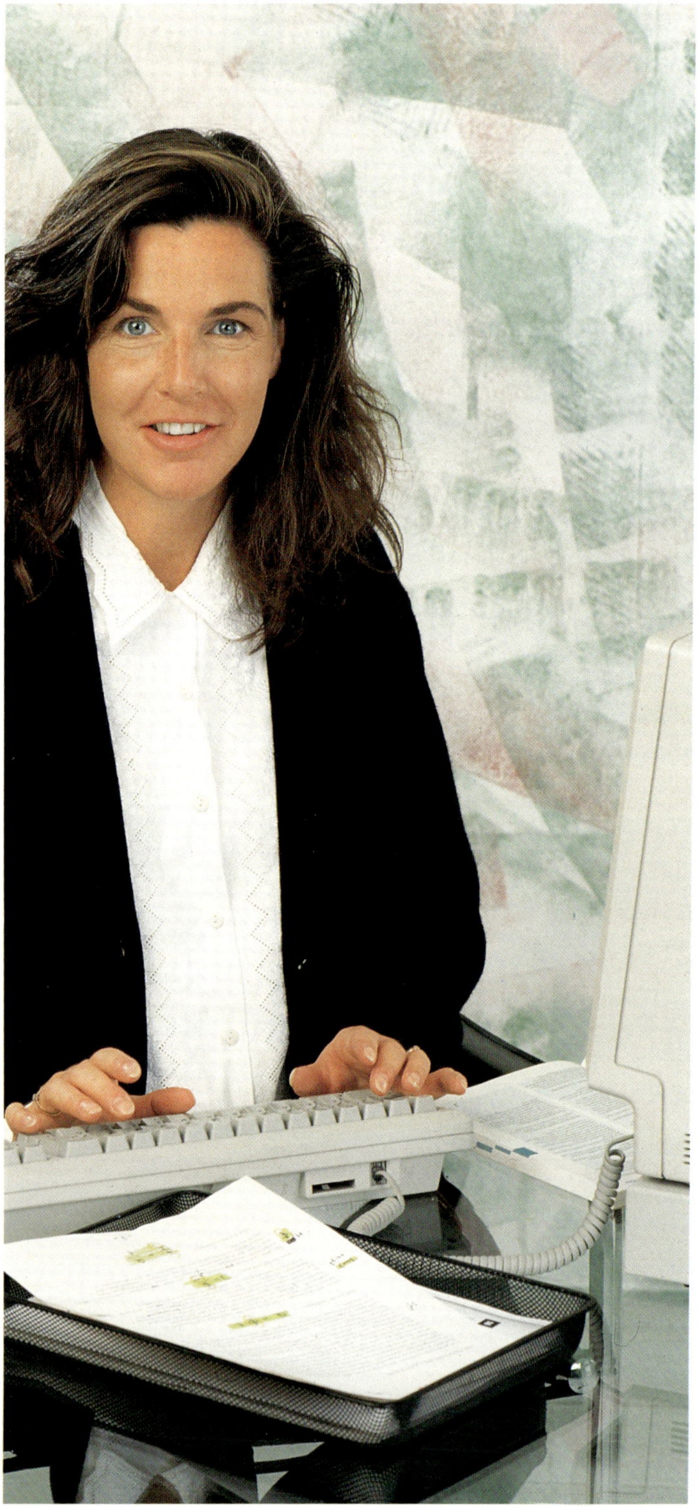

COMPUTER-ARBEITSPLATZ

Stundenlanges Arbeiten am Computer oder auch an der Schreibmaschine muß als Schwerarbeit bewertet werden. Zu der für die Durchblutung der unteren Körperhälfte und der Beine ungünstigen Sitzhaltung kommt als starke Belastung die meist intensive Konzentrationsleistung, die mit solchen Arbeiten verbunden ist, und zu Kopfschmerzen bis Sehstörungen führen kann. Stündliche Pausen, in denen die Schwangere mit geschlossenen Augen ruhen oder sich durch Umhergehen etwas lockern kann, sind hierfür eine erste Hilfe und müssen vom Arbeitgeber akzeptiert werden.

beschäftigt werden, daß Gefahren für Ihre und die Gesundheit Ihres Kindes ausgeschlossen sind. Dazu gehört beispielsweise, daß Sie von Akkordarbeiten (am Fließband) freigestellt werden, keine schweren Lasten (mehr als 5 Kilo) heben oder tragen müssen, nicht mehr einseitigen Belastungen ausgesetzt werden, keine Mehrarbeit (Nachtarbeit nach 20 Uhr bis 6 Uhr; an Sonn- und Feiertagen) leisten müssen.
Arbeiten Sie im Sitzen, müssen ausreichend Pausen für ausgleichende Bewegung möglich sein, Sitz- oder Liegegelegenheiten, wenn Ihre Arbeit ständiges Stehen oder Herumgehen erfordert. Nach dem fünften Schwangerschaftsmonat darf Arbeit im Stehen nicht länger als vier Stunden täglich ausgeübt werden.
Von Beginn der Schwangerschaft an muß vor allem sichergestellt sein, daß Sie an Ihrem Arbeitsplatz keinen gesundheitsgefährdenden Stoffen (Röntgenstrahlen, Dämpfe, Gase, Staub), nicht Hitze, Kälte, Nässe oder erhöhter Unfallgefahr ausgesetzt sind.
Wenn solche arbeitsplatzbedingten Schutzmaßnahmen Ihre vorübergehende Versetzung erforderlich machen, darf das keine Lohn-/Gehaltsminderung nach sich ziehen. Auch muß Ihnen Ihr ursprünglicher Arbeitsplatz nach Beendigung der Mutterschutzfrist oder des Erziehungsurlaubes wieder zur Verfügung stehen.

Beschäftigungsverbot

Es besteht ein grundlegender Unterschied zwischen einer Arbeitsunfähigkeitsbescheinigung (»gelber Zettel«) und den im Mutterschutzgesetz, Paragraph 3, Absatz 1 festgelegten Regeln. Danach ist, wenn die Schwangerschaft oder das Kind bedroht ist, vom Arzt, statt eine Arbeitsunfähigkeitsbescheinigung auszustellen, immer ein Beschäftigungsverbot auszusprechen. Zum Beispiel genügt es, daß eine Schwangere mit schwacher Konstitution eine körperliche Arbeit ausführt, die sie, bevor sie schwanger wurde, bewältigt hat, sie jetzt aber überfordert.

MUTTERSCHUTZ IN DER SCHWEIZ

Eine einheitliche Regelung aller Bestimmungen zum Schutze von Mutter und Kind gibt es derzeit nicht. Auskünfte erteilt der »Bund schweizerischer Frauenorganisationen« in CH-3048 Worb.
Das Recht auf Mutterschutz ist in den Gesamtarbeitsverträgen der Gewerkschaft verankert und muß in den Beschäftigungsverträgen zumindest erwähnt sein. Während der Schwangerschaft und in den 16 Wochen nach der Geburt des Kindes darf ein Arbeitsverhältnis nicht vom Arbeitgeber gekündigt werden. Die Arbeitnehmerin kann jedoch, unter Einhaltung der vertraglich vereinbarten Fristen, jederzeit das Arbeitsverhältnis kündigen.
Ein Beschäftigungsverbot gilt für den Zeitraum der ersten 8 Wochen nach der Niederkunft; auf Verlangen der Mutter kann dieser Zeitraum auf 6 Wochen verkürzt werden, wenn der Arzt die Arbeitsfähigkeit bescheinigt.

FINANZIELLE UNTERSTÜTZUNG IN DER SCHWEIZ

Abhängig von ihren Dienstjahren und der Versicherungszeit werden jeder Schwangeren bis mindestens 3 Wochen nach der Geburt ihres Kindes Lohn/Gehalt weitergezahlt, wenn sie keine zusätzlichen Ausfallzeiten wegen schwangerschaftsbedingter Arbeitsunfähigkeit hat. Sind solche angefallen, wird der Zahlungszeitraum nach der Geburt um diese Zeiten verkürzt. Grundsätzlich werden jedoch bei Schwangerschaft und Geburt jene Zahlungen geleistet, die einer Versicherten bei krankheitsbedingtem Arbeitsaufall zustehen, vorausgesetzt, sie ist ausreichend lang versichert.
Auskünfte über Rechte für Mutter und Kind, finanzielle Leistungen rund um Schwangerschaft und Geburt, für Kinderbetreuung und Familienhilfe erteilen die Krankenkassen, Sozial- und Jugendämter, Mütterberatungsstellen.

Die Diagnose »übliche« Schwangerschaftsbeschwerden kann ebenfalls ausreichend sein.
Gründe für ein »vollständiges Beschäftigungsverbot« sind die bestehende Gefahr einer Frühgeburt oder die Neigung zu vorzeitigen Wehen. Ein solches Beschäftigungsverbot empfiehlt sich auch, wenn die ausgeübte Tätigkeit diese Risiken möglich oder wahrscheinlich macht.
Bei Erkrankungen der Schwangeren, zum Beispiel einer Nierenbeckenentzündung oder einem Magengeschwür, ist ebenfalls ein Beschäftigungsverbot fällig, um eine Bedrohung der Gesundheit des Kindes oder gar des Fortbestandes der Schwangerschaft abzuwenden. Dem Versuch, das Mutterschutzgesetz zum Nachteil der Schwangeren auszulegen, setzt der Gesetzgeber die Unterscheidung zwischen einer schwangeren und einer nicht schwangeren erkrankten Arbeitnehmerin entgegen. Damit ist das Argument, die Frau wäre auch ohne Schwangerschaft krank, unwirksam.
Die Form der Arbeitsfreistellung durch den Arzt ist also nicht beliebig. Das Beschäftigungsverbot nach dem Mutterschutzgesetz hat absoluten Vorrang vor einer Arbeitsunfähigkeitsbescheinigung und sollte in kritischen Situationen immer ausgesprochen werden. Ausnahme könnte etwa eine Verletzung durch einen Unfall sein, wenn Unfallhergang und -auswirkung die Schwangerschaft nicht beeinträchtigen.

So wird ein Beschäftigungsverbot ausgesprochen

Das ärztliche Attest ist formlos, es gibt keinen Vordruck. Der Ausmaß der Freistellung muß präzise beschrieben werden.
• Wird vom Arzt ein »totales Beschäftigungsverbot« ausgesprochen, hat der Arbeitgeber nicht das Recht, die Schwangere auf eine andere, seiner Meinung nach leichtere Arbeit umzusetzen (auch nicht mit Einwilligung der Schwangeren). Tut er es doch, macht er sich strafbar.
• Bei Anordnung eines »teilweisen Beschäftigungsverbotes« muß der Arzt präzise angeben, welche Tätigkei-

ten nicht ausgeübt werden dürfen (Heben von Lasten, langes Stehen).
Auch eine Einschränkung der Arbeitszeit kann so ausgesprochen werden. Dabei müssen Art und Ausmaß der Einschränkung eindeutig erkennbar und nicht beliebig auslegbar sein.
Selbstverständlich muß der Arzt über die Beschäftigungsbedingungen der Schwangeren genaue Kenntnis haben. Um diese zu erhalten, kann er zusätzlich zur Befragung der Schwangeren den eventuell vorhandenen Betriebsarzt einschalten oder vom Arbeitgeber Auskünfte über den Arbeitseinsatz der Schwangeren einholen.
Ein Beschäftigungsverbot, ob teilweise oder total, unterliegt der Überwachung durch die Aufsichtsbehörde.
Arbeitgeber und Krankenkasse werden gesondert auf verschiedene Weise informiert: Während in dem Attest für den Arbeitgeber keinerlei Angaben über die Art der Beschwerden stehen dürfen, also auch keine Diagnose, ist der Arzt verpflichtet, der Krankenkasse mit dem Beschäftigungsverbot die Diagnose mitzuteilen.

Die finanzielle Seite

Der Anspruch auf Fortzahlung von Lohn/Gehalt bei Erkrankung ist auf sechs Wochen begrenzt, wenn eine Arbeitsunfähigkeitsbescheinigung ausgestellt wurde.
Bei einem angeordneten Beschäftigungsverbot nach dem Mutterschutzgesetz ist der Anspruch auf Lohnfortzahlung unbegrenzt.
Für die finanzielle Regelung bei Arbeitunfähigkeit während der Schwangerschaft ist es also von entscheidender Bedeutung, daß der betreuende Arzt die richtige Wahl zwischen den beiden Möglichkeiten der Arbeitsfreistellung trifft. Sie als Schwangere sollten sich genau über Ihre Rechte und die Bestimmungen des Mutterschutzgesetzes informieren. Der Text des Mutterschutzgesetzes muß in Ihrem Betrieb ausliegen. Wenden Sie sich an Ihren Betriebsrat, die Gewerkschaft oder das Gewerbeaufsichtsamt, wenn Probleme mit dem Arbeitgeber auftreten.

WOCHENGELD, KARENZURLAUB, BEIHILFEN IN ÖSTERREICH

Jede Schwangere, die in einem festen Arbeitsverhältnis steht, aber auch wenn sie zu Beginn der Schutzfrist Arbeitslosengeld oder andere Zahlungen aus der Arbeitslosenversicherung bezieht, hat Anspruch auf Wochengeld. Die Höhe des Wochengeldes wird aus dem Durchschnittseinkomen der letzten drei Kalendermonate, einschließlich der Anteile von Urlaubs- und Weihnachtsgeld, errechnet.
Im Anschluß an die Schutzfrist von 8 beziehungsweise 12 Wochen nach der Geburt ihres Kindes können Mutter oder Vater, oder einmal abwechselnd beide, Karenzurlaub bis zum zweiten Geburtstag ihres Kindes in Anspruch nehmen. Während dieser Zeit erhalten verheiratete oder zusammenlebende Eltern ein Karenzurlaubsgeld von öS 5.565 pro Monat. Alleinstehenden Müttern, die wegen der Betreuung ihres Kindes keiner Beschäftigung nachgehen können, werden bis zur Vollendung des dritten Lebensjahres ihres Kindes öS 8.190 pro Monat gezahlt. Auskunft über weitere Zahlungen wie Geburtenbeihilfe, Familienbeihilfe, Sonderzahlungen, erhalten Sie beim Familienservice des Familienministeriums.

Die ärztliche Betreuung während der Schwangerschaft

Die ärztliche Betreuung hat nicht nur als Sicherheitsvorsorge große Bedeutung, sie ist auch enorm wichtig für das Wohlbefinden und das innere Gleichgewicht der werdenden Mutter während der 40 Wochen der Schwangerschaft.
Im Gespräch mit Ihrem behandelnden Arzt haben Sie die Möglichkeit, Fragen und Befürchtungen zu äußern, und sich bei Auftreten der typischen körperlichen Begleiterscheinungen Rat und Hilfe zu holen (→ »Beschwerdenkatalog«, Seite 148). Ein Gefühl der Unsicherheit oder die plötzlich aufkeimende Sorge um die Gesundheit des Babys und den guten Verlauf von Schwangerschaft und Geburt lassen sich im Gespräch oftmals zerstreuen.

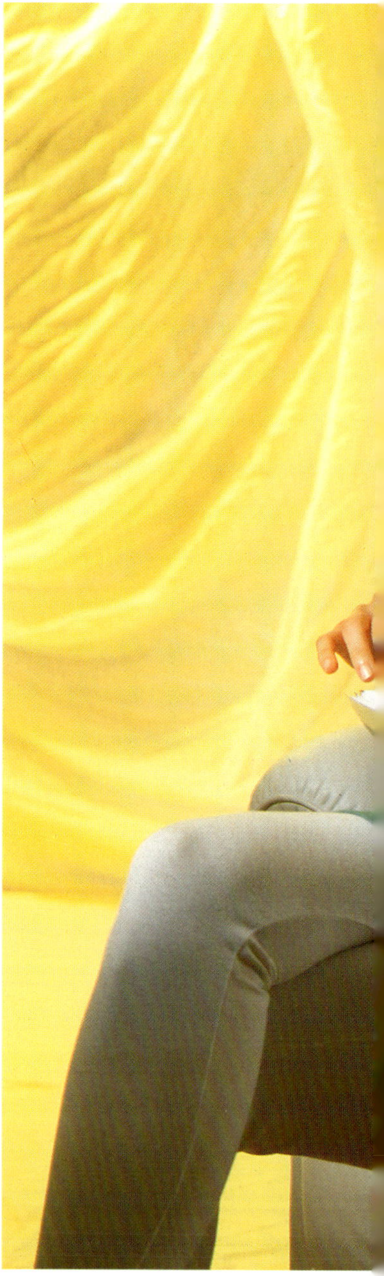

Die Schwangerenvorsorge

Jede Schwangere hat den Anspruch, auf Kosten der Krankenkasse eine Schwangerschaft feststellen, sowie sich und ihr Kind im Verlauf dieser Schwangerschaft ärztlich betreuen zu lassen. Seit 1968 werden die Ergebnisse all dieser Untersuchungen in einem »Mutterpaß« (→ Seite 42) festgehalten, der damit Dokumentencharakter hat. Um allen Frauen die gleichen Zuwendungen zu sichern, sind Art und Anzahl der Untersuchungen vorgeschrieben.
Vom Zeitpunkt an, an dem die Schwangerschaft festgestellt wurde (meist um die 8. Woche nach Beginn der letzten Regelblutung), sind im Normalfall Untersuchungsabstände von 4 Wochen vorgesehen. Von der 30./32. Woche an werden die Untersuchungen alle 2 Wochen und in den letzten beiden Wochen dann im

Schwangerenbetreuung und Mutterschutz dienen auch dem selbstverständlichen Anspruch Ihres Kindes auf Gesundheit und Wohlergehen, und es liegt in Ihrer Hand, diesen Anspruch von Anfang an zu erfüllen.

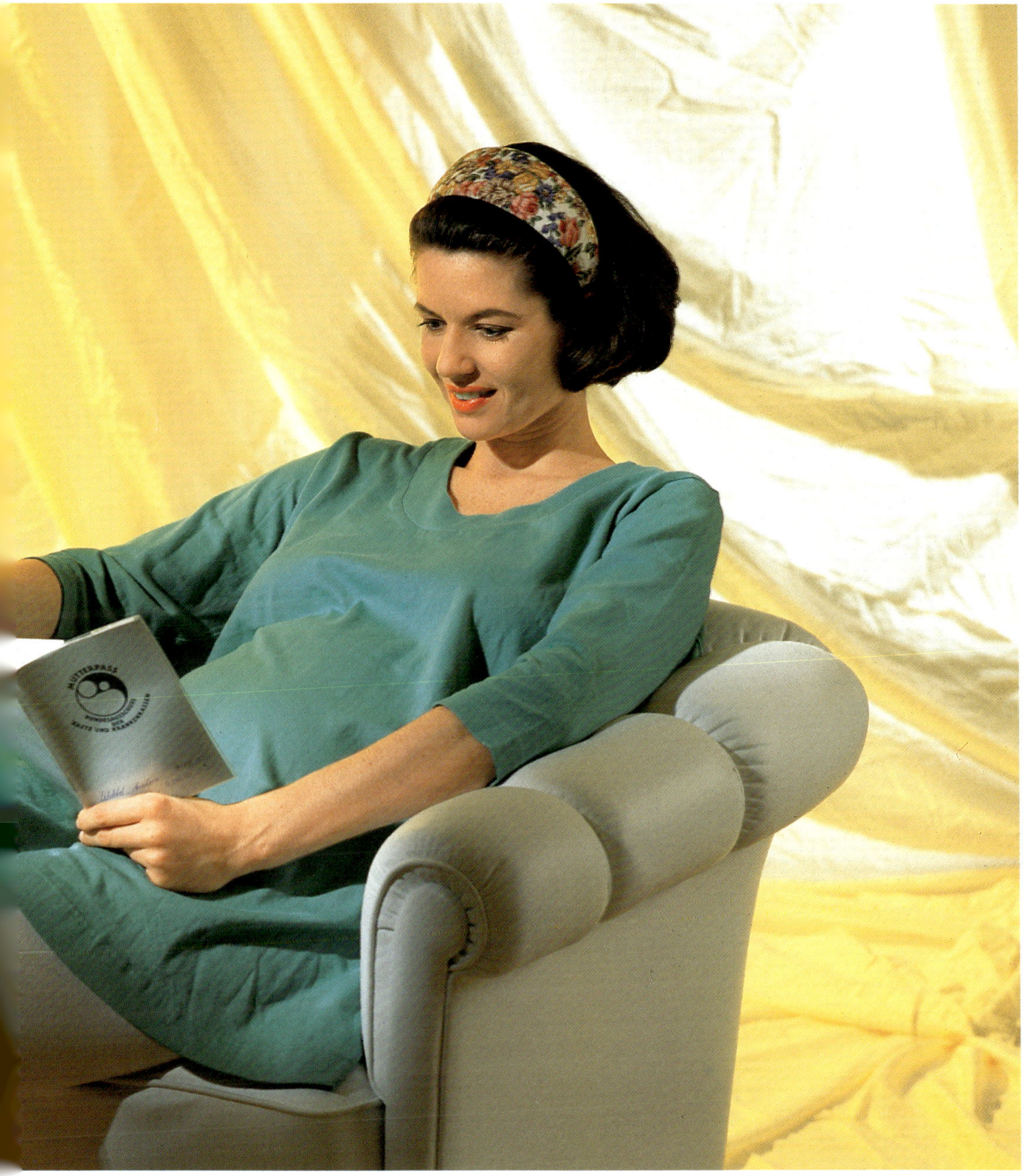

Wochenabstand vorgenommen. Überschreitet die Dauer der Schwangerschaft den errechneten Termin für die Geburt, was beinahe in jedem zweiten Fall zu erwarten ist, sind Kontrollabstände von zwei Tagen sinnvoll. Insgesamt sind für eine normal verlaufende Schwangerschaft zehn bis zwölf Vorsorgetermine beim behandelnden Arzt ausreichend.

Auf welche Untersuchungen Sie Anspruch haben

Begeben Sie sich voll Vertrauen in die Obhut Ihres Arztes. Schon zu Beginn einer Schwangerschaft ist es für Ihr wachsendes Kind von größter Bedeutung, festzustellen, unter welchen Bedingungen es sich im Körper seiner Mutter entwickelt.
Das frühzeitige Erkennen schädigender Auswirkungen einer Unstimmigkeit der Rhesusfaktoren bei Mutter und Kind gibt dem Arzt die Möglichkeit, während der Schwangerschaft, spätestens aber sofort nach der Geburt das Kind mit geeigneten Maßnahmen zu behandeln.
Mädchen und Frauen sollten bereits vor Beginn einer Schwangerschaft eine Röteln-Schutzimpfung erhalten. Bei nicht vorhandenem Schutz gegen Röteln muß die Schwangere jeden Kontakt mit an Röteln Erkrankten meiden.

Jede Frau wird schon aus Liebe zu ihrem Kind und zur Vermeidung von Risiken die Vorsorgeuntersuchung mit der Möglichkeit des ärztlichen Rates begrüßen. Diese Untersuchungen sollen die Verantwortung der werdenden Mutter mittragen, rechtzeitig vermeid- oder behandelbare Probleme erkennen und so Schaden vom Ungeborenen fernhalten.

Untersuchungen zu Beginn der Schwangerschaft

- Feststellung der Schwangerschaft und Berechnung der bestehenden Schwangerschaftswoche sowie des voraussichtlichen Entbindungstermins.
- Untersuchungen aus Blutproben, um dabei die Blutgruppe, den Rhesusfaktor und die Abwehrstoffe gegen bestimmte, eventuell durchgemachte Infektionskrankheiten zu bestimmen und besondere, vor der Schwangerschaft produzierte Abwehrstoffe zu erkennen: Luesreaktion, gezielte Suche nach Röteln-Antikörpern, allgemeine Blutgruppen-Antikörpersuche. Empfehlenswert ist noch die Suche nach Toxoplasmose-Antikörpern.
- Die Befragung nach früheren oder bestehenden Erkrankungen sowie Risiken aus der Vergangenheit, die sich auf eventuelle frühere Schwangerschaften beziehen.
- Allgemeine Feststellung von Alter und Größe, bestehenden Erkrankungen und eventuellen Fehlbildungen.
- Beratung zu Berufsbelastung, Reisen, Ernährung, Genußmitteln, Sport und Schwangerengymnastik.
- Beratung über genetische Risiken und eventuell er-

kennbare, allgemeine Risiken sowie ein Krebsfrüherkennungsabstrich.
• Suche nach Chlamydien-Infekt.

Untersuchungen im Verlauf der Schwangerschaft
• Kontrolle der Gebärmuttergröße (Höhenstand).
• Kontrolle der Lage des Kindes, seiner Herztätigkeit und seiner Bewegungen
• Untersuchung auf Wassereinlagerungen im mütterlichen Gewebe.
• Untersuchung auf Krampfadern.
• Gewichtskontrolle.
• Kontrolle von Blutdruck und Blutfarbstoffgehalt.
• Urinkontrollen auf Eiweiß, Blut, Zucker sowie auf Bakterien.
• Vaginale Untersuchungen, bei denen der Arzt feststellt, ob die Scheide von Bakterien oder Pilzen befallen ist, und ob Muttermund und Gebärmutterkanal fest verschlossen sind.
• Drei Ultraschalluntersuchungen, die erste innerhalb der 9. bis 12. Woche, die zweite zwischen der 19. und 22. Woche, die dritte im Zeitraum 29. bis 32. Woche. Bei Eintritt eines Risikos, einer Auffälligkeit oder Störung sind weitere Untersuchungen und Kontrollen vorzunehmen.
• Erneute Suche nach Blutgruppen-Antikörpern (24. bis 27. Woche).
• Suche nach Hepatitis-B-Antikörpern ab der 32. Woche (möglichst nahe dem Geburtstermin).

Ist der Arzt über Verlauf und eventuell aufgetretene Risiken vorangegangener Schwangerschaften und Geburten informiert, kann er schon bei den Vorsorgeuntersuchungen sein spezielles Augenmerk auf möglicherweise auftretende Unstimmigkeiten richten und das Geburtsteam entsprechend vorbereiten.

Der Mutterpaß

Der Mutterpaß ist ein 1968 eingeführtes Dokumentenheft, in dem alle kontrollierten Daten und erhobenen Befunde aus dem Verlauf einer oder zweier Schwangerschaften und Geburten festgehalten werden, einschließlich der Untersuchungsbefunde der Neugeborenen und der Wochenbett-Kontrollbefunde der Mutter. Mit diesen schwangerschaftsbegleitenden Eintragungen bietet das Dokument dem Arzt – und später dem Entbindungsteam – für diese und folgende Schwangerschaften aussagestarke Informationen. Doch auch die Mutter kann so die Untersuchungsergebnisse anhand der Eintragungen und damit die Entwicklung beziehungsweise das Wachstum ihres Kindes verfolgen.

Die wichtigsten Eintragungen

• Ergebnisse der serologischen Untersuchungen: die Erfassung der Blutgruppe und des Rhesusfaktors sowie des Röteln-HAH-Tests, einer Suchmethode nach speziellen Röteln-Abwehrstoffen.

• Weitere Bluttest-Ergebnisse, die dem Arzt zeigen, ob zum Beispiel eine Lueserkrankung vorliegt. Eventuelle Ergebnisse von Untersuchungen auf Vorhandensein von Toxoplasmose-Parasiten oder AIDS-Viren (sind zur Zeit nicht als Vorsorgeroutine vorgesehen).

Neuerdings ist jenseits der 32. Woche die Kontrolle auf Hepatitis B vorgesehen.

• Angaben zu vorangegangenen Schwangerschaften: Spontangeburt, Sectio (Kaiserschnitt), Vaginale Operation (Entbindungshilfe bei der Geburt wie Zangen- oder Saugglockengeburt), Tragzeit (wurde das Kind aus der vorausgegangenen Schwangerschaft zu früh, verspätet oder pünktlich geboren).

Diese Daten sind besonders wichtig, weil daraus Rückschlüsse auf den Verlauf der bestehenden Schwangerschaft und die bevorstehende Geburt abgeleitet werden können. Des weiteren, ob vor der bestehenden Schwan-

Während der Schwangerschaft sollten Sie Ihren Mutterpaß immer bei sich haben und zu jeder ärztlichen Untersuchung mitbringen, insbesondere auch zur Entbindung.

gerschaft ein Abbruch/eine Abtreibung erfolgte oder eine Fehlgeburt.

• Angaben darüber, die wievielte Schwangerschaft (Gravida von lat. *graviditas*) gerade besteht, dabei werden alle vorangegangenen Schwangerschaften gezählt, auch jene, die eventuell mit Abtreibung oder einer Fehlgeburt vorzeitig beendet wurden. Auch die Ergebnisse einer Familien-Anamnese werden hier eingetragen.

• Der Geburtstermin wird aus den Daten, die der Arzt in einem ersten Gespräch mit der Schwangeren notiert hat, errechnet und ebenfalls eingetragen. An der Stelle vermerkt er auch Komplikationen (beispielsweise Blutdruckunregelmäßigkeiten), die während der Schwangerschaft auftreten und den Geburtstermin beeinflussen könnten.

Auch der Verlauf eines eventuell notwendigen Klinikaufenthaltes während der Schwangerschaft und dabei durchgeführte Behandlungen werden im Mutterpaß festgehalten.

• Vorsorgeuntersuchungen, in regelmäßigen Abständen durchgeführt, ermöglichen es dem Arzt, Wachstum und Entwicklung des Kindes zu kontrollieren und sich davon zu überzeugen, daß es Mutter und Kind gut geht. Die Ergebnisse der einzelnen Untersuchungs- und notwendigen Behandlungsschritte werden auf einer ausklappbaren Doppelseite übersichtlich vermerkt.

• Ultraschalluntersuchungen machen das Ungeborene im Mutterleib sichtbar. Mit Hilfe dieser Untersuchungsmethode kann der Arzt in den ersten Wochen der Schwangerschaft die Scheitel-Steiß-Länge (SSL = Sitzlänge vom Steißbein bis zum Scheitel) des Kindes messen, später auch seine Stehgröße anhand von Tabellen schätzen. Auch den Durchmesser von Fruchtsack, kindlichem Kopf (von Schläfe zu Schläfe), Brustkorb (Querdurchmesser) und weitere kindliche Körperdaten mißt er auf diese Weise und trägt sie ein.

Anhand dieser Meßdaten kann der Arzt das Alter der Schwangerschaft feststellen und die Entwicklung des Kindes beurteilen.

DIE GENETISCHE BERATUNG

Eine Frau, die nach Vollendung des 34. Lebensjahres schwanger geworden ist, sollte auf die Möglichkeit oder die Notwendigkeit hingewiesen werden, eine genetische Analyse des kindlichen Erbgutes durchführen zu lassen. Diese kann entweder durch »Zottenbiopsie« oder durch »Amniozentese« erfolgen.

Bei der Zottenbiopsie wird etwa in der 11. Schwangerschaftswoche Nachgeburtsgewebe durch den Muttermund entnommen. Dies bedeutet aber zum einen ein erhöhtes Risiko für die bestehende Schwangerschaft (bei zwei bis drei von hundert Zottenbiopsien geht die Schwangerschaft durch den Eingriff verloren), zum anderen sind die Untersuchungsergebnisse einer Zottenbiopsie zwar früh erhältlich, jedoch können damit nicht alle Störungen aufgedeckt werden, und es werden leider noch zu oft irrtümlich ungünstige Befunde diagnostiziert.

Bei der Amniozentese wird etwa in der 14. bis 16. Schwangerschaftswoche Fruchtwasser durch die Bauchdecke entnommen. Diese Untersuchung bringt umfassendere und zuverlässigere Ergebnisse und bedeutet ein kleineres Risiko für die bestehende Schwangerschaft. Die wochenlange Wartezeit auf das Ergebnis ist jedoch für die werdende Mutter schier unerträglich, und eine eventuell geforderte Abtreibung fällt in eine Zeit, in der diese die größten psychischen Probleme für die Frau mit sich bringen würde.

Die Ultraschalluntersuchung

Sie haben zur Zeit Anspruch auf drei Ultraschalluntersuchungen.
Diese Untersuchungen dienen neben der Beurteilung des Alters der Schwangerschaft – und damit der Geburtsterminbestimmung – der Kontrolle, ob sich das Kind normal entwickelt und damit auch der möglichst frühzeitigen Erkennung eventueller Fehlbildungen.
Die Ultraschalluntersuchung ermöglicht es Ihnen aber auch, Ihr Kind, wenn auch noch nicht in allen Einzelheiten, zu sehen. Dieser beglückende Moment vertieft für viele werdende Mütter und ihre Partner das Erlebnis der Schwangerschaft ganz beträchtlich.
Gesundheitliche Bedenken gegen Ultraschalluntersuchungen sind wissenschaftlich nicht belegbar.

Die Durchführung der Ultraschalluntersuchung

Für die Ultraschalluntersuchung wird zunächst ein Gel oder ein Öl auf den Bauch aufgetragen, um störende Luft zwischen der Haut und dem auf ihr bewegten Schallkopf zu verdrängen. Ultraschall geht durch Luft sehr schlecht hindurch.
Ebenso soll eine möglichst volle Harnblase bei dieser Untersuchung gasgefüllte Därme wegschieben. Der flüssige Urin in der Blase leitet den Schall sehr gut zu der dahinterliegenden Gebärmutter, gas- oder stuhlgefüllte Darmschlingen aber lassen Ultraschall nicht durch. Wenn eine größer gewordene Gebärmutter die Därme wegschiebt, ist die volle Blase nicht mehr nötig.
Der Schallkopf eines Ultraschallsenders wird auf den Bauch gesetzt und sendet ein ganz kurzes Schallsignal. Dann schaltet das Gerät um auf Empfang und lauscht auf die Echos, die aus dem Bauch von diesem Ultraschallsignal zurückkommen, winzig zwar, aber vom Gerät erkennbar: von der Blase, der Gebärmutter, dem Köpfchen des Kindes, seinem Herzen, seinem Magen

WAS IST ULTRASCHALL?

**Ultraschall ist nichts Gefährliches und nichts Geheimnisvolles, sondern ganz normaler Schall, wie er in unserem Lebensraum üblich und normal vorkommt.
Jeder Ton ist Schall von einer ganz bestimmten Wellenlänge. Die Schwingungen können langsam, aber auch so schnell sein, daß wir sie nicht mehr hören. Diesen Schall nennen wir Ultraschall, weil er »ultra« (= jenseits, über) unserer Hörmöglichkeit liegt.
Fledermäuse, Wale und Delphine benutzen Ultraschallwellen als Mittel zur Orientierung und zum Beutefang. Sie können aus dem Echo dieser Wellen selbst so kleine »Gegenstände« wie Fliegen und Fische erkennen, und Bekanntes von Unbekanntem unterscheiden. Sendet eine Delphinmutter, deren Kind vor ihr schwimmt, ein Ultraschallsignal ins dunkle Wasser, wirft der kleine Körper einen Teil des Schalls als Echo zurück, das die Mutter empfängt: der Kopf des Kindes ein etwas anderes als der Bauch, und der wiederum ein anderes als die Flossen. An diesen unterschiedlichen Echos erkennt die Mutter die äußere Form ihres Kindes, genauer gesagt, »erhört« sie.**

Hallo, mein Kind, wie geht es Dir? Das erste Mal ihr noch ungeborenes Kind zu sehen, gehört zu den aufregendsten Erlebnissen für werdende Eltern.
Nach den undeutlichen Wahrnehmungen bei ganz früher Ultraschalluntersuchung kann im fortgeschrittenen Stadium der Schwangerschaft je nach augenblicklicher Lage der kleine Mensch bereits deutlich erkannt werden.

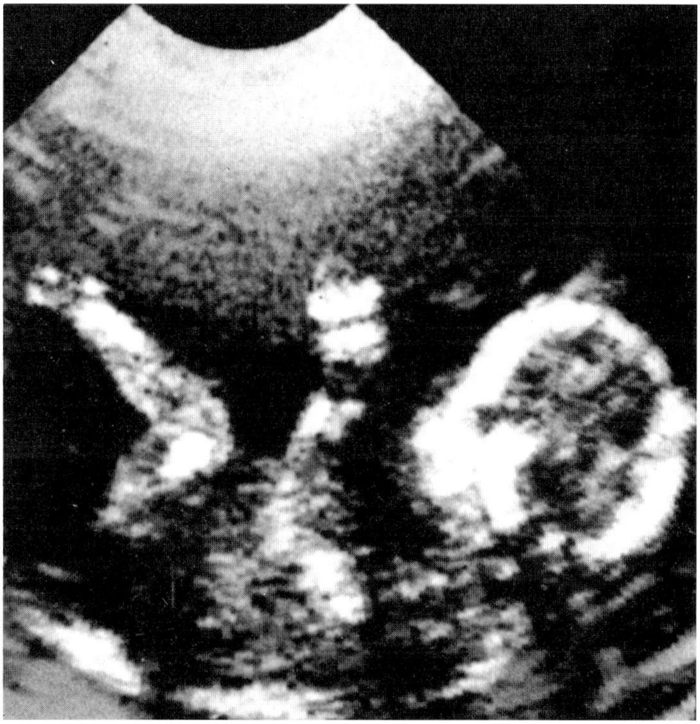

(wir sehen, ob er leer ist!), seinen Knochen, der Nabelschnur. Diese Echos wandelt das Gerät um in elektrische Impulse, die für uns auf dem Bildschirm sichtbar werden. Die sogenannte Doppelsonographie mit speziellen Ultraschallgeräten dient der Klärung von besonderen Fragen zum Beispiel nach der Fließmenge kindlichen Blutes durch die Nabelschnur. Auch bei dieser Anwendung garantieren die technische Auslegung der Geräte und Anwendungsvorschriften gesundheitliche Unbedenklichkeit für Mutter und Kind.
Kleine Schallköpfe erlauben die Untersuchung von der Scheide aus. Dabei wird ein stabförmiger Schallkopf so in die Scheide eingeführt, daß er ganz in die Nähe von Gebärmutter, Eierstöcken und Eileitern gelangt.
Auch Eileiter-Schwangerschaften können so erkannt werden, denn der schwache Ultraschall muß nicht erst die dicke Bauchdecke und andere Hindernisse überwinden. Durch den kürzeren Weg liefern diese Ultraschalluntersuchungen bessere Bilder.

DIE BIOLOGISCHE SITUATION

Genetisch verankert und biologisch normal ist das frühe erste Kind, gesellschaftlich üblich aber heute das späte. Der Preis, den Eltern und besonders Frauen für diese Abkehr von natürlichen Verhältnissen zahlen müssen, kann sehr hoch sein.

Die Eizelle einer Frau, die erst mit 35 Jahren oder gar später schwanger wird, ist auch über 35 Jahre alt: Jede ihrer Eizellen ist mindestens so alt wie sie selbst, da diese Zelle vor ihrer Geburt im frühen Embryonalstadium entstand und seither auf ihre letzte Reifeteilung wartet. Jede Eizelle hat ihr Leben mitgelebt, war Erkrankungen, schädlichen Umwelteinflüssen, Auswirkungen von Fehl- oder Mangelernährung ausgesetzt und hat dadurch möglicherweise Schaden genommen.

Es ist bekannt, daß mit dem Alter der Frau – weniger mit dem Alter des Mannes – das Risiko steigt, ein Kind mit veränderten Chromosomen zu bekommen. Eine Chromosomenanomalie verursacht zum Beispiel eine nicht seltene Krankheit (Mongolismus = Down Syndrom), die trotz ungezählter Versuche durch keine medizinische Behandlungsmethode entscheidend verbessert werden kann.

Mutter werden über 35

Immer häufiger werden heute Frauen im fortgeschrittenen Alter Mutter. Ich freue mich mit jeder Frau, die mit 35 Jahren oder später schwanger geworden ist – denn vermutlich ist ihr Kind ein Wunschkind. Für mich als Arzt bedeutet dies aber, besondere Vorsichtsmaßnahmen zu treffen.

Verstehen Sie mich nicht falsch – es ist keineswegs mein Ziel, Sie als Frau, deren Kinderwunsch sich erst in späteren Jahren erfüllt, zu ängstigen und in Ihrem Entschluß zum eigenen Kind unsicher zu machen. Aber Erfahrung lehrt mich, daß es besser ist, gewisse Wahrheiten mit »Spätgebärenden« frühzeitig zu besprechen, als sie zu verschweigen, denn die Gefahr, nach dem 35. Lebensjahr ein Kind mit körperlichen und geistigen Entwicklungsstörungen zu bekommen, steigt mit dem Alter erheblich (ab 36 Jahre cirka 1 Prozent; ab 40 Jahre cirka 1,8 Prozent; ab 46 Jahre cirka 6 Prozent).

Das größte Risiko für Sie als Spätgebärende ist eine Fehlgeburt: Die Fehlgeburtenrate bei schwangeren Frauen über 34 Jahre ist mit 22,2 Prozent deutlich höher als die mit 3,2 Prozent bei Jüngeren.

Worauf Sie besonders achten müssen

- Lassen Sie sich in einer genetischen Beratung ausführlich über eventuelle Risiken informieren.
- Verzichten Sie aufs Rauchen, um Spätschäden für Ihr Kind und zusätzliche Risiken für sich selbst zu verhindern (→ »Folgen des Rauchens«, Seite 131/132).
- Meiden Sie Alkohol, auch das »Gläschen« Wein zum Essen (→ Seite 129, 130).
- Schonen Sie sich, halten Sie nach Möglichkeit jeden Streß von sich fern.
- Begeben Sie sich sofort in ärztliche Behandlung, wenn Blutungen und Schmerzen im Unterleib auftreten, es könnten Anzeichen einer drohenden Fehlgeburt sein.
- Stellen Sie Ihre Ernährung um (→ Seite 78).

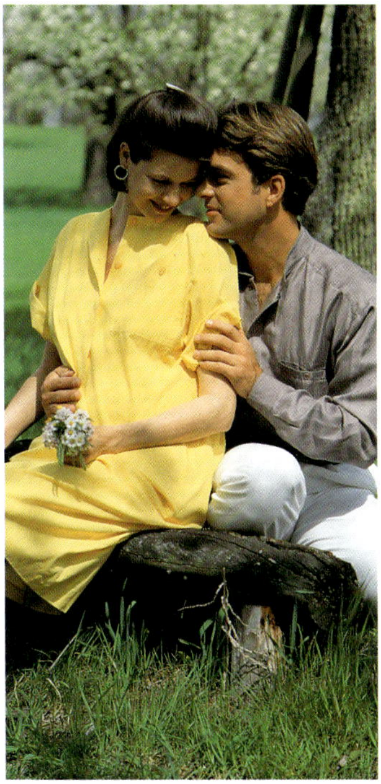

Junge Paare setzen ihren Kinderwunsch manchmal zu weit hinten an in der Reihenfolge der Wünsche, deren Erfüllung ihnen für ein glückliches Leben wichtig erscheint. Dabei geht oft viel von der Zeit verloren, in der eine oder mehrere Schwangerschaften naturgemäß unproblematisch verlaufen können.

kontrovers

Viele glauben heute ein Recht zu haben auf Arbeit, Glück, Partner, soziale Sicherheit, Orgasmus, Liebe, Kinder, Ausbildung, Nahrung, Frieden. Ein Recht sozusagen auf alles, was uns einfällt und was uns angenehm ist. Aber niemand kann uns garantieren, daß unsere Wünsche – auch der Wunsch nach einem Kind – in Erfüllung gehen.

Knapp jedes fünfte Paar, das Kinder möchte, ist heute unfruchtbar! Trotz aller ärztlichen Kunst und trotz allen finanziellen Engagements bleibt es die Hälfte davon auch. Die Ursache für dieses erschreckend große und leider auch sehr teure Dilemma ist das fortgeschrittene Alter, in dem Paare sich zum ersten Kind »durchringen«. Denn die »durchlebten Jahre« sind es, die bei Männern, vor allem aber bei Frauen unfruchtbar machende Risiken mehren.

Mir entgeht es nicht, wie selten sich manche Frauen aussuchen können, wann sie ein Kind bekommen. Sie wollen eines und brauchen schließlich den richtigen Partner dazu.

Es ist nicht ihre Schuld, daß unsere Gesellschaft, oder ehrlicher gesagt, unsere Politik, herzlich wenig für Familien mit Kindern tut. Da ist verständlich, daß manche lieber erst eine Existenz aufbauen und danach Kinder haben wollen.

Ein Kind, seine Gesundheit und sein Verhalten, läßt sich aber nicht wie eine Karriere planen. Die Entstehung eines Kindes und seine Entwicklung unterliegen natürlichen Regeln.

Jede ältere Frau, jedes ältere Paar sollte gründlich erwägen, welche Risiken und Folgen sich für sie selbst und nicht zuletzt für das Kind aus ihrem fortgeschrittenen Alter ergeben können. Dabei müssen grundsätzlich die Belange des Kindes, nicht die vielleicht egoistischen der Eltern, im Vordergrund stehen.

Die Entwicklung Ihres Babys

Das Baby, das in Ihnen entstanden ist, wächst im Schutz Ihres Körpers weiter, es entwickelt sich dem Plan der Natur gemäß, und bald werden Sie, seine Mutter, es in den Armen halten.

Wie sein Leben begonnen hat, und was alles vor sich geht, während aus einer Zelle ein kleiner Mensch entsteht, möchte ich in diesem Kapitel erzählen.

Wichtig ist mir dabei vor allem zu beschreiben, wie im Verlauf der Zeit, in der sich Ihr Kind entwickelt, der Kontakt zwischen Ihnen und Ihrem Kind, dieser Austausch zwischen zwei beseelten Lebewesen, sich entfaltet.

Denn nicht erst dann, wenn Sie Ihr Kind wiegen, seine Wärme auf Ihrer Haut spüren und in dem kleinen, lieben Gesicht nach seinen Wünschen forschen, wird etwas zwischen Ihnen wachsen: Ein Kontakt ist von Anfang an da, und früh beginnt die Beziehung zwischen Ihnen beiden – lange bevor Sie den Blick Ihres Kindes zu erhaschen suchen, zu ihm sprechen oder still an seinem Bettchen sitzen und seinen Schlaf bewachen.

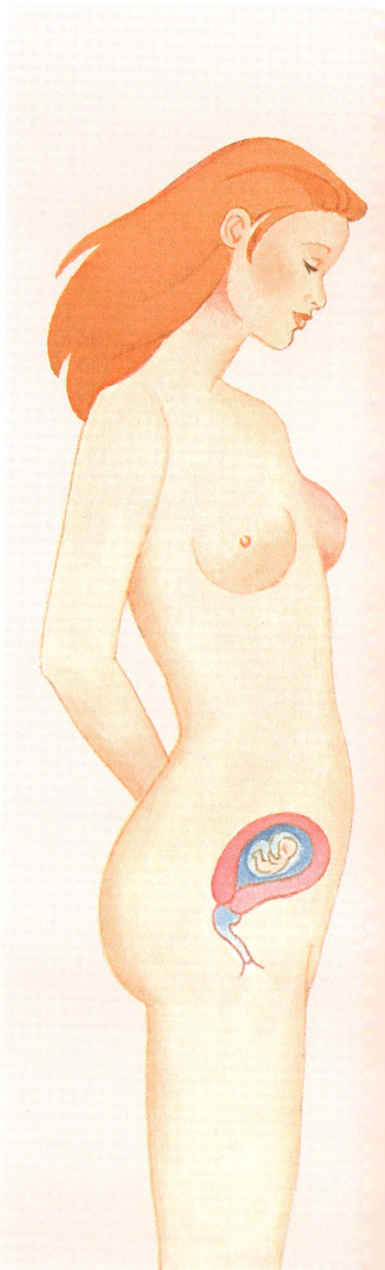

Der Beginn des Lebens

Von großer Bedeutung ist die Erkenntnis, daß der Beginn menschlichen Lebens nicht gleichzusetzen ist mit dem »Beginn der Schwangerschaft« im heute üblichen Sinne.

Als bisherige Definition über den Beginn der Schwangerschaft gilt, daß ein erster Austausch des neuen Menschen mit seiner werdenden Mutter stattfindet und man diesen Stoffaustausch spüren und messen kann, was mit Beginn der Einnistung in der Gebärmutter der Fall ist.

Geschützt von der Fruchtblase wächst Ihr Kind: Bereits am Ende des 1. Monats schlägt sein Herz; ob Junge oder Mädchen, ist im 3. Monat zu erkennen. Im 5. bis 7. Monat reift sein Gleichgewichtssinn – bei der Geburt sind alle Sinne angelegt.

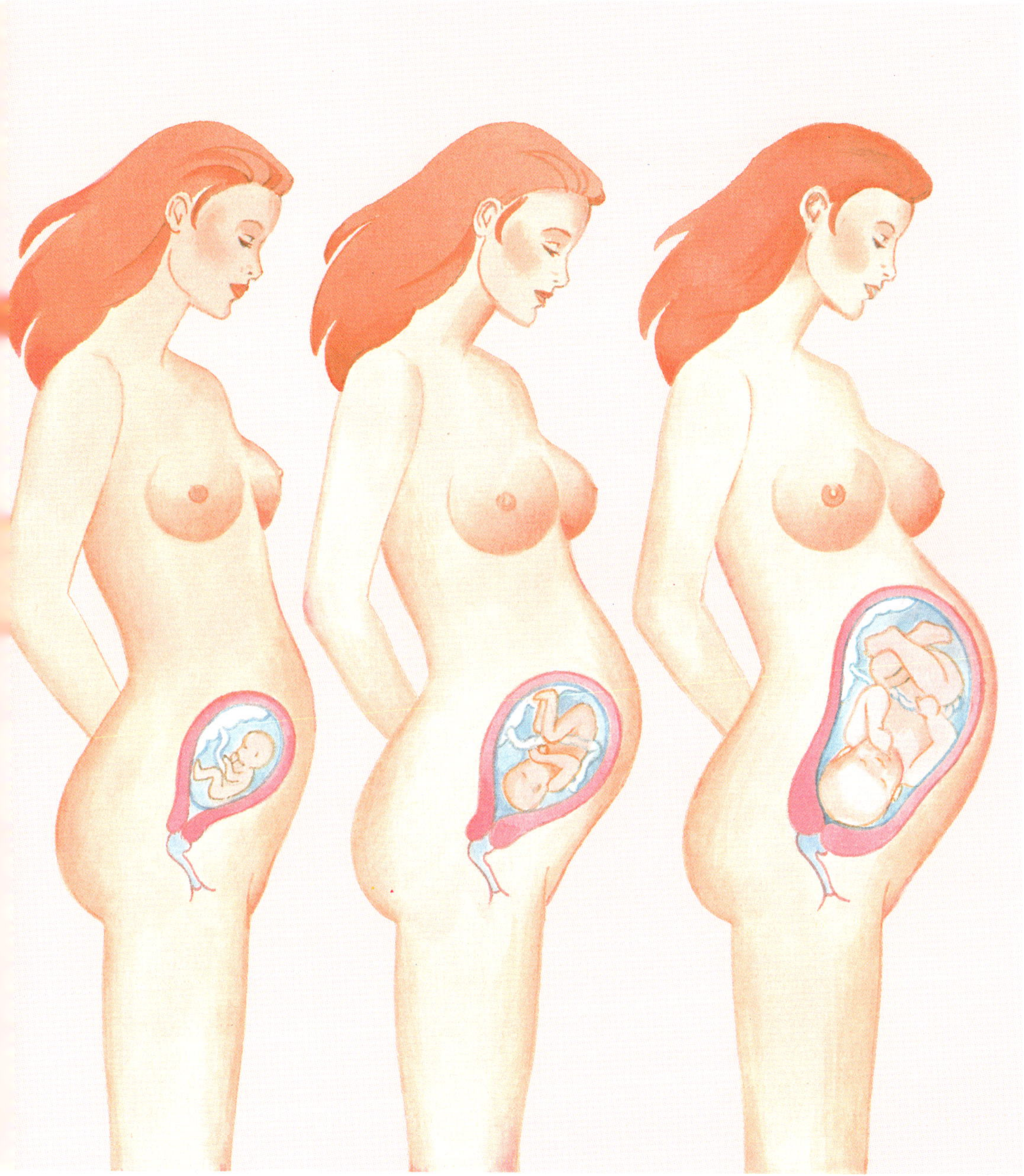

EIN LEBEN BEGINNT

Wie dieses Zusammentreffen der beiden Zellen, die neues Leben hervorbringen, zustandekommen mag, ob auf natürlichem Wege oder durch medizintechnische Hilfen, niemals in allen Zeiten werden wir Menschen das Unvorstellbare nachmachen können, das dadurch ausgelöst wird:
Aus den unendlichen Tiefen menschlicher Vergangenheit, aus kaum erschöpflicher Erbmassenfülle zweier Familien, tragen mütterlicher und väterlicher Zellkern einen Vorrat an Eigenschaften heran.
Im Augenblick, in dem in freier Kombination aus beiden Angeboten genommen und zu einem niemals zuvor existierenden Neuen vereinigt wurde, entstand Ihr Kind! Ein ganz und gar neuer Mensch wurde bis in die letzte Kleinigkeit angelegt mit allen seinen Fähigkeiten, mit seinem Aussehen, seinen individuellen Merkmalen und wohl auch zum großen Teil mit seinem Schicksal. Dies geschah verborgen in dieser neuen, winzig kleinen, allerersten Zelle. Ein Wunder hat sich ereignet, unfaßbar, unerklärbar wie der Anfang allen Lebens auf unserer Welt.

Ein Mensch »beginnt sein Leben« aber, wenn mütterliche und väterliche Samenzellen ihre Erbanlagen vereinigen.
So ist – seit Millionen Jahren immer gleich – aus einer väterlichen und einer mütterlichen Fortpflanzungszelle, die sich beide nicht teilen können, die erste Zelle des neuen Menschen entstanden, die mit der Teilung sofort beginnt. So wächst der neue Mensch seit der Minute seiner Entstehung. In diesem ersten Stadium seines Lebens nennen wir ihn Embryo.

Embryo »auf Reisen«

Der Embryo braucht Schutz und Nahrung, und beides findet er nicht ausreichend im Eileiter, wo er entstand. Vier Tage dauert seine Reise dorthin, wo alles für ihn vorbereitet ist: in die Gebärmutter.
Hier fällt die Entscheidung, an welcher Stelle der Gebärmutterwand der wachsende Embryo sich anheftet und einzugraben beginnt, dabei vergehen weitere zwei Tage. Jetzt erst, sechs bis sieben Tage nach der Entstehung des neuen Menschen, beginnt für seine Mutter nach heutiger Definition die Schwangerschaft.

Wichtiger Verbündeter: Gelbkörperhormon

In den etwa sechs bis sieben Tagen, die vergehen, bis sich der junge Menschenkeim (Embryo) noch als »Bläschenkeim« (Blastozyste) in die Gebärmutterschleimhaut einzugraben beginnt, hat das Gelbkörperhormon sehr wichtige Reifungsvorgänge an der Gebärmutterschleimhaut bewirkt:
Schon Stunden vor dem Eisprung war von der Hirnanhangsdrüse (Hypophyse) an das Eibläschen der hormonelle Impuls (L-Hormon) gegeben worden, mit der Produktion von Gelbkörperhormon (Progesteron) zu beginnen. Dadurch sind ganz kurz vor dem Eisprung die Umgebungszellen (Granulosazellen) des Eibläschens angeschwollen und haben damit begonnen, sich

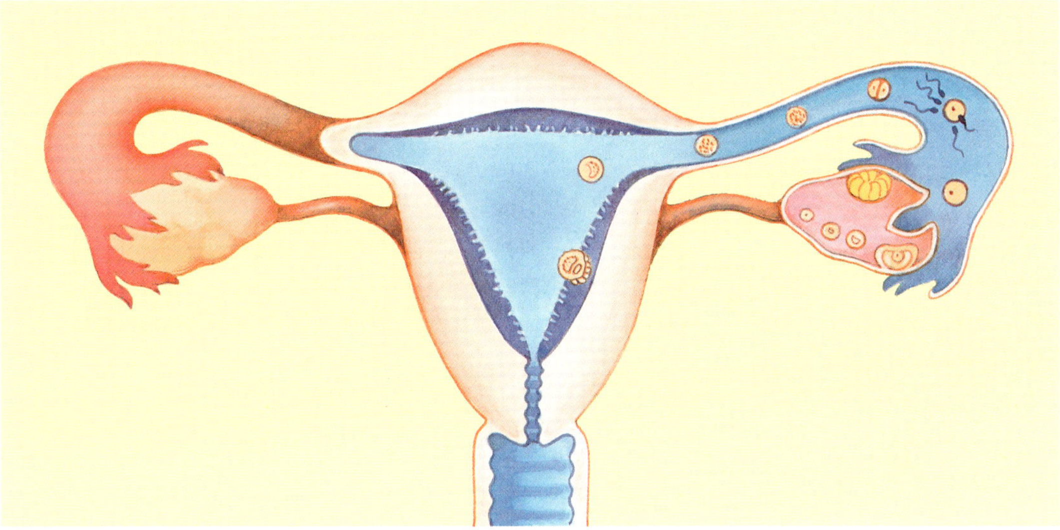

Vereinfachte Darstellung eines Uterus mit den Eierstöcken und den Eileitern. Durch die trichterförmigen Öffnungen wird das Ei aufgenommen und von den Eileitern in die Gebärmutter befördert; auf diesem Weg erreichen es die Spermien, die durch die Öffnung des Muttermundes kommend ihm »entgegenschwimmen«.

umzuwandeln: Sie färben sich durch Ansammlung von Eiweiß-Fett-Stoffen gelb – es entsteht der Gelbkörper aus dem Gebilde, das bis dahin ein Eibläschen (Follikel) war. (Ihre Körpertemperatur fing an zu steigen, denn Progesteron (Gelbkörperhormon) verengt die Wärme abstrahlenden Gefäße Ihrer Haut = Temperaturanstieg während des Eisprungs.)
Das Gelbkörperhormon hat bewirkt, daß die mehrere Millimeter dicke Gebärmutterschleimhaut für ihre Aufgabe reif geworden ist: Ihre Drüsen und Gefäße sind gewachsen, Nährstoffe haben sich eingelagert.

Der Embryo gräbt sich ein

In diese nach einem strengen Zeitplan von den beiden Hormonen Östrogen und Progesteron vorbereitete, nährende und schützende Gebärmutterschleimhaut, hat sich der Embryo zwölf Tage nach dem Eisprung so tief eingegraben, daß sie sich über ihm schließen konnte. Dies ist der Zeitpunkt, an dem, ohne Schwangerschaft, der Gelbkörper im Eierstock absterben würde. Seine Hormonproduktion würde aufhören, und die hochaufgebaute Gebärmutterschleimhaut mit einer nachfolgenden Blutung abgestoßen werden.

Jetzt, am 29. Tag nach Beginn der vorherigen Blutung und am 15. Tag nach dem Eisprung würde Ihre Körpertemperatur sinken und mit Einsetzen der »Monatsblutung« ein neuer »Zyklus« beginnen.

Der Embryo schützt sich selbst

Vor diesem Hormonabfall und der nachfolgenden Blutung bewahrt sich der Embryo selbst: Er gibt an den Kreislauf der Mutter soviel selbst produziertes »Eierstock-Anregungshormon« (Gonadotropin) ab, daß der Gelbkörper weiterarbeitet und die schützenden Hormone Östrogen und vor allem Progesteron weiterhin produziert.
Der Hormonspiegel der Mutter steigt durch diese enorme Aktivität, bis er nahezu tausendfach höher ist, als vor der Schwangerschaft.
Die Veränderungen, die eine werdende Mutter hierdurch körperlich und psychisch erlebt, dienen alle dem Schutz und Wohlergehen ihres sehnlich erwarteten Kindes.

Vermuten Sie, schwanger zu sein, oder wissen Sie es gar schon durch einen durchgeführten Schwangerschaftstest, suchen Sie sich den Arzt, der Ihr Ergebnis bestätigt und Sie durch die Schwangerschaft betreuend begleitet.

Jetzt ist die Schwangerschaft nachweisbar

Die vom Embryo stammenden Eierstockstimulierungshormone (Gonadotropine) in Blut und Urin der Mutter können jetzt anhand des »Schwangerschaftstests« nachgewiesen werden.
Aus Zuverlässigkeitsgründen sind diese mit mütterlichem Urin durchgeführten Tests so eingestellt, daß sie erst dann positive Ergebnisse anzeigen, wenn der junge Embryo sicher und tief in der Gebärmutterschleimhaut eingegraben ist. Das ist etwa ein bis zwei Tage nach der erwarteten, aber ausgebliebenen Regelblutung der Fall.

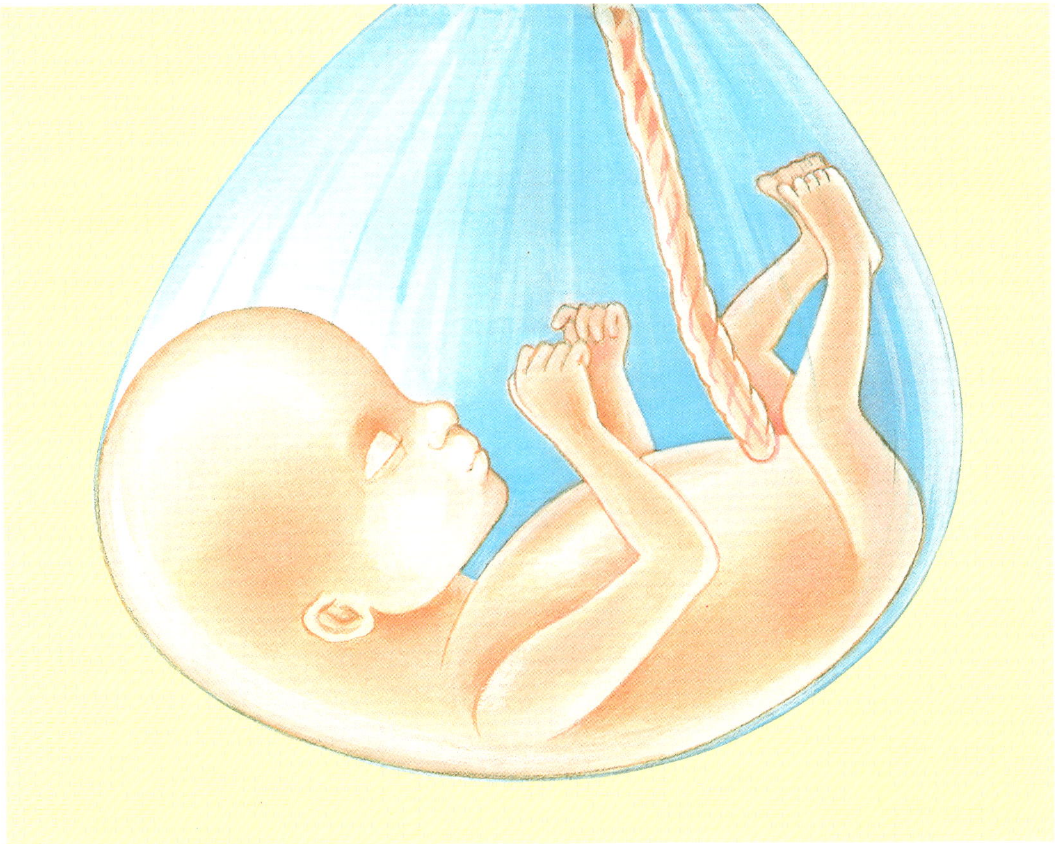

Das individuelle, das seelische Leben eines Kindes beginnt bereits mit dem Verschmelzen von weiblicher und männlicher Eizelle. In der Gebärmutter macht der kleine Mensch seine ersten persönlichen Erfahrungen, und so gesehen ist die Geburt nur ein Übergang, ein Ortswechsel im Verlauf seiner frühen Entwicklung. Das Reifungstempo des Ungeborenen entspricht dem des Neugeborenen über sein erstes Lebensjahr.

Zeitplan eines Wunders

Ihr Kind, liebe Leserin, hat von Anfang an einen »Namen«.

Später, im Leben außerhalb des Mutterleibes, werden wir zuerst Babys genannt, dann Kinder und Jugendliche. Vom 18. Lebensjahr an gelten wir als Erwachsene, und zuletzt sind wir Senioren und Greise.

Auch im Mutterleib durchwandern wir mehrere Lebenszeiten:

- Mit der Blastemzeit (1.–15. Tag) fängt unser Leben an.
- Vom 16. Tag bis zur Vollendung der 8. Woche dauert unser Dasein als eigentlicher Embryo.
- Es folgt die frühe Fetalzeit mit der 9. bis 12. Woche.
- Daran schließt sich die mittlere Fetalzeit von der 13. bis zur 24. Woche an.

• Ab der 25. Woche bis zur Geburt sprechen wir von der späten Fetalzeit.
(Alle angegebenen Zeiten sind von der Entstehung des Lebens, also der Mitte des 1. Monats nach Beginn der letzten Menstruation an gerechnet.)
Diese Entwicklung wird nun Ihr Kind durchleben, und ich will Ihnen in den nächsten Abschnitten beschreiben, wie sich dieses zunächst noch ganz winzige Leben im Laufe der 38 Wochen in Ihrem Körper entfaltet.

Ab hier will ich in diesem Kapitel immer von diesem ersten Tag des neuen Lebens ausgehen, nicht in Tagen und Wochen rechnen ab Beginn der letzten Blutung (→ Rechnerische Methode, Seite 116). Die zyklusbezogene Rechnung wird die Wissenschaft aufgeben. Man wird vom wahren Anfang des neuen Lebens beginnend zählen. So will ich es jetzt schon tun.

Frühzeit – Blastemzeit

Mit der Einnistung in der Gebärmutter, und dem damit ermöglichten Austausch zwischen dem mütterlichen Kreislauf und dem Embryo, entsteht die erste meßbare Stoffwechselbeziehung zwischen Mutter und Kind.
Im Lauf der nächsten Wochen bildet sich aus einem Teil der Zellen die Plazenta, die das Kind mit Sauerstoff und Nährstoffen aus dem Blut der Mutter versorgt und Abbauprodukte aus dem Stoffwechsel des Ungeborenen an das Blut der Mutter abgibt.

Nach der Verschmelzung von weiblichem und männlichem Zellkern vergehen nur einige Stunden, bis die erste Zellteilung stattfindet. Im Abstand von zwölf bis fünfzehn Stunden setzen sich die Teilungen fort und als noch winziges Zellhäufchen beginnt der junge Menschenkeim am 7. Tag seines Lebens mit der Einnistung in Ihrer schutz- und energiespendenden Gebärmutterschleimhaut. Damit hat er die schwierigste Phase seiner allerersten Entwicklung überstanden.
Am 10. Tag hat er es geschafft. Er ist ganz eingetaucht in die Gebärmutterschleimhaut.

Teilt sich jetzt durch irgendein unbekanntes Ereignis der sehr junge Menschenkeim, so wird aus jedem Teil ein ganzer Mensch: zwei Menschen, erblich und äußerlich gleich, Zwillinge aus einem befruchteten »Ei«. Bis zum 16. Lebenstag ist so durch Teilung die Entstehung »eineiiger Zwillinge« möglich.

Nach Vereinigung der Kerne von Samen- und Eizelle, die beide bis dahin unteilbar waren, teilt sich die befruchtete Eizelle, in Wahrheit schon ein neuer Mensch (Embryo), zunächst in zwei Tochterzellen, bis nach etwa drei Tagen aus weiteren Tochterzellen ein kugelförmiger Körper entstanden ist. Am 4. Tag erscheint Flüssigkeit im Inneren des jungen Keims. Die Zellen spezialisieren sich in zwei Richtungen: die Embryoblastzellen, aus denen, wie der Name sagt, der Embryo wächst, und die Trophoblastzellen. Aus diesen entstehen die Nachgeburt, die Nabelschnur und die Eihäute.

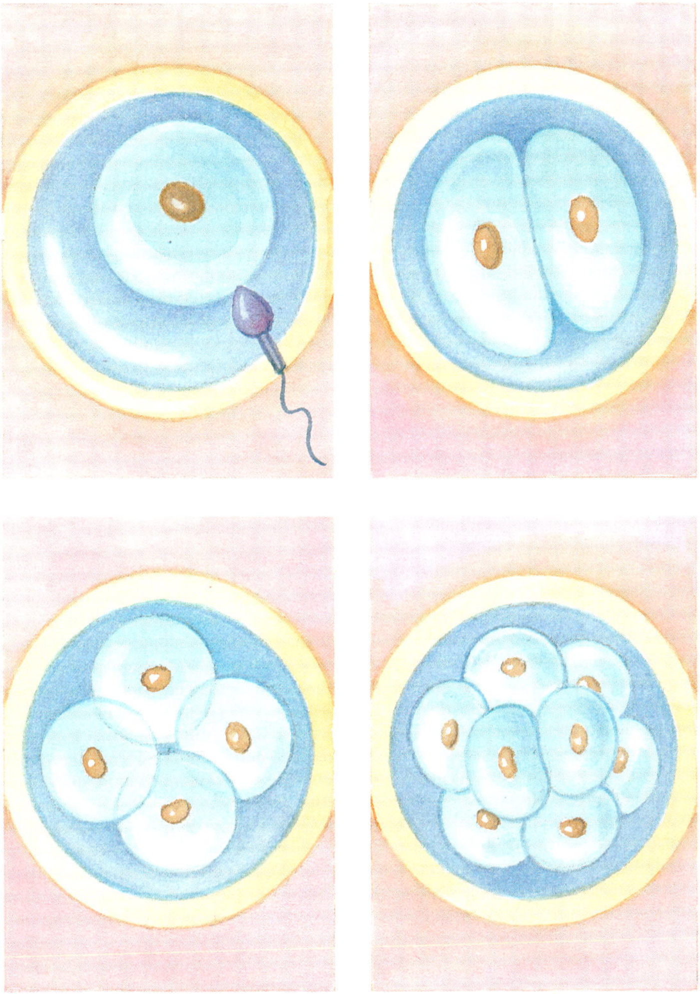

Der Embryo

Die Zeit als Embryo (griechisch *embryon;* von *bryein* = keimen, quellen) reicht bis zum 56. Tag, also bis ans Ende der 8. Lebenswoche. In diesem Zeitraum werden der Körper und seine Funktionen sowie die Geschlechtsorgane Ihres Kindes »angelegt«; danach setzen Formbildungsvorgänge ein. Am Ende dieser ersten Lebensphase wird Ihr Kind ungefähr 14 Millimeter messen (Scheitel-Steiß-Länge, → Seite 43) und ganze 5 Gramm wiegen.

Wichtiger Schritt am 16. Tag

Am 16. Tag beginnt sichtbar zu werden, was in die nächsten Lebensphasen führt: Organanlagen entstehen, die eigentliche Embryonalzeit hat begonnen.

Das Herz beginnt zu schlagen

Eine atemberaubende Entwicklung vollzieht sich nun an Ihrem Kind. Mit kaum 5 Millimetern Größe besitzt es schon eine Herzanlage, die bereits vom 22. Tag an erkennbar Blut durch den winzigen Körper pumpt und vor allem das sich in den ersten Wochen stark entwickelnde Gehirn Ihres Kindes mit Sauerstoff versorgt.

In dem kleinen Körperchen des Embryo vollzieht sich von Anfang an Erstaunliches: Am 22. Tag beginnt das winzige Herz zu schlagen. Ein ganzes langes Leben wird es nicht mehr ruhen.

Die nächste Generation wird vorbereitet

Schon am 24. Tag beherbergt ein kleines Mädchen die Grundlage für eine nächste Generation, die ersten weiblichen Urkeimzellen. Bis zum 5. Monat werden sie sich vermehren und entwickeln. Nur wenige Tage später, um den 30. Tag, finden sich auch bei einem kleinen Jungen die männlichen Urkeimzellen. Eine große Wanderung beginnt. Alle diese Keimzellen streben ihrem Bestimmungsort zu, den Eierstöcken und den Hoden. In der 16. Woche (Fetalzeit) sind bei Mädchen die Eierstöcke differenziert, und nach der 18. Woche ist der Uterus angelegt. Bei Jungen beginnt von der 20. Woche an die Wanderung der Hoden in den Hodensack.

Arme und Beine sind sichtbar

Als winzige Knospen werden am 28. Tag die Ärmchen sichtbar und zarteste Finger sind am 41. bis 44. Tag gewachsen. Wichtige Vorbereitungen für Bewegung und Empfindungen haben längst begonnen.

Das Nervensystem entwickelt sich

Gleichzeitig nebeneinander laufen im Embryo all diese Entwicklungen ab. Zu ganz unterschiedlichen Zeiten

werden sie beendet sein. So sind zum Beispiel schon in der 7. bis 8. Woche im Mutterleib alle Samenzellen im Hoden eines kleinen Jungen versammelt. Unsere Hirnzellen haben sich aber erst nach dem 2. Lebensjahr am endgültigen Ort eingefunden und spezialisiert.
Damit Nervenzellen arbeiten, müssen sie sich durch Aussprossung miteinander verbinden (Synapsen) und vernetzen (Axone, Dentriten), sie müssen Anschluß an alle Organe finden (Endplatten) und diese mit dem Rückenmark und dem Gehirn verbinden, neben Bahnen, die wieder zurückführen (Reflexbögen). Dann erst können Reaktionen und Bewegung, schließlich auch Bewußtsein und Denken stattfinden.
Dieses sind die aufregendsten Fragen: Wie entwickelt sich Ihr Kind zu einem fühlenden, reagierenden, sich erinnernden Wesen?
Schon sehr früh, zwischen dem 16. Tag und dem allerersten Herzschlag am 22. Tag, beginnen sich Muskeln und Nerven zu spezialisieren. Am 26. Tag bereits finden sich erste Nervenmuskelverbindungen (Motoneurone), am 35. Tag Nervenversorgung der Haut an Ärmchen und Beinchen mit ersten Nervenschaltungen im Rückenmark am 33. Tag.
Liebe Leserin, haben Sie geahnt, daß schon in den ersten Lebenstagen Ihres Kindes alle Grundlagen gelegt werden zu dem, was Sie so brennend interessiert: »Wann reagiert mein Kind auf mich und seine Umgebung?«
Sicher muß man es schon als Reaktion verstehen, wenn in den ersten Lebensstunden Wärme und Energie von Ihnen, der Mutter, ihm, dem neuen Menschenkeim, angeboten und von ihm angenommen wird. Doch Sie meinen etwas ganz anderes:

• Am Übergang von der 8. zur 9. Lebenswoche sind Nervenverbindungen von der Haut zum Rückenmark und von da zu den Muskeln fertig. Könnten Sie Ihr winziges Kindchen jetzt ganz zart anstupsen, es würde Ihnen mit einer Bewegung antworten. Ihr Kind bewegt sich, es reagiert!

Alle unsere Fähigkeiten werden bereits vor der Geburt angelegt und einige schon ausgeübt. In nicht mehr als 14 Tagen wachsen aus den Armknospen am Körper deutlich erkennbare Ärmchen mit winzigen Fingern, in gleicher Weise Beinchen, perfekt geformt mit allem, was dran sein muß. Bald führt der Embryo erste Bewegungen aus, sein Körperchen nimmt Gestalt an.

Die Fetalzeit: auf dem Weg zum Baby

Am Ende des dritten Schwangerschaftsmonats wiegt Ihr Kind ungefähr 30 Gramm, sein Körper ist ungefähr 5 Zentimeter (»Sitzhöhe«) groß und es besitzt bereits alle lebenswichtigen Organe. Auf Berührung mit seiner Umgebung reagiert es schon. Es streckt und krümmt seinen Körper, bald kann es schlucken und saugen. Mit Hilfe eines speziellen Gerätes kann der Arzt die Bewegung des Herzens in ein hörbares Signal umwandeln – ein beeindrukkendes Erlebnis für jede Mutter!

Nun beginnt ein neuer Lebensabschnitt, die frühe Fetalzeit (lateinisch foetus = Leibesfrucht). Sie finden die Meinung verbreitet, diese Zeit beginne am Ende des 3. Monats (12. rechnerische Woche; 10. intrauterine Woche). Wissenschaftlich ist dies falsch, selbst wenn es so in einigen Lehrbüchern und Lexika steht. Richtig ist, daß mit dem Abschluß der 8. Lebenswoche (Ende der ersten Hälfte des 3. Monats) die Embryonalzeit endet. Ab jetzt finden Formbildungsvorgänge der kindlichen Organe statt.

Auch das Blutsystem wächst und wandelt sich

Ihr Kind beginnt sein Blut zu bilden: zunächst in der Leber, danach in der Milz, viel später erst im Knochenmark. Herz, Leber und die noch funktionslose Lunge füllen jetzt den Oberkörperraum aus. Das Herz sorgt für eine gute Durchblutung des Gehirns, das von einem dichten Adernetz durchzogen ist.

Ein aufregender Moment

Wenn Sie am Ende der 12. Woche die Lippen Ihres heranwachsenden Kindes berühren könnten, würde es schon mit einem Saugreflex antworten, und bei Berührung der Augenlider würde es die Augen schließen. Jetzt ist auch erkennbar, ob Ihr Kind ein Junge oder ein Mädchen ist. Seine Proportionen verändern sich, schon bald sieht es wie ein Baby aus.

Gestalt und Aussehen formen sich

Die noch ungeordneten Bewegungen Ihres Kindes werden immer vielseitiger. Das Kleine beginnt, Ärmchen, Beinchen und Kopf einzeln und unterschiedlich zu

bewegen. Noch könnte es nichts sehen, kann nichts hören und besitzt keine Erlebniswelt.
Ein neuer Übergang liegt zwischen der 12. und 13. Woche, die mittlere Fetalzeit beginnt hier, die bis zum Ende der 24. Woche reicht. Ihr Kind ist nun immerhin knapp 9 Zentimeter »groß«, 42 Gramm »schwer« und vollständig mit Flaumhärchen bedeckt (Lanugo). Zu Beginn der 20. Woche hat es bereits Haare auf dem Kopf und zarte Augenbrauen in seinem hübschen Babygesicht. Auch die Mimik Ihres Kindes funktioniert bereits – manchmal scheint es zu lächeln.

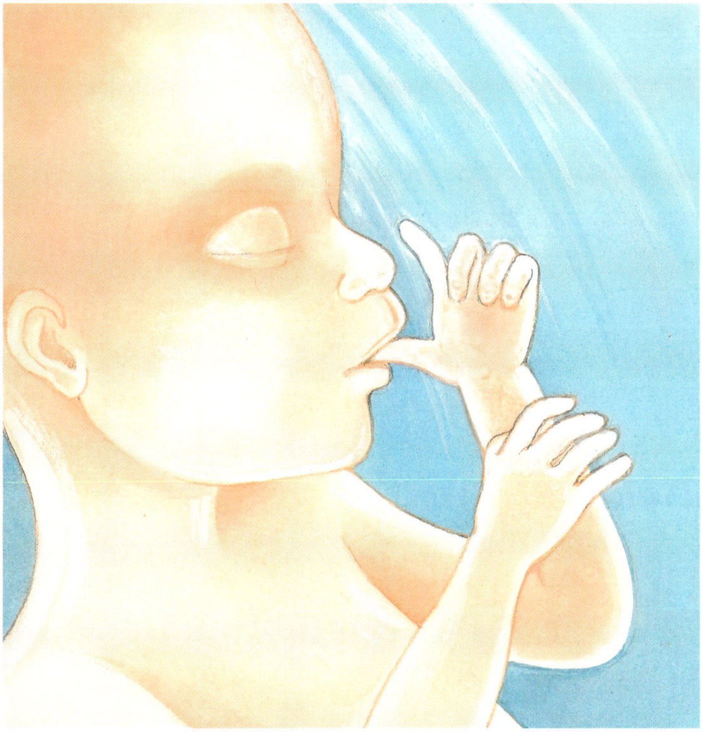

Ihr Baby ist jetzt schon recht lebhaft. Gerät es bei seinen »Bewegungsübungen« mit den nun schon fein modellierten Händchen in die Nähe seines Mundes, wird durch diese Berührung der Saugreflex angeregt – es lutscht am Daumen.

Daumen lutschen

Die Differenzierung der kindlichen Zellen und Organe schreitet voran. Nun beginnt es mit komplizierten Bewegungen, greift nach den eigenen Knien und Füßen, nach der Nabelschnur und lutscht am winzigen Daumen! Auch die Fingernägel sind jetzt schon da.

ZELLTEILUNG UND ZELLWANDERUNG

Unendlich viele Zellen entstehen durch immer neue Teilung.
Diese Zellen müssen sich spezialisieren und an den Stellen sammeln, an denen sie dann die verschiedenen Organe bilden.
Ja, es klingt unglaublich, ist aber so, daß zum Beispiel praktisch keine Nervenzelle dort entstanden ist, wo sie später im Leben arbeitet, und keine Samenzelle dort, von wo aus sie später neues Leben entstehen lassen wird.
In großen Wanderbewegungen strömen von ihrem Entstehungsort Nervenzellen ins Rückenmark, in das Gehirn, in Haut und Muskeln, also überall dorthin, wo sie später gebraucht werden. Und ebenso wandern Samenzellen in die späteren Hoden, Eizellen in die späteren Eierstöcke. Entstanden sind sie alle woanders.
Diese bedeutenden Abläufe oder Vorgänge vollziehen sich auch in Ihrem Kind: Vermehrung, Spezialisierung, Wanderung seiner Zellen und dadurch Organanlage, Formgebung und Reifung.

Die Schwelle zum Erleben wird erreicht (22. bis 25. Woche)

Etwas ganz Entscheidendes, liebe Leserin, bahnt sich gegen Ende der mittleren Fetalzeit an: Ihr Kind gelangt an die Schwelle der Erlebnisfähigkeit! Schon sind Hirnströme (ab der 22. Woche) meßbar und auf einen Lichtreiz hin würde das Kleine die Augenlider schließen. Und es beginnt zu hören. Mit dem Eintritt in die letzte vorgeburtliche Lebensphase, die späte Fetalzeit, wird das erkennbar, was uns alle beeindruckt; die ersten Nervenverbindungen zwischen den »tieferen« Regionen des Gehirns, den entwicklungsgeschichtlich älteren, die das Unbewußte steuern, und der Hirnrinde, die unser Bewußtsein ermöglicht und regiert, die ersten nervlichen Verbindungen also erscheinen. An dieser Schwelle angekommen, ist Ihr Kind gut 23 Zentimeter groß und 780 Gramm schwer.

Jetzt könnte Ihr Kind schon überleben!

Von der 26. bis 29. Woche an könnte Ihr Kind überleben, wenn es frühgeboren werden sollte: Der Austausch der Atemgase kann stattfinden, die Atemrhythmik wird vom Zentralen Nervensystem gesteuert, und die Regelung der Körpertemperatur könnte ab jetzt selbständig funktionieren. Die Milz, bis jetzt für die Blutbildung verantwortlich, gibt diese Aufgabe in der 28. Woche an das Knochenmark ab.

Letzte Reifung bis zur Geburt

Die späte Fetalzeit beginnt mit der 25. Woche. Sie endet mit der Geburt.
Wenn Ihr Kind frühgeboren würde, könnte es von der 30. Woche an einen Gegenstand fixieren, es könnte Sie schon anschauen. Aber erst ab der 33. Woche würde es Ihr Gesicht wiedererkennen, und von der 35. Woche an sich Lichtquellen zuwenden.

Ebenfalls ab der 35. Woche kann es mit seinen kleinen Händen mit festem Griff »zupacken« – zum Beispiel umgreift es im Mutterleib die Nabelschnur (Greifreflex).

Harmonie von Anfang an

Schon vor dem sechsten Monat ist das Gehör des Kindes so weit entwickelt, daß es nicht nur die Geräusche seiner engsten Umgebung wie den Herzschlag der Mutter hört, auch Töne von außen, wie die Stimmen seiner Eltern oder Musik, nimmt es wahr.

»Ein harmonischer Kontakt zu meinem Baby wäre schön, aber was kann ich tun, solange wir – mein Kind und ich – einander nicht kennen?« höre ich Sie fragen. »Was weiß denn mein ungeborenes Kind von mir, und was ich von ihm?«

Früher hieß es, schwangere Frauen sollten sich bewußt mit schönen Dingen beschäftigen, sollten ausgewählt angenehme Musik hören, das wäre gut für ihr Kind. Streit und Aufregungen oder den Anblick von Grausamkeiten dagegen sollten sie meiden – das würde dem Kind schaden ...

Solche Versuche, schon vor der Geburt auf das kindliche Empfinden Einfluß zu nehmen und das Leben eines so winzigen Menschleins harmonisch zu gestalten, hat man später belächelt.

Inzwischen konnte wissenschaftlich nachgewiesen werden, daß die Erlebnisfähigkeit des Menschen schon vor seiner Geburt einsetzt, das heißt, daß ein Kind schon im Mutterleib Kontakt mit der Außenwelt aufnimmt, und daß es Auswirkungen von Gefühlsschwankungen seiner Mutter miterlebt.

Knüpfen Sie früh Kontakt

Heute kann man angeben, ab wann ein Kind im Mutterleib hört, wann es die Augen aufmacht, wann das erste Haar sprießt, aber auch ab wann es Schmerzen empfindet und sein Erinnerungsvermögen erwacht (→ »Das Nervensystem entwickelt sich«, Seite 56).

Das alles geschieht etwa vom fünften Monat an, also lange vor seiner Geburt. In dem Maße, in dem die Erlebnisfähigkeit Ihres Kindes differenzierter wird,

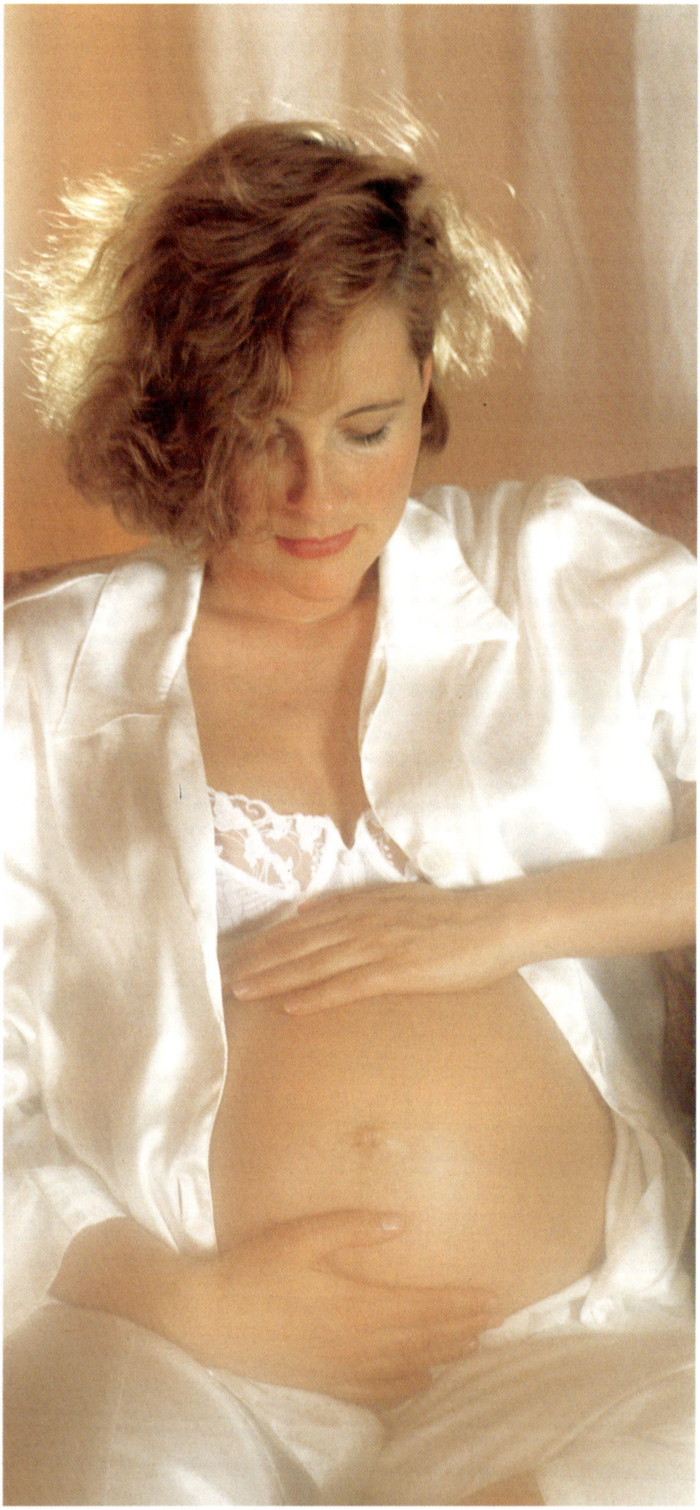

Oft scheinen streichelnde Hände bei fortgeschrittener Schwangerschaft ein Kind zu beruhigen: Es erkennt das ruhiger werdende Atmen der Mutter, hört vielleicht den sanften Ton, den die streichelnde Berührung der Haut erzeugt.

nimmt es mehr und mehr teil an äußeren Vorgängen wie Bewegung, Ruhe, Geräusche, Stimmen, und an inneren, geistig-seelisch ausgelösten Veränderungen wie Freude, Streß, Verkrampfungen und Ängste.
Die sinnlichen Fähigkeiten Ihres Kindes entwickeln sich jedoch über einen viel längeren Zeitraum. Es kommt unfertig zur Welt. Die Entwicklung und Reifung des Gehirns wird erst nach dem 2. Lebensjahr abgeschlossen sein.
Lassen Sie diese Zeit, in der die erste Aufmerksamkeit des kleinen Menschen tastend in seine Umgebung gerichtet wird, nicht unbeachtet und ungenutzt vorübergehen. Die ganze Welt Ihres Kindes sind ja jetzt Sie. Machen Sie sich bewußt, wieviel Ihr Kind schon wahrnehmen kann, in welchem Maße es teilhat an vielem, was Sie bewegt – und versuchen Sie, Unangenehmes von ihm fernzuhalten.

Auch wenn Sie Ihr erstes Kind erwarten, werden Sie die zarten Bewegungen Ihres winzigen Kindes bemerken.
Diese erste Mitteilung ihres Kindes, das bewußte Fühlen der Lebendigkeit eines neuen, eigenständigen Menschen, ist sicher für jede Schwangere ein wunderbares, beeindruckendes Erlebnis.

Sie spüren die ersten Bewegungen

Die Lebendigkeit Ihres ersten Kindes spüren Sie als werdende Mutter bewußt etwa um die 20. (rechnerische) Woche: Noch zart, aber unmißverständlich wahrnehmbar, erreichen Sie die ersten Signale des neuen Lebens in Ihnen. Später wird aus den sanften Bewegungen ein kräftiges Boxen und Treten.

Reden Sie mit Ihrem Kind und singen Sie ihm vor

Zwischen der 26. und 28. Woche reagiert Ihr Kind erstmals auf Töne. Es lernt, Stimmen zu unterscheiden. Bald kennt es die seiner Mutter und seines Vaters. Sprechen Sie in den letzten Wochen der Schwangerschaft mit ruhiger, freundlicher Stimme zu Ihrem Kind, singen oder musizieren Sie ihm sanfte Töne vor, oder entspannen Sie sich bei schöner Musik. Sie können spüren, wie es darauf reagiert.
Aber machen Sie keine Experimente mit Ihrem Baby! Man hat herausgefunden, daß laute, knallende, disso-

nante Töne ihm nicht gefallen. Hörbaren Streit erlebt es mit, es erschrickt bei plötzlichen und heftigen Geräuschen und bleibt danach oft für lange Zeit unruhig und gestreßt. Bewahren Sie Ihr Kind also vor lauter Musik, Lärm und Geschrei. An laute, unfreundliche Menschen erinnert es sich ganz sicher.
Nach der Geburt wird es Sie an Ihrer Stimme wiedererkennen und sich, solange seine Augen noch nicht scharf fixieren, schnell die Umrisse Ihres Gesichts merken.

Jetzt können Sie schon fühlen, wie Ihr Baby reagiert: Es erschrickt bei lauten Geräuschen, bewegt sich heftiger, wenn es sich durch Belastungen wie Streß, den Sie erleiden, oder Ihre körperlichen Anstrengungen gestört fühlt.

Achten Sie auf seine Bewegungen

Nach der 26. Woche ist der Lage- und Gleichgewichtssinn Ihres Kindes entwickelt, es spürt, ob Sie stehen oder liegen, ob Sie gehen oder nicht. Oft reagiert es mit Gestrampel, wenn Sie sich ruhebedürftig ausstrecken und stillhalten. Probieren Sie dann aus, ob ein Lagewechsel Ihr Kind beruhigen kann oder ob das Summen einer Melodie Ihrem Baby gefällt, denn es schläft zwar oft, leider aber stimmen seine Ruhezeiten nicht immer mit Ihren überein.

Sachtes Wiegen im Schaukelstuhl

Ihr Kleines liebt es, gewiegt zu werden, und es wird diese Art der Beruhigung, auch wenn es geboren ist, wiedererkennen und annehmen. Jede Anregung der Sinnesorgane fördert die geistige Entwicklung, auch die Anregung des Gleichgewichtssinnes. Ein Schaukelstuhl ist ideal, um sich und damit Ihr Ungeborenes zu wiegen.

Neun Monate sind eine kurze Zeit, wenn man bedenkt, wieviele Stunden unseres Lebens ungenutzt vergehen, weil wir träge oder unlustig sind, zu bequem, dieses unwiederbringlich verrinnende Kapital gewinnbringend einzusetzen.
Gestalten Sie die Zeit des Wartens auf Ihr Kind in seinem Sinne, indem Sie ihm Ihre ganze Aufmerksamkeit schenken und Ihre Zärtlichkeit, Ihr Denken und Tun auf seine Bedürfnisse ausrichten.

NUTZEN WIR DIE CHANCE!

Es steht außer Zweifel, daß familiäre, erbliche Veranlagungen im Verein mit Erziehung und Erlebnissen jedes Menschen Persönlichkeit formen und bestimmen. Wir wissen heute, daß schon ein ungeborenes Kind am Leben seiner Mutter, an seiner Umwelt teilzunehmen beginnt.
Prägende Einflüsse auf unsere Sinne ereignen sich da, wo diese Sinne sich entwickeln, im Mutterleib.
Wir sind sicher, das geschieht nicht nur körperlich. Wieviel können Eltern ihren Kindern schon vor der Geburt für das ganze folgende Leben geben, wenn sie versuchen, es wollen oder gar schaffen, schädigende Einflüsse von ihm fernzuhalten!
Und wieviel können sie verderben, wenn sie es nicht versuchen.
Wir können uns vorstellen, daß es sich auf das Gemüt des Kleinen auswirkt, auf seine seelische Einstellung zu anderen Menschen, zu täglichen Problemen, die es einmal wird bewältigen müssen, wenn seine ersten Eindrücke positiv sind.
Was aber wird aus seinem Lebensmut, seiner Fähigkeit zu Partnerschaft, seiner Einstellung zu Musik und Bewegung, wenn seine ersten Nachrichten aus seiner Umgebung erschreckend und negativ sind?
Ahnen wir überhaupt, welches Kapital Eltern, voran Mütter, ihrem Kind auf den Lebensweg mitgeben können? Ein Kapital, das dem neuen Menschen, der »unter dem Herzen« einer Frau heranwächst, später nie mehr zu nehmen ist, von dem er zehrt sein ganzes Leben lang.
Rücksichtnahme auf das wachsende Kind, beschützende Zuwendung zu ihm und ein verschwenderisches Angebot mütterlicher Zärtlichkeit lassen die ersten Knospen menschlichen Denkens und Fühlens schon im Mutterleib aufblühen. Die Bereitschaft einer Mutter, ihr Kind mit ganzem Herzen anzunehmen, entscheidet, welche Früchte diese zarten Knospen einmal hervorbringen werden!

Wie das neue Leben entstanden ist

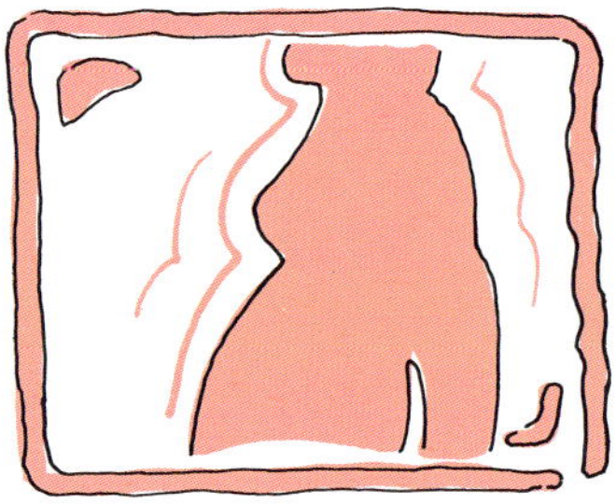

Wie es dazu kam ...

Leben aus Keimzellen kann nur dort entstehen, wo eine sie nährende und schützende Umgebung das weibliche Ei und die männlichen Samenzellen überleben und zusammenkommen läßt. Der von Natur aus dafür vorgesehene Ort liegt im ersten Drittel Ihres Eileiters, wenige Zentimeter hinter seinem trichterförmigen Eingang (→ Abbildung Seite 51). Dorthin mußten beide, Ihr Ei und die Samenzelle Ihres Partners, auf getrennten Wegen gelangen und sich vereinigen, damit Sie mit dem neuen Leben schwanger werden konnten.

Ein Ei war in Ihnen herangereift

Wir Menschen haben ein Sexualzentrum im Zwischenhirn, das bei der geschlechtsreifen Frau Monat für Monat hormonelle Signale an die Hirnanhangsdrüse (Hypophyse) sendet. Die Hypophyse antwortet mit Signalhormonen, die den Eierstock auf dem Blutweg erreichen (eierstockstimulierende Hormone). Im Eierstock reift daraufhin eine Gruppe von »Eibläschen« heran – von denen nur eins sich zum eisprungreifen »Follikel« (Graafscher Follikel) entwickelt, denn seine Östrogen-Produktion unterdrückt auf komplizierte Weise unter Mitwirkung der Hirnanhangsdrüse die übrigen mitgereiften, wetteifernden Eibläschen. Sie schrumpfen, gehen zugrunde und werden zu kleinen Narben. Das überlebende Eibläschen hat etwa am 14. Zyklustag (Zyklusmitte) seine sprungbereite Reife erreicht. Bis dahin hat es zunehmend mehr Östrogen (Follikelhormon) in den Kreislauf der Frau abgegeben und so auf dem Blutweg in der Gebärmutter die Entwicklung der Höhlenauskleidung, der Gebärmutterschleimhaut, bewirkt.

Der Eisprung

In dem sprungbereiten circa 2,5 Zentimeter großen Eibläschen, das die Oberfläche des Eierstockes vorwölbt, schwimmt, von der Wand abgelöst, jetzt frei die Eizelle, umgeben von einem schützenden Zellmantel. Die vorgewölbte Stelle löst sich auf, erweicht und platzt. (Diesen »Eisprung« spüren manche Frauen als sogenannten Mittelschmerz.) Die Eizelle mit ihrer schützenden Zellhülle wird geradewegs in den Auffangtrichter des seitengleichen Eileiters gespült, denn im entscheidenden Moment steht der Auffangtrichter (durch Bewegungen des Eileiters und Verschiebungen des Eierstocks mittels seiner Haltebandmuskulatur) direkt über der Eibläschen-Vorwölbung. Wenn alles gutgeht, keine Verwachsungen oder Narben die Beweglichkeit von Eierstock und Eileiter einschränken sowie dessen Sekretstrom behindern, dann erscheint diese Eizelle umgeben von einem Saum von Zellen der ehemaligen Follikelwand (Granulosazellen) schon nach Minuten bis wenigen Stunden im eierstocknahen Drittel eines Eileiters, in seiner sogenannten Ampulle. Wenn hier schon Spermien warten oder gerade erscheinen, findet nun der letzte Vorgang statt, der zur Entstehung eines Menschen führt – das »Zusammentreffen von Eizelle und Samenfaden« (→ Abbildung Seite 51).

Spermien auf Wanderschaft

Gleich nach dem Geschlechtsverkehr – noch vor der Gerinnung des Ejakulats (→ »Das Spermium«, Seite 69) haben die ersten Samenzellen (= Spermien) Ihres Partners ihre Beweglichkeit genutzt und sind in den Schleim eingedrungen, der den Halskanal in Richtung Gebärmutter durch ein netzförmiges Feinstfasersystem schützend verschließt. In erstaunlicher Weise haben Hormone gerade pünktlich zum Eisprungtermin dieses Netzwerk so umgeformt, daß Spermien einschlüpfen können und von ihm in die richtige Richtung geleitet werden. Viele Millionen Spermien wandern aktiv durch schlängelnd peitschende Bewegungen ihres Schwanzes im Schleim des Halskanals, werden mit Energiestoffen versorgt, machen teilweise Station in zu diesem Termin vorbereiteten Warteräumen der Kanalwand, wandern nach einer Pause weiter. Vor ihnen liegt ein weiter Weg: durch Gebärmutterhalskanal, Gebärmutterhöhle und Eileiter bis zum Ort der Befruchtung. Auf dieser Wanderung erhalten sie den »letzten Schliff«, der ihre Befruchtungsfähigkeit verbessert (Kapazitation).

Es bleibt wenig Zeit

Höchst bemerkenswert ist es, daß schon wenige Minuten nach der Samen-Deponierung vor dem äußeren Muttermund des Gebärmutterkanals, also wenige Minuten nach der Ejakulation, die ersten Spermien im Eileiter erscheinen.
Viele Millionen Spermien finden diesen Weg nicht, sie ermüden und sterben ab. Nur 15 bis 300 von 20 bis 250 Millionen Samenzellen pro Milliliter, die bei der Ejakulation direkt vor den Eingang des Gebärmutterhalses gelangten, erreichen den winzigen Zellhaufen, in dessen Innerem die Eizelle auf den Anstoß zum letzten Schritt, der zweiten und abschließenden Reifeteilung wartet.
Vier bis fünf Tage lang können Spermien in diesem Kanalgebiet überleben. So kann ein Geschlechtsverkehr, der Tage vor dem Eisprung stattfindet, zu einer Schwangerschaft führen. Die Eizelle aber überlebt nach dem Eisprung nur 12 bis 24 Stunden und ist zudem nur in einem sehr begrenzten Zeitraum dicht um den Eisprungtermin befruchtungsfähig.

Die Verschmelzung

Wenn Ihre Eizelle und die Samenzellen Ihres Partners es schaffen, zur rechten Zeit am rechten Ort zu sein, beginnt die Vereinigung der Geschlechtszellen.
Oft dringen zwar mehrere Samenzellen in den umgebenden Zellsaum ein, in die Eizelle selbst gelangt aber in aller Regel nur ein einziger Samenfaden. Sobald das erste Spermium die äußerste Grenzschicht der Eizelle (Zona pellucida) erreicht und durchbrochen hat, beginnt der letzte Teil der zweiten Reifeteilung der Eizelle. Sie startet einen Absperrmechanismus, der nahezu sicher das Eindringen weiterer Spermien verhindert.
Der in die Eizelle gelangte Samenfaden erreicht einen Spalt (Vitelliner Spalt), in dem nun seine Beweglichkeit verlorengeht.
Der ganze Samenfaden legt sich der inneren Eizellhülle (Vitelline Membran) an und löst sich auf. Das väterliche Erbgut, fest verankert auf

den »Erbmaterialfäden« (Chromosomen), sammelt sich zum väterlichen Vorkern (Pronukleus), und dieser wandert dem mütterlichem Vorkern entgegen, worauf beide verschmelzen.

Mit diesen banalen Worten, »worauf beide verschmelzen«, beschreiben wir einen Vorgang, der einen neuen, einmaligen, niemals wiederholbaren Menschen entstehen läßt.
In diesen Minuten wird alles festgelegt. Unabänderlich entscheidet sich, welche Merkmale, welche Fähigkeiten dieser neue Mensch haben wird. Ab jetzt, oder je nach Definition in wenigen Tagen, beginnt der Zustand der Mutter, den wir Schwangerschaft nennen. Ein neuer Mensch aber ist ganz eindeutig in diesem Augenblick entstanden.
Bis zum Verschmelzen von mütterlichem und nur einem väterlichen Kern (Pronukleus) zum ersten Zellkern des neuen Menschen, vergehen wohl bis zu sieben Stunden.

Die Zellteilung beginnt

Jetzt laufen in Minuten höchst komplizierte Vorgänge ab, durch die sich die Erbanlagen der männlichen und weiblichen Fortpflanzungszellen vereinigen.
Die Zellteilung und damit die Entwicklung des neuen Menschen beginnt.

Die weibliche Eizelle

Verfolgen wir einmal den Weg der Eizelle von der Entstehung bis zum Ort der Befruchtung im Eileiter: Die ersten weiblichen »Urkeimzellen« lassen sich bereits am 24. Tag(!) des Lebens, also schon in einem winzigen, menschlichen Embryo, nachweisen. Aktiv und selbständig wandern diese Urkeimzellen und sammeln sich alle in der Organanlage, aus der später der Eierstock wird. Hier vermehren sich diese Urkeimzellen auf 5 bis 6 Millionen bis zum 5. vorgeburtlichen Lebensmonat. Aus unbekannten Gründen gehen von diesem Zeitpunkt an so viele Eizellen zugrunde und werden aus dem Eierstock großenteils ausgestoßen, daß bei der Geburt eines Mädchens nur noch zwei Millionen Eizellen, mit sieben Jahren des Kindes nur noch 300.000 und während der Geschlechtsreife der Frau nur noch einige tausend und mit etwa fünfzig Jahren gar keine funktionsfähigen Eizellen mehr vorhanden sind.
Im 5. vorgeburtlichen Lebensmonat hört diese Vermehrungsteilung auf und bei den überlebenden Eizellen beginnt nun die Reifeteilung. Diese verläuft in verschiedenen Phasen, von langen Ruhepausen unterbrochen. Die letzte dieser Reifeteilungen beginnt aber erst in dem Augenblick, in dem ein Samenfaden in die Eizelle eindringt. Es ist also die männliche Samenzelle, die die weibliche erst zur Reife bringt. Gibt es einen eindeutigeren Beweis der Natur, wie sehr Mann und Frau im Leben zusammengehören?
Die Vermehrungsteilung der Urkeimzellen wird beendet durch Einflüsse einer zweiten Zellart, den »Saumzellen«. Diese sind ebenfalls selbständig beweglich, sie kommen aus dem frühen Eierstockgewebe, dringen zwischen die haufenweise beieinanderliegenden Urkeimzellen ein und trennen diese voneinander, indem sie sie mit einer dünnen Gewebehülle umgeben. Diese »Saumzellen« lösen in den Urkeimzellen den Beginn der Reifeteilungen aus, unterbrochen durch langdauernde Ruhephasen, und jetzt erst sprechen wir von den nicht mehr vermehrungsfähigen eigentlichen Eizellen. Die Reifeteilungen bewirken die Entscheidung darüber, welche Erbanlagen über diese Eizelle weitergegeben werden.
Wenn eine solche frühe Eizelle schließlich einen Zellsaum ausbildet, dann nennt man dieses Gebilde Eibläschen (Follikel).
Die Saumzellen sind die Produzenten der Sexualhormone

aus den weiblichen Eierstöcken, die im Blut und im Gewebe der Frau gefunden werden. Sie wirken bei weitem nicht nur auf Sexualfunktionen. Das Schlafverhalten, das Haut- und Schleimhautwachstum, das psychische Erleben, besonders auch der Knochenauf- und -abbau werden neben vielen weiteren Körperfunktionen durch die »Sexualhormone« beeinflußt. Die Follikelsaumzellen produzieren Gelbkörperhormon (Progesteron) und das männliche(!) Sexualhormon (Testosteron), von dem aber nur wenig in den Kreislauf der Frau gelangt. Der größte Teil wird noch im Eierstock in das weibliche Follikelhormon (Östrogen) umgebaut. Diese Hormonproduktion der Eibläschen findet schon lange vor der Geburt statt und steuert wichtige Anteile der kindlichen Sexualentwicklung schon im Mutterleib und weiter nach der Geburt.

Die rhythmische Funktion der Eierstöcke aber, die sich im weiblichen Zyklus manifestiert, und welche die weibliche Fortpflanzungsfähigkeit erst ermöglicht, ist von der Reifung übergeordneter Zentren im Gehirn und der Hirnanhangsdrüse (Hypophyse) abhängig und beginnt etwa im 12. Lebensjahr.

Das Spermium

Betrachten wir jetzt die Entwicklung der »Samenzelle des Vaters«, des Spermiums, und seinen Weg zur Eizelle. Hier liegen weitgehend andere Verhältnisse als bei der Frau vor. Die ersten Ursamenzellen (Spermatogonien) lassen sich beim männlichen Embryo auch sehr früh, nämlich schon in den ersten fünf bis sechs Wochen, nachweisen. Auch sie wandern selbständig in die dadurch männlich werdende Samenanlage (Hoden). Hier sind sie in der siebenten bis achten Lebenswoche des Embryos versammelt. Anders als bei der Eizell-Entwicklung der Frau beginnt die Vermehrungsteilung beim Mann erst in der Pubertät, hört aber praktisch bis an sein Lebensende nicht mehr auf. Anders als bei der Eizelle, bei der durch die zwei Reifeteilungen keine Zellvermehrung erfolgt, entstehen beim Mann vier reife Samenzellen aus jeder Vorzelle (Spermatozyte), welche die zwei Reifeteilungen durchläuft.

Den Hoden verlassen bei der Ejakulation 20 bis 250 Millionen reife Samenzellen pro Milliliter Samenflüssigkeit. Dieser Zahl steht eine einzige noch nicht voll ausgereifte Eizelle bei der Frau gegenüber. In einem Rhythmus von etwa 28 Tagen reifen bei der Frau nur eine Handvoll Eifollikel heran, wobei nur einer von diesen zum Eisprung gelangt. Im männlichen Hoden reifen in etwa 16tägigen Wellen Millionen von Samenzellen. Schließlich dauert die Entwicklung der Eizelle von der Urzelle bis zur Reife viele Jahre (zwischen 12 und 50 Jahre!). Die männlichen Samenzellen durchlaufen diesen Vorgang in etwa 74 Tagen und erneuern sich dadurch stets.

Im Hoden werden die Samenzellen durch ein Gangsystem von 5 bis 6 Metern Länge geschleust, in einem langsamen Sekretstrom fortgetragen, noch ohne Eigenbewegung.

Während des »Geschlechtsverkehrs« werden die Spermien, die jetzt eigenbeweglich sind, mit dem »Samenerguß« in einer Ejakulatmenge von 2 bis 6 Millilitern am Scheidenende vor dem Eingang in die Gebärmutter »deponiert«. Nur 5 Prozent dieses Volumens nehmen die Samenzellen selber ein. Der Rest besteht aus den Sekreten der Anhangdrüsen, zum Beispiel Prostata und Samenbläschen. Sofort nach der Ejakulation gerinnt die Samenflüssigkeit zu einem die Samenfäden schützenden Klumpen, der sich anschließend in fünf bis zwanzig Minuten wieder verflüssigen kann und damit die Spermien für den »Sturm auf die Eizelle« wieder freisetzt.

Schwangerschaft bewußt gestalten

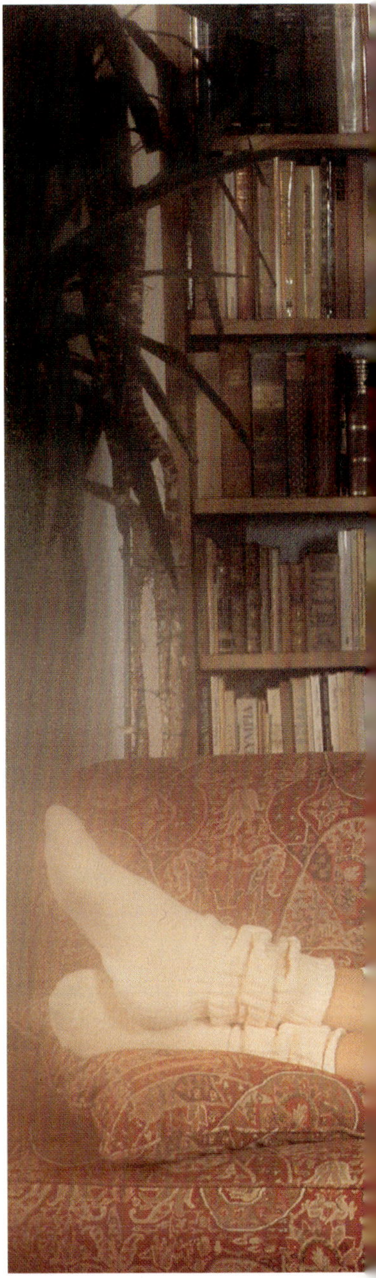

Die Zeit der Schwangerschaft ist eine ganz besondere Zeit. In ihr erleben Sie etwas, das Sie jetzt erst so richtig zur Frau macht. Ergreifen Sie alle Möglichkeiten, die sich Ihnen bieten, um noch tiefer einzutauchen in Ihr Leben. Gestalten Sie die Wochen und Monate, in denen Ihr Kind – Ihr Beitrag zur Zukunft der Menschheit – heranwächst, so intensiv wie möglich als »Ihre« Zeit. Sie leisten etwas Besonderes, Sie werden einen einzigartigen Menschen zur Welt bringen!
Ihr Körper und Ihr geistig-seelisches Befinden werden jetzt intensiv beansprucht, und nicht immer wird es für Sie einfach sein, mit Ihren »Umständen« zurechtzukommen.

Das »gesunde« Gewicht

Nach meiner Erfahrung ist das Ausgangs-Gewicht einer Frau, das Gewicht also, das sie zu Beginn der Schwangerschaft auf die Waage bringt, nicht entscheidend dafür, ob sie die Schwangerschaft gut erlebt und sich wohlfühlt. Aber sicher ist es für sie wichtig, sich nicht unattraktiv und unförmig zu fühlen.
Sie werden natürlich im Verlauf der Schwangerschaft und sichtbar etwa vom Beginn des 5. Monats an fülliger werden – aber ein »Schwangerenbauch« ist niemals gleichzusetzen mit Dicksein. Objektiv betrachtet, wird jeder sehen, daß Sie ein Kind erwarten – und wer sich nicht mit Ihnen freut, sondern Sie etwa mitleidig betrachtet, hat ein persönliches Problem mit dem Zustand Schwangerschaft an sich – Neid kann da mitschwingen, geboren aus eigenem, vielleicht unfreiwilligem Verzicht auf dieses aufregende Erlebnis.

Gönnen Sie sich Pausen vom Alltag, nutzen Sie die »stillen« Tageszeiten, ziehen Sie sich zurück in die Zweisamkeit mit Ihrem Kind – es wird Ihre gedankliche Nähe spüren und wie Sie diesen innigen Kontakt genießen.

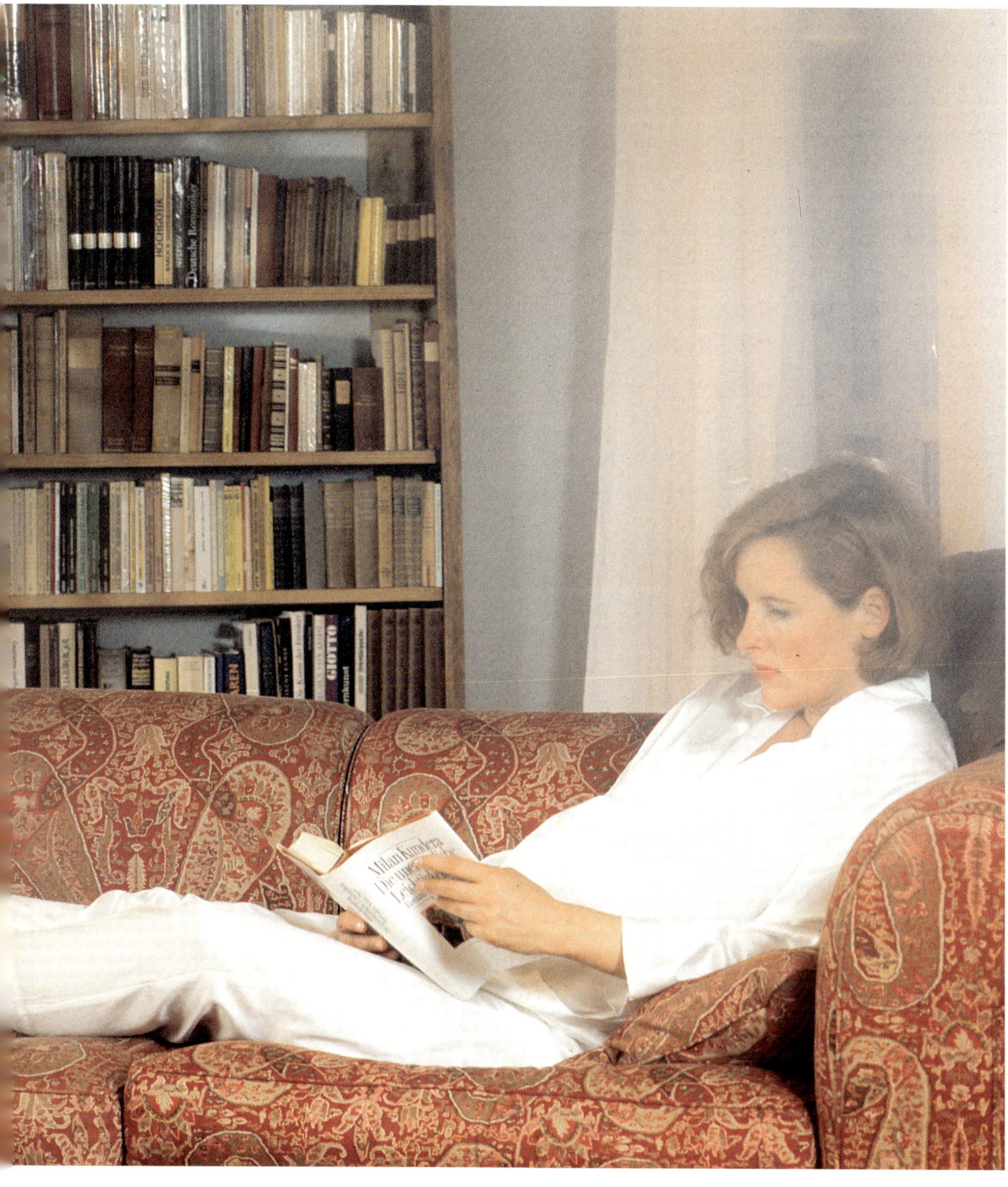

Machen Sie das nie zu Ihrem Problem – Sie sind so, wie Sie sind, ganz richtig.

Schwangerschaft ist ein schöner Zustand, und niemals muß sich eine Frau für ihr Aussehen in diesem Zustand schämen.

Bei einer Frau, die spontan schwanger geworden ist, stimmen die wesentlichen Stoffwechselvorgänge – ob sie nun dick ist oder dünn -, solange im Verlauf der Überwachung keine krankhaften Werte oder Befunde auftreten.

Solange Sie sich wohlfühlen und keine Hinweise auf bestehende oder beginnende Störungen bei Ihnen oder Ihrem Kind vorliegen, ist es unsinnig, auf die Meinung anderer zu hören und vielleicht deshalb etwas zu ändern!
Wenn Sie sich dennoch verunsichert fühlen, stellen Sie sich vor einen Spiegel, schauen Sie sich an und denken Sie über sich nach:

- Sind Sie so mit sich zufrieden?
- Fühlen Sie sich wohl?
- Wollen Sie so bleiben, wenn niemand Sie kritisieren oder beeinflussen würde?

Wenn Sie zu allem ja sagen können, und wenn die Kontrolluntersuchungen Ihres behandelnden Arztes ohne kritischen Befund sind, dann bleiben Sie so wie Sie sind.
Wenn nicht, sollten Sie mit Ihrem Arzt beratschlagen, wie Negativempfindungen verändert werden können. Versuchen Sie mit seiner Hilfe, das Problem zu entdecken, und bemühen Sie sich im Interesse Ihres eigenen Wohlgefühls, es nach seinen Ratschlägen abzustellen.

Die Gewichtszunahme während der Schwangerschaft

Die Gewichtszunahme während der Schwangerschaft im Auge zu behalten ist sehr wichtig – und dies nicht in erster Linie aus ästhetischen Gründen.

Als Summe des Wachstums Ihres Kindes und des dafür notwendigen »Hausbaus« ergibt sich die »normale« Gewichtszunahme in Gramm wie folgt:

• Kind	3000 – 3500 g
• Placenta	500 – 600 g
• Fruchtwasser	800 – 1000 g
• Gebärmutter *	900 – 1000 g
• Brüste	400 – 500 g
• zusätzliche Blutmenge 1500 g	
• Gewebswasser	mindestens 2000 g
• Fett	mindestens 1700 g
* (von 50 Gramm vor der Schwangerschaft ausgehend!)	

Dabei steigt Ihr Gewicht aber nicht stetig, sondern von Schwangerschaftswoche zu Schwangerschaftswoche unterschiedlich:

Zeitraum	Gewichtszunahme pro Woche	Gesamtwert in diesem Zeitraum
1. – 12. Woche	keine Zunahme!	
13. – 15. Woche	250 g	750 g
16. – 22. Woche	350 g	2.450 g
23. – 24. Woche	400 g	800 g
25. – 26. Woche	450 g	900 g
27. – 35. Woche	500 g (maximal)	4.500 g
36. – 38. Woche	400 g	1.200 g
39. – 40. Woche	300 g	600 g
Summe gesamt		**etwa 11.200 g**

Auch bei den Vorsorgeuntersuchungen wird Ihr Gewicht jedesmal kontrolliert. Bei auffälligen Abweichungen nach oben oder unten wird Ihr Arzt eventuell notwendige Maßnahmen mit Ihnen besprechen.

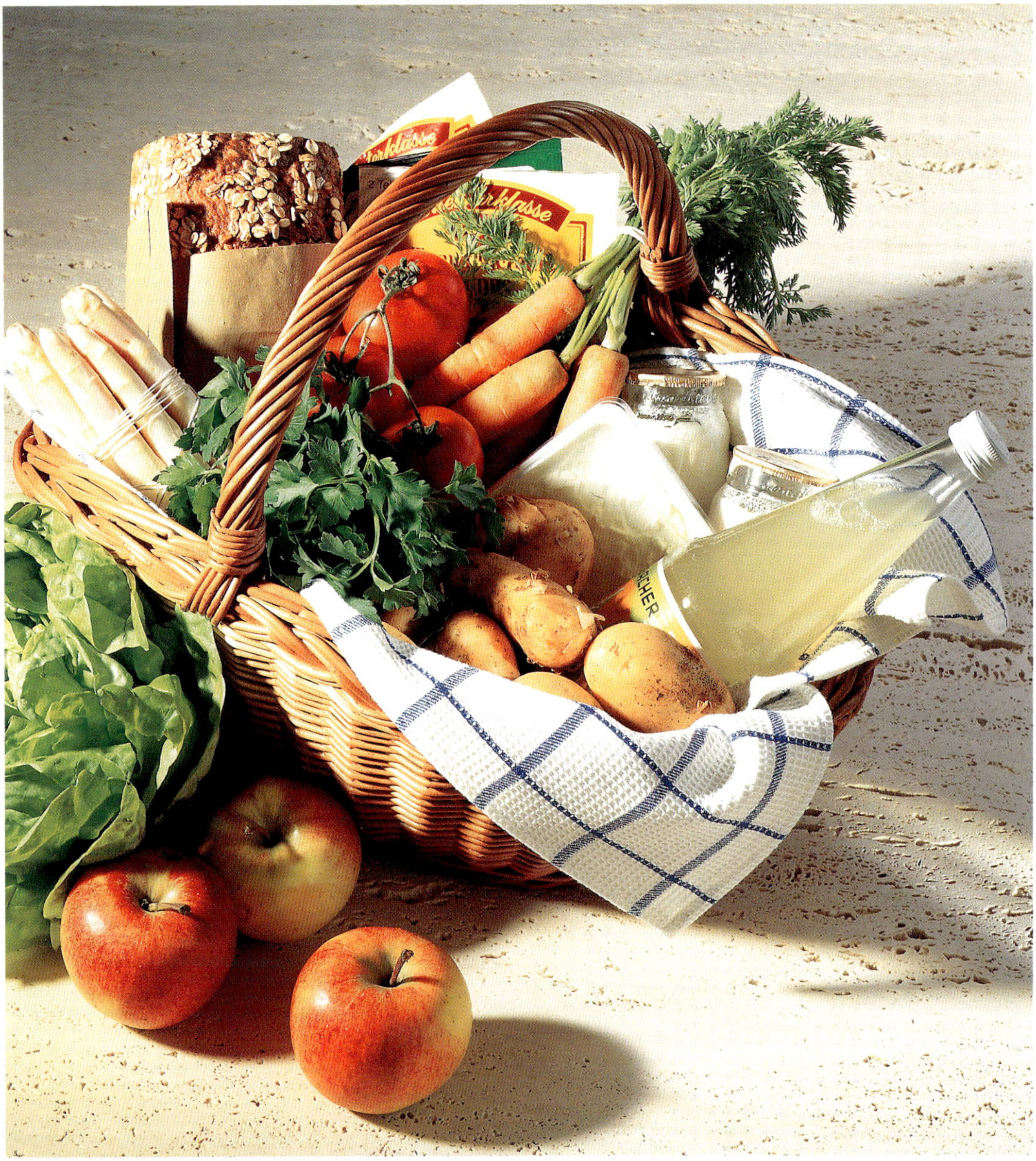

Finden Sie jetzt das richtige Maß an gesunder, ausgewogener Ernährung, Bewegung und Entspannung, erhalten Sie sich Ihre Lebensfreude – sie ist für Ihr Kind eine positive Mitgift, die seine Entwicklung günstig beeinflußt und sein Wohlbefinden fördert.

Warum Sie Ihr Gewicht kontrollieren sollten

Sie können nichts falsch machen, wenn Sie auf Ihren Körper achten. Nicht der Quantität Ihrer Ernährung, sondern der Qualität der Nahrungsmittel sollte in erster Linie Ihre ganze Aufmerksamkeit gelten.

In der Biologie gibt es wenig absolute Standardwerte, nur Bereiche, innerhalb der Leben mit Wohlbefinden vor sich geht.
Die in den vorstehenden Gewichtszunahme-Tabellen angegebenen Zahlen können deshalb auch nicht generell für jede Frau gelten.
So wird eine große Frau mit großem Kind mehr zunehmen als eine kleine Frau, die ein kleines Kind erwartet. Mäßige Abweichungen nach oben oder unten sind aus diesem Grund völlig normal.

Der Gesamtanstieg Ihres Gewichts sollte jedoch 500 Gramm pro Woche nicht überschreiten. Eine stärkere Gewichtszunahme könnte ein Hinweis auf eine Störung sein.

Zur Kontrolle Ihrer Gewichtszunahme – und damit auch eventuell auftretender Störungen im normalen Schwangerschaftsverlauf – sollten Sie sich am Ende jeder neuen Schwangerschaftswoche wiegen. Wenn Sie das jedesmal zur gleichen Zeit tun – also zum Beispiel morgens nach dem ersten Wasserlassen, noch im Nachthemd – und jedesmal auf derselben Waage, erhalten Sie vergleichbare Ergebnisse.
Tragen Sie die Werte in die dafür vorbereitete Tabelle ein (→ folgende Doppelseite 76/77), so können Sie Abweichungen von der empfohlenen Norm gleich erkennen.

Übrigens: Wenige Tage vor der Geburt sinkt das Gewicht bei manchen Frauen um ein halbes bis ein ganzes Kilo. Die Ursachen dafür sind Ausschwemmung von Gewebswasser durch Hormonänderung (Östrogenabfall) und Verringerung der Fruchtwassermenge.

Ihre persönliche Gewichtstabelle

Soll-Zunahme 1.–12. Woche
0 Gramm

Soll-Zunahme 13.–15. Woche
250 Gramm/Woche

Soll-Zunahme 16.–22. Woche
350 Gramm/Woche

Woche	Gewicht	tatsächliche Gewichtszunahme
1.		
2.		
3.		
4.		
5.		
6.		
7.		
8.		
9.		
10.		
11.		
12.		
13.		
14.		
15.		
16.		
17.		
18.		
19.		
20.		

Ihre persönliche Gewichtstabelle

Woche	Gewicht	tatsächliche Gewichtszunahme
21.		
22.		
23.		
24.		
25.		
26.		
27.		
28.		
29.		
30.		
31.		
32.		
33.		
34.		
35.		
36.		
37.		
38.		
39.		
40.		

Soll-Zunahme 21.–24. Woche
400 Gramm/Woche

Soll-Zunahme 25.–26. Woche
450 Gramm/Woche

Soll-Zunahme 27.–35. Woche
500 Gramm/Woche

Soll-Zunahme 36.–38. Woche
400 Gramm/Woche

Soll-Zunahme 39.–40. Woche
300 Gramm/Woche

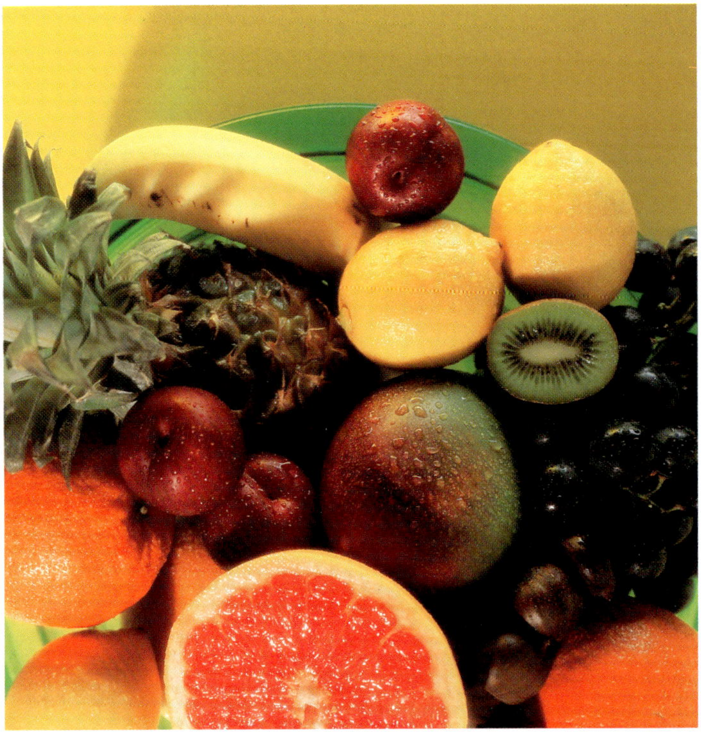

Nutzen Sie das reichhaltige Angebot an Obst- und Gemüsesorten, das unsere Märkte beinahe ganzjährig anbieten, um Ihren jetzt erhöhten Bedarf an Vitaminen und Mineralstoffen zu decken.

Die gesunde Ernährung

So wichtig das Thema Ernährung ist, so schwierig ist es abzuhandeln – deshalb werden Sie als Schwangere meist mit dem Hinweis auf abwechslungsreiche Kost, viel frisches Obst und Gemüse »abgespeist«. Wenn es hochkommt, gibt man Ihnen noch Rezeptbeispiele für ein Frühstück, ein Mittag- und ein Abendessen mit. Was können Sie nun konkret mit diesen mageren Informationen anfangen? 280 Tage lang müssen Sie sich täglich mindestens drei Mahlzeiten mit steigendem Kaloriengehalt zusammenstellen und zubereiten.

Gibt es die gesunde Ernährung überhaupt?

Was die Hinweise für eine gesunde Ernährung so kompliziert macht, ist, daß auf diesem Feld nicht nur Traditionen (»Kind, Du mußt jetzt für zwei essen! – Dein

Baby ißt mit!«) mit neueren Erkenntnissen kollidieren, Expertenmeinungen aufeinandertreffen (Margarine oder Butter? – Vitaminpräparate oder frisches Obst und Gemüse? – Drei Mahlzeiten am Tag oder fünf?), sondern daß sich unsere Ernährungs- und Eßgewohnheiten in den Jahren nach dem Krieg drastisch geändert haben: wir essen zu fett, zu süß, zu salzig – und einfach zuviel. Das ist weder für Sie noch für Ihr Kind optimal. Nutzen Sie deshalb diese Zeit, sich bewußt mit dem Thema Ernährung auseinanderzusetzen, Gewohnheiten in Frage zu stellen und positive Erkenntnisse in die Tat umzusetzen. Das tut nicht nur Ihnen und Ihrem Körper, sondern auch dem wachsenden Kind gut.
Kommen in Ihrer Familie Allergien vor, sollten Sie die Lebensmittel, auf die Sie oder Ihre Verwandten allergisch reagieren, meiden. Bei Schokolade ist das einfach – doch bei Milch wird's wegen des unentbehrlichen Calciums schwierig. In so kritischen Fällen sollten Sie die Ernährungsberatung nutzen, die inzwischen fast jede Krankenkasse anbietet.

Stellen Sie sich mit Ihrer Ernährung auf die Bedürfnisse Ihres Kindes ein. Und denken Sie daran, daß eine gesunde Ernährung auch Sie diese anstrengende, kräftezehrende Zeit besser überstehen läßt. Ernähren Sie sich so vielseitig wie möglich – Einseitigkeit kann zu Mangelernährung führen.
Ohne Fleisch kann Ihre Versorgung mit Eisen zu knapp sein, denn das Baby braucht reichlich Eisen zur Bildung der roten Blutkörperchen. In diesem Fall sollten Sie ihren Arzt darum bitten, Ihnen ein Eisenpräparat zu verschreiben.
Doch wer eine gesunde Mischung aus pflanzlichen und tierischen Produkten ißt, Fertiggerichte und Süßigkeiten nur in Maßen genießt, der versorgt sich und sein Kind mit allen wichtigen Nährstoffen.

HÜTEN SIE SICH VOR EXTREMEN

Eine einseitige Ernährung kann für Mutter und Kind gefährlich werden. Sehr strikter Vegetarismus der Mutter über längere Zeit – kein Ei, kein Fisch, keine Milch und Milchprodukte, keine Butter, kein Käse und kein Fleisch – kann zu einem allgemeinen Vitamin- und Mineralstoffmangel sowie einer Unterversorgung mit Eisen und Eiweiß führen. Besonders gefährlich ist das Fehlen von Vitamin B12. Dieses Vitamin ist nur in Lebensmitteln tierischen Ursprungs enthalten. Die Folgen für das Baby sind fatal: Wird es von seiner mangelernährten Mutter voll gestillt, kommt es zu Krämpfen und Entwicklungsschäden.
Bei streng makrobiotisch ernährten Frauen, die fast ausschließlich Getreide und kaum Obst oder Gemüse zu sich nehmen, sind Rachitis und Wachstumsstörungen der Kinder zu beobachten.
Doch eine bewußt zusammengestellte vegetarische Kost, die Fisch, Käse, Milch und Ei enthält, versorgt Mutter und Kind bestens. Vorausgesetzt, die Mutter nimmt ein Eisenpräparat ein.

Was Sie über Mineralstoffe und Vitamine wissen sollten

In der Schwangerschaft wächst der Bedarf an Vitaminen und Mineralstoffen im Verhältnis zum Energiebedarf überproportional an. Das bedeutet, daß Sie pro Kalorie mehr dieser Wirkstoffe tanken müssen. Mit anderen Worten: die Nährstoffdichte Ihrer Nahrung sollte besonders hoch sein. Denn die Wachstumsprozesse im Körper des Kindes verbrauchen jede Menge wirksamer Substanzen, und Minerale werden reichlich als Bausteine für den kleinen Körper benötigt.
Die Lebensmittel mit höchster Nährstoffvielfalt sind Gemüse und Obst. Wer hier besonders inhaltsreiche Lebensmittel sucht, sollte Produkte aus biologischem Anbau bevorzugen: Sie sind nicht nur frei von Spritzmitteln, sondern enthalten ein Maximum an Vitaminen und Mineralstoffen. Denn sie werden zur Saison angepflanzt, reif geerntet und wachsen auf gesundem Boden.

Richtig essen – aber was?

Untersuchungen, die in der Schweiz, in Deutschland und den Niederlanden vorgenommen wurden, haben ergeben, daß unsere Nahrung insbesondere an folgenden Stoffen arm ist: Calcium, Eisen, Jod, Vitamin B1 (Thiamin), Vitamin B6, Folsäure und Vitamin B2 (Riboflavin).
Schwangere haben einen erhöhten Bedarf an Vitaminen und Mineralstoffen, aber oftmals wird bei ihnen ein unter dem Grenzwert liegender Gehalt an diesen lebensnotwendigen Nährstoffen im Blut festgestellt.
Gerade aber Eisen, Vitamin B 12 und Folsäure sind, zusammen mit Vitamin C und Eiweiß, entscheidend an der Bildung des roten Blutfarbstoffes Hämoglobin beteiligt, des Transporteurs für Sauerstoff, und deshalb besonders wichtig für die kindliche Entwicklung.

**Sie müssen jetzt nicht mehr Zeit für Ihre Ernährung aufwenden als sonst, wenn Sie sich und Ihre Familie schon immer bewußt ernährt haben.
An Ihrem Gewicht und Ihrem Wohlbefinden können Sie am besten feststellen, ob Sie alles richtig machen.**

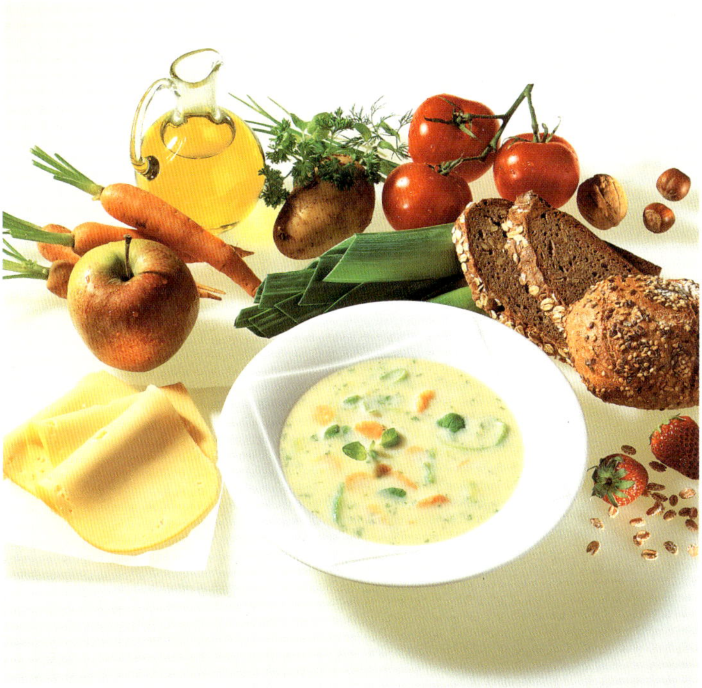

Grundsätzlich ist während der Schwangerschaft der Bedarf an Vitaminen und Mineralstoffen erhöht. Eine sorgfältig ausgewogene Ernährung mit möglichst naturbelassenen Nahrungsmitteln ist jetzt besonders wichtig. Darüber hinaus kann der Arzt aufgrund einer Blutuntersuchung feststellen, wo ein Mangel vorliegt und entsprechende Präparate zur Ergänzung des Vitamin- und Mineralstoffhaushalts verordnen. Diese Kontrolle gehört nicht in den Rahmen der Schwangerenvorsorge; es ist aber möglich, sie auf eigenen Wunsch machen zu lassen.

Ein Jodmangel beeinflußt die während der Schwangerschaft erhöhte Hormonproduktion der Schilddrüse negativ und ein – bei jeder zehnten Schwangeren meßbarer – Calciummangel beeinträchtigt die normale Entwicklung des Aufbaus der kindlichen Knochen und Zähne. Die Bevorzugung von Lieblingsspeisen und das Nachgeben bei eventuellen, besonderen Gelüsten (der Heißhunger auf die bekannte »saure Gurke« oder auf »Sahnetorte« in der Nacht!) führt zusätzlich zu einseitiger Ernährung und damit ebenfalls zu einem Mangel an einzelnen Nährstoffen oder Spurenelementen.
Stellen Sie deshalb Ihren Speiseplan nach den Regeln einer bewußten, ausgewogenen Ernährung zusammen:

- Essen Sie so abwechslungsreich es nur geht. Suchen Sie nach Gemüse- und Obstsorten, die Sie noch nicht kennen.
- Brechen Sie mit familiären Ernährungstraditionen, die sich nachteilig auf Ihre Gesundheit auswirken.

GUT GEWÄHLT
IST HALB GEWONNEN

Unsere wichtigsten Nahrungsmittel und ihr Nährstoffgehalt:

- **Fleisch: Eiweiß, Eisen, Vitamin B12 und B6, Phosphor, Zink, Jod, Fett**
- **Pflanzliche Nahrungsmittel (Nüsse, Samen und Keime, Soja, kaltgepreßte pflanzliche Öle): Eiweiß, Eisen, Vitamin B1, Vitamin C, Folsäure, Vitamin B6 und E, Phosphor, Magnesium, Zink**
- **Fisch: Eisen, Jod, Fett, Eiweiß**
- **Milch (und ihre Produkte): Eiweiß, Calcium, Phosphor, Vitamine A, E, B6, B12, B2, C, D, Magnesium, Zink, Fett**
- **Getreide: Vitamin B1, Vitamin B2, Eisen, Phosphor, Zink, Fasern (Ballaststoffe), Kohlenhydrate, Eiweiß**
- **Eier: Eiweiß, Vitamin D**
- **Gemüse: Vitamin A, E, C, B2, B6, Folsäure, Eisen, Magnesium, Fasern (Ballaststoffe), in Algenerzeugnissen (Agar Agar) auch Jod**
- **Obst: Vitamin C, E, K, Vitamine der B-Gruppe, Folsäure, Calcium, Eisen, Fasern (Ballaststoffe)**

Zwei bewährte Faustregeln

Essensregel 1 – Davon täglich etwas:
Nach den Empfehlungen der Deutschen Gesellschaft für Ernährung (DGE)
Eiweiß (58 Gramm)
Fett (47–58 Gramm)
Kohlenhydrate (320–380 Gramm)

Essensregel 2 – Drei Drittel sind ein Ganzes:
Decken Sie Ihren täglichen Nährstoffbedarf zu gleichen Teilen mit
- eiweißreichen Nahrungsmitteln (Milch, magerer Käse, mageres Fleisch, Seefisch).
- Obst (5 %), Gemüse und Kartoffeln (25 %),
- Getreideprodukten wie Vollkornrot, Vollkornschrot und andere Vollkornerzeugnisse.

Fett nehmen Sie meist schon mit Fisch, mit Fleisch, mit Käse und mit dem Öl als Zutat zu Salaten zu sich. Wenn Sie dazu pro Tag noch einige Flocken Butter, als Brotaufstrich oder zur Verfeinerung von Gemüse, und etwas Sahne – beispielsweise auf Ihrem Müsli – verzehren, haben Sie damit die Grundpfeiler einer ausgewogenen Ernährung festgelegt!

Fünfmal besser wählen!

- Essen Sie öfter rotes Fleisch, Geflügel, Kalbsleber wegen des Eisens, Seefisch wegen seines Jodgehalts.
- Bevorzugen Sie kaltgepreßte Pflanzenöle gegenüber raffiniertem Öl, sie sind reicher an Vitaminen und den lebenswichtigen ungesättigten Fettsäuren.
- Nehmen Sie täglich etwas Butter und frische Sahne zu sich – viele Vitamine können erst dadurch aufgeschlossen und vom Organismus aufgenommen werden.
- Greifen Sie zu ungeschältem Reis, Vollkornbrot und geschroteten »vollen« Körnern wegen der Vitamine, Spurenelemente und Fasern (Ballaststoffe) in den Randschichten des Korns.

• Süßen Sie so sparsam wie möglich, denn der gebräuchliche Raffinadezucker beinhaltet außer »leeren« Kohlenhydraten keinerlei Nährstoffe. Honig, Ahornsirup und Vollrohrzucker (Ursüße) sind gehaltvollere Alternativen. Probieren Sie sie einmal aus.

Richtig essen – aber wie?

Versuchen Sie, Ihren Ernährungsplan so anzulegen, daß er nicht nur die optimale Ernährung für Sie und Ihr wachsendes Kind beinhaltet, sondern dazu auch dem Geschmack und den Bedürfnissen Ihres Partners und der übrigen Familie gerecht wird.

Schränken Sie den Verzehr von Süßigkeiten und das Süßen von Speisen und Getränken mit Zucker jetzt besonders stark ein. So ersparen Sie Ihrem Organismus die Arbeit mit leeren Kohlenhydraten und erhalten sich und Ihrem Kind den Nutzen der Vitamine, die Ihnen bei der Zuckerverbrennung verlorengehen.

Essensregel 3 – Soviel täglich:
Nach den Empfehlungen der Deutschen Gesellschaft für Ernährung (DGE)

1. bis 15. Schwangerschaftswoche	2.200 Kilokalorien
16. bis 40. Schwangerschaftswoche	2.500 Kilokalorien

Nicht zuviel essen

Wenn Sie im Verlauf Ihrer Schwangerschaft übergewichtig werden sollten, sparen Sie zuallererst Kohlenhydrate ein, die sich vor allem in den Süßigkeiten verstecken: Schokolade, Kekse, Kuchen und süße Säfte beinhalten nicht unbeträchtliche Mengen an Zucker und damit »leeren« Kalorien, die bei ihrer Verbrennung im Organismus zudem Vitamin B verbrauchen. Vitamin-B-Mangel in Ihrem Körper ist die Folge, der sich in Müdigkeit, Appetitmangel und Verdauungsstörungen zeigt.

• Machen Sie während Schwangerschaft und Stillzeit keine Abmagerungsdiät! Ihre Ernährung kann dadurch nur einseitig werden. Außerdem schwemmen Sie damit schädigende Verbindungen (Pestizide, Dioxyne, Furane) aus Ihrem schwindenden Fettgewebe aus: Über Ihr Blut und beim Stillen über die Milch gelangen diese Stoffe zu Ihrem Kind!

• Ob Sie richtig mit den Kalorien umgehen oder nicht, können Sie am besten bei Ihren Gewichtskontrollen feststellen.
Schonen Sie also Ihre Nerven, und nutzen Sie Ihre Zeit für schöne Dinge, statt ständig mit einem geistigen »Rechenschieber« Kalorien zu zählen.
• Naschen Sie zwischendurch keine Süßigkeiten! Einfach eine halbe Paprika, gewaschen und aus der Hand gegessen, ist eine vitaminreiche Alternative zu Schokolade oder Torte. Oder reiben Sie sich einen Apfel, tropfen etwas Zitronensaft dazu und rühren eine Spur Honig hinein. Oder machen Sie sich einen Blattsalat mit einem halben gekochten Ei oder einigen Hühnerfleischstreifen, etwas Creme fraiche und Zitronensaft.
Denken Sie sich weitere kleine Zwischengerichte aus und schreiben Sie diese persönlichen Rezepte auf – sie könnten neben ihrem ernährungsbezogenen Wert ein vergnüglicher Aspekt in Ihrem Schwangerschaftstagebuch sein.

Die richtige Zubereitung

Wichtig für die Erhaltung der natürlichen Nährwerte in ausgewählten Lebensmitteln ist, wie Sie die Speisen zubereiten. Darüber hinaus können Sie mit schonender Zubereitung auch Kalorien sparen.
• Braten Sie Pfannengerichte so kurz wie möglich – essen Sie Gebratenes nur selten.
• Benutzen Sie zum Braten eine Pfanne (oder einen Wok), in der Sie kaum Fett brauchen. Braten, das heißt starkes Erhitzen, zerstört einen großen Teil wertvoller Vitamine. Geröstetes Fett und Fleisch bringen zwar Würze, sind aber ungesund (krebsfördernd). Wie alle Röststoffe reizen sie den Magen.
• Dünsten Sie nach Möglichkeit Ihre Speisen – statt sie zu kochen – nur so lange wie unbedingt nötig. Benutzen Sie einen Schnell(Druck)kochtopf. Das kürzt die Kochzeiten erheblich ab.

Der Hauptanteil Ihrer Mahlzeiten sollte aus verschiedenen Gemüsesorten bestehen. Seien Sie erfinderisch und bereiten Sie sich und Ihrer Familie täglich bunte Salate oder sanft gedünstete Gemüsegerichte.

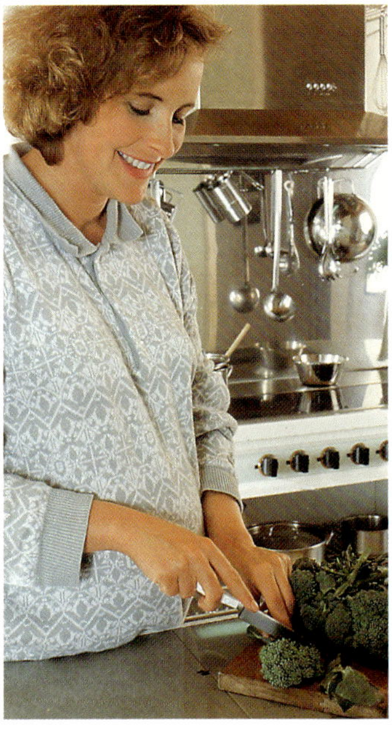

• Gemüse können Sie auch in einem Siebeinsatz dämpfen.
Tun Sie also alles, um Ihre wertvollen Lebensmittel so schonend wie möglich zu behandeln, ihren Nährwert weitgehend zu erhalten.

Richtig würzen
Probieren Sie es aus: Würzen Sie mit Kräutern, Hefeflocken und Gewürzen. Mit Kochsalz sollten Sie nach Möglichkeit zurückhaltend umgehen. Bei Ödemneigung (→ »Beschwerdenkatalog«, Seite 148) und erhöhtem Blutdruck müssen Sie mit Ihrem Arzt sprechen, aber dennoch nicht »kochsalzfrei« essen : Das ist praktisch gar nicht möglich. Fachleute »erlauben« neuerdings Frauen mit erhöhtem Blutdruck bis zu 3 Gramm Kochsalz am Tag, bei Normalsituation bis zu 5 Gramm, diese Menge und oft mehr aber ist meist schon in fertigen Nahrungsmitteln wie Brot, Käse, Wurst enthalten.

Rohkost als Vitamin-, Mineralstoff- und Ballaststoffträger

• Rohkost muß sehr gut gekaut werden – für Schwangere eine ganz besonders wichtige Ernährungsregel!
Viele Obst- und Gemüsesorten kann man raspeln, reiben, stampfen, um sie roh zu genießen. Seien Sie erfinderisch! Waschen Sie alles Obst und Gemüse vor dem Verzehr gründlich ab, besonders dann, wenn Sie es roh genießen wollen. Bedenken Sie, daß Wurminfektionen auch durch »naturgedüngtes« Gemüse verbreitet werden können. Je frischer Ihre Lebensmittel und je naturbelassener sie sind, desto gehaltvoller sind sie, wenn auch zugegeben werden muß, daß Kochen, Garen, Braten sie leichter verdaulich machen.
• Fragen Sie auf dem Wochenmarkt oder an Ihrem Gemüsestand die anbietenden Händler, wann welches Obst oder Gemüse frisch angeliefert wird, eventuell können Sie sich »knackige Frische« auch bestellen.

TIPS GEGEN VERSTOPFUNG

Die enorm gesteigerte Hormonproduktion bewirkt eine Verlangsamung des Verdauungsvorganges.
• Empfehlenswert ist es, stuhlgangfördernde Früchte wie zum Beispiel Pflaumen und Feigen zu essen.
• Nehmen Sie ballaststoffreiche Kost in Ihren Speiseplan auf – Produkte aus nicht ausgemahlenem Vollkorngetreide, Gemüse und Obst (→ »Die gesunde Ernährung«, Seite 78).
• Leinsamen und Weizenkleie als Quellmittel für den Darm, zwei bis drei Eßlöffel – mit viel Flüssigkeit – pro Tag.
• Viel trinken (Säfte, Fruchttee, Mineralwasser)!
• Stuhlentleerung kann man auch wieder lernen! Ignorieren Sie den Stuhldrang nicht, erziehen Sie Ihren Darm zur regelmäßigen Entleerung, indem Sie wirklich jedem Stuhldrang nachgeben.
• Bewegung bringt auch Ihren Darm auf Trab: Gehen Sie viel zu Fuß, radeln und schwimmen Sie öfter.

Mineralstoff- und Vitaminbedarf in der Schwangerschaft

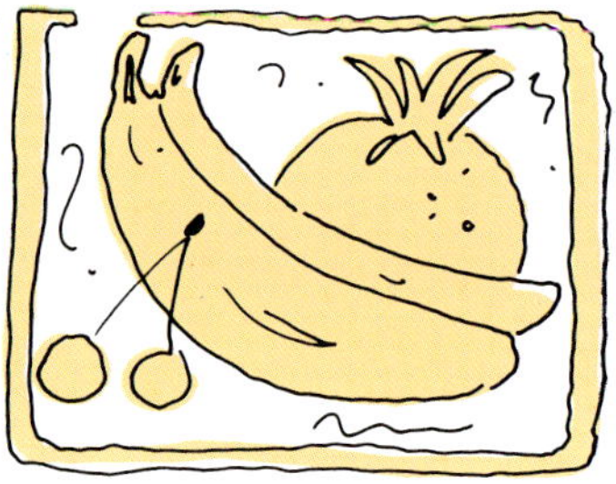

Wird neue Zellsubstanz aufgebaut, steigt der Vitaminbedarf sprunghaft an. Denn Vitamine sind als zündende Funken bei allen Stoffwechselrekationen beteiligt. So ist es kein Wunder, daß werdende Mütter häufig unter Vitaminmangel leiden: Müdigkeit, Nervosität, Unwohlsein, Probleme mit Haut und Haar sind oft Zeichen für so einen Mangel. Auch das Kind kann davon in Mitleidenschaft gezogen werden: Frühgeburt und Untergewicht kann die Folge sein. Nehmen Sie keinesfalls auf eigene Faust Vitaminpräparate ein: das kann gefährlich werden. Besonders eine Überdosis an Vitamin A kann das Kind schädigen.

Mineralstoffe sind als Bausubstanz für den kindlichen Körper ebenfalls außerordentlich wichtig: etwa 30 g Calcium, 17 g Phosphor, 800 mg Magnesium und 400 mg Eisen baut das Kind im Laufe der 9 Monate ein. Das ist eine ganze Menge.

Nachstehend finden Sie die wichtigsten Mineralstoffe und Vitamine einzeln aufgeführt, ihre Funktion im Stoffwechsel erklärt. Sie erfahren, welche Mangelerscheinungen in der Schwangerschaft häufig sind und mit welchen Nahrungsmitteln Sie Ihren Bedarf decken können. Schwierig ist die Bedarfsdeckung bei Eisen und Magnesium. Spätestens ab der zweiten Schwangerschaftshälfte wird deshalb der Arzt Eisen- und Magnesiumpräparate verordnen.

Calcium

Das Mineral »Calcium« festigt nicht nur die Knochen der Mutter, es wird vom Kind aus dem Blut der Mutter entnommen (nicht etwa »geraubt«) und in die wachsenden Knochen und Zähne eingebaut. Es hat auch in den Bereichen Nerven- und Zellfunktion wichtige Aufgaben.

- 1 Gramm zugeführtes Calcium täglich braucht die nichtschwangere Frau.
- Die Schwangere benötigt aber eine tägliche Zufuhr von 1,2 Gramm Calcium.
- Von diesem über den Darm dem Körper angebotenen Calcium kann der Darm der Schwangeren nur etwa 400 Milligramm aufnehmen, der Rest geht mit dem Stuhlgang wieder verloren. Geschlucktes Calcium ist also noch lange nicht im Stoffwechsel verfügbar.
- Um Calcium aufzunehmen, brauchen Sie ausreichend Vitamin D (hält den Calciumhaushalt im Gleichgewicht) und ausreichend Eiweiß (Transporteur des Calcium). Die besten Calciumlieferanten sind Milch und Milchprodukte! So hat etwa eine Scheibe Hartkäse den gleichen Calcium- und Eiweißgehalt wie eine Tasse Milch.
- Jede zehnte Schwangere hat einen meßbaren Calciummangel.

Calciummangel

- Das von der Schwangeren aufgenomme Eiweiß reicht nicht aus, genügend Calcium zu binden. Besonders dann, wenn sie sich streng vegetarisch ernährt, kann sie den täglichen Bedarf von 1,2 bis 1,3 Gramm Calcium im Angebot an den Darm nicht decken, wenn sie auf Milch und Fisch verzichtet.

• Die Blutverdünnung (bei jeder Schwangeren!) verringert den relativen Calciumgehalt.
• In der Schwangerschaft rückresorbieren die Nieren weniger Calcium aus dem Urin.
• Der enorm hohe Östrogenspiegel schwangerer Frauen (nahezu tausendfach höher als außerhalb der Schwangerschaft!) hält Calcium in den mütterlichen Knochen fest. Es wird dort also »nicht dem Kind zuliebe« abgebaut! Das Kind »raubt« kein Calcium aus den Knochen der Mutter.
• Das Kind nimmt Calcium aus dem mütterlichen Blut.
• Die Calcium-Aufnahme wird durch zuviel Phosphor, zum Beispiel aus der Milch, gebremst. Phosphor verbindet sich mit Calcium zu schwer löslichen Komplexen. Trinkt die Mutter zuviel Milch, dann führt sie zwar viel Calcium zu, das aber nicht alles resorbiert werden kann. Ebenfalls vermehrt aufgenommener Phosphor bindet das aus der Milch freiwerdende Calcium. Deshalb sollten Schwangere täglich nicht mehr als einen halben Liter Milch, möglichst verteilt auf zwei Portionen, trinken.

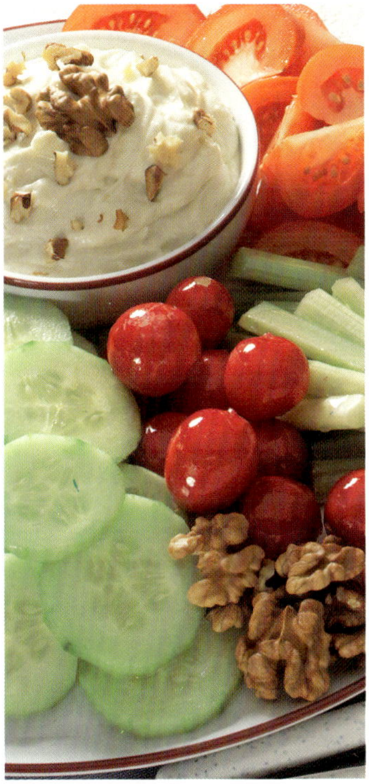

Calciumlieferanten
• Milch und Milchprodukte
• Krabben und Garnelen
• Hafer (nicht ausgemahlen), Nüsse und Samen, vor allem Sesam, verschiedene Kohlsorten, Sojabohnen, Blattgemüse Meeresalgen und einige Mineralwässer.

Eisen, Vitamin B12, Vitamin C und Folsäure

Diese wichtige Stoffgruppe wird hier gemeinsam aufgeführt, weil sie zusammen mit »Eiweiß« entscheidend an der Bildung des roten Blutfarbstoffes Hämoglobin beteiligt ist, des Transporteurs für Sauerstoff. Was die kindliche Entwicklung am empfindlichsten stört, ist Sauerstoffmangel.
• 20 bis 50 Prozent aller schwangeren Frauen haben eine mehr oder weniger deutliche Anämie (Mangel an rotem Blutfarbstoff). 90 Prozent dieser Anämien beruhen auf einem Eisenmangel.
• »Normalkost« enthält etwa 10 Milligramm Eisen pro 2000 Kilokalorien. Davon werden aber nur 10 Prozent, also 1 Milligramm aus dem Darm resorbiert.
• In der zweiten Schwangerschaftshälfte hat die werdende Mutter aber einen täglichen Bedarf von 30 Milligramm Eisen!
• Der Eisenbedarf einer Schwangeren kann nicht einmal durch gezielt eisenreiche Kost gedeckt werden. So muß jede Schwangere ihre »Eisenreserven« angreifen.
• Zwei Jahre dauert es, bis eine Frau nach der Geburt ihre Eisenspeicher wieder gefüllt hat, wenn sie es überhaupt schafft (Stillen verlängert diese Zeit), denn 50 Prozent aller Frauen gehen ohne Eisenreserve in die Schwangerschaft. Der Verlust durch vorangegangene Monatsblutungen wird

nicht aufgeholt. Frauen, die vor der Schwangerschaft die Pille genommen haben und deren Blutungen jeweils schwächer und kürzer waren, sind hier in einem entscheidenden Vorteil! Doch selbst bei Frauen mit anfänglich ausreichender Eisenreserve entsteht am Ende der Schwangerschaft ein Eisendefizit.

- Im Verlauf einer Schwangerschaft braucht die Frau insgesamt etwa 1 Gramm (resorbiertes!) Eisen. Nebenbei gesagt sind brüchige Fingernägel ein Hinweis auf Eisenmangel! Das Gerücht, Kalkmangel mache die Nägel brüchig, ist falsch. Nägel sind nicht aus Kalk, sondern aus Horn, und dessen Wachstum hat etwas mit Sauerstoffversorgung zu tun, nicht mit Calcium.

Eisenlieferanten

- Fleisch: vor allem dunkles, rotes Fleisch
- Fisch: Ölsardinen
- Eier und Bierhefe
- Pflanzen: nicht ausgemahlenes Getreide (Vollkornbrot), rote Bete, Wurzel- und Blattgemüse, Mandeln, Trockenobst (Pflaumen, Feigen, besonders Aprikosen; aber Vorsicht: Trockenobst ist zuckerreich und bläht!).

Vitamin C

Vitamin C und Eiweiß fördern die Eisenaufnahme aus dem Darm.

- Vitamin C hat aber noch zahlreiche andere Funktionen, zum Beispiel bei der körpereigenen Abwehr, bei Entgiftungsprozessen, dem festen Sitz der Zähne und so weiter.

Vitamin-C-Lieferanten

- Zitrusfrüchte, Gemüse, Kartoffeln, Rosenkohl, Pampelmusen, Tomaten, schwarze Johannisbeeren, Kiwi, Kresse, Petersilie und viel Fruchtsäfte (Achtung, oft zu sehr gesüßt; deshalb besser: frische Früchte selbst auspressen!).

Vitamin B12 und Folsäure

Ohne Vitamin B12 ist die Verwertung des Eisens kaum möglich. Dabei ist gleichzeitig Folsäure wichtig – ein hochempflindlicher Nährstoff, der wasserlöslich, lichtempfindlich und äußerst hitzeempfindlich ist. Alle Zusammenhänge sind hier noch nicht bekannt, wohl aber die Folgen des Mangels.

- Da Vitamin B12 und Folsäure in unserer Nahrung vor allem aus Fleisch und Milch stammen und da man einen Mangel folglich vor allem bei chronischem Eiweißmangel findet, sind streng vegetarisch lebende Frauen wiederum besonders häufig betroffen. Es leiden vermehrt die Ungeborenen und Säuglinge von Vegetariern und anderen Müttern mit ausgefallenen Eßgewohnheiten.
- Der Tagesbedarf an Vitamin B12 beträgt 3,5 Mikrogramm.
- Der tägliche Bedarf an Folsäure steigt von 300 Mikrogramm außerhalb auf 600 Mikrogramm während einer Schwangerschaft.

Vitamin B12- und Folsäure-Mangel

- Folatmangel haben je nach Statistik zwischen 10 Prozent und 60 Prozent aller Schwangeren mit der möglichen Folge von Fehl- und Frühgeburten.
- Auch das Fehlen des kindlichen Gehirns (Anenzephalie) wird mit Folatmangel in Zusammenhang gebracht.
- B12-arme Muttermilch läßt Kinder schlechter gedeihen: Apathie, Bewegungsmangel, Entwicklungsstörungen sind die Folgen. Folsäure ist wichtig bei der Entwicklung des kindlichen Nervensystems.

Vitamin-B12-Lieferanten

- Milch, Fleisch, Eier, Fisch.

Folsäurelieferanten

• Gemüse, Getreide, Ei, getrocknete Bananen, Pilze, Orangen, Mango, Sonnenblumenkerne, Mandeln, Sojasprossen.

Magnesium

Magnesium ist ähnlich wie Calcium am Aufbau von Knochen, Zähnen, Nägeln beteiligt. Es verbessert die Sauerstoffausnutzung in der Muskulatur; daher ist es unerläßlich für deren reibungsloses Funktionieren. Da es die Ausschüttung des Streßhormons Adrenalin beeinflußt, spielt Magnesium auch eine wichtige Rolle für die Funktion der Nerven.
Empfohlen wird Frauen eine tägliche Zufuhr von 300 Milligramm, auch Schwangeren. Stillende sollten 350 Milligramm pro Tag zu sich nehmen.

Magnesiummangel

• Magnesiumarmut unserer Nahrungsmittel, daneben chronischer Alkoholmißbrauch, Magen-Darm-Krankheiten mit länger andauernden Resorptionsstörungen oder durch Erkrankungen der Schilddrüse.
Folgen: Wadenkrämpfe, nervöse Störungen, Gewichtsabnahme und die Neigung zu vorzeitigen Wehen.

Magnesiumlieferanten

• Krabben, Kartoffeln, Gemüse, Sojaprodukte, Nüsse und vollwertige Getreideprodukte.

»Vitamin F«

Diese Bezeichnung steht für Stoffe, die eigentlich gar keine Vitamine sind: die essentiellen Fettsäuren. Daß sie lebenswichtig sind und mit der Nahrung aufgenommen werden, haben sie mit den Vitaminen gemeinsam. Unser Körper baut aus den mehrfach ungesättigten Fettsäuren Zellwände und Hormone auf. Außerdem sind Fette Träger der fettlöslichen Vitamine A, D, K und E, das heißt, sie begünstigen deren Aufnahme und Verwertung.

• Die benötigten Mengen sind jedoch so gering, daß auch in der Schwangerschaft der Fettanteil in der Nahrung 25 bis 30 Prozent beziehungsweise 3,5 Prozent der Energiezufuhr nicht überschreiten sollte.

• Ab dem 4. Monat ist eine Tageszufuhr bis zu 80 Gramm Fett erlaubt. Diese Menge ist schnell erreicht. Die meisten Fette kommen versteckt und weniger hochwertig in Wurst, Käse, Desserts oder Gebäck vor. Schwangere sollten davon nur wenig essen und dabei fettarmen Produkten den Vorzug geben. Gesünder und besser für Mutter und Kind ist es, den Bedarf mit hochwertigen Fetten, zu decken und diese kalt zu verzehren, denn beim Erhitzen gehen wertvolle Vitamine verloren.
Für eine optimale Versorgung ist die Mischung aus pflanzlichen und tierischen Fetten wichtig, wie zum Beispiel 1 Eßlöffel kaltgepreßtes Öl im Salat und 20 bis 30 Gramm Butter oder ungehärtete Margarine auf dem Brot.

• Mangel an essentiellen Fettsäuren bewirkt einen Verlust an Elastizität der Zellmembranen, der Zellhüllen, sie werden »starrer«. Die Stoffwechselfähigkeit, der Stoffaustausch durch die Zellwände wird dadurch behindert.

• Mangelversorgte Kinder sind untergewichtig. Welche Schäden solche Kinder haben, prüfen noch laufende Studien.

»Vitamin-F«-Lieferanten

• Vor allem fetter Seefisch (Lachs, Hering, Markrele)

• Nüsse und Samen

• Pflanzenöle, kaltgepreßt (Distel-, Lein-, Raps-, Mais-, Erdnuß- und Sonnenblumenöl).

Wenn Sie in der Kantine essen

In immer mehr Kantinen wird auf abwechslungsreiche, leichte Kost geachtet: ein Salatbuffet, Obst und ein vollwertiges Alternativessen findet sich immer häufiger im Angebot. Die Nachteile des gängigen Kantinenessens: zu salzig, zu fett, zu wenig Ballaststoffe, zu wenig Vitamine. Wählen Sie bewußt aus, bevorzugen Sie Frischkost und leichte Gerichte:

- Salatbar & Frischkost, Pell- und Salzkartoffeln
- Joghurt, Milch- und Quarkspeisen
- Fischgerichte ohne Sauce und mageres Fleisch
- Vollkornprodukte über Reis bis zum Brot
- Mineralwasser und Stilles Wasser, Kräutertees.

Ist das Angebot nicht optimal, ergänzen Sie es mit Zwischenmahlzeiten von zu Hause. Vormittags bietet sich ein Kraftmüsli an aus Flocken oder Frischkorn mit Trockenfrüchten, Nüssen, Joghurt und Hefeflocken. Am Arbeitsplatz können Sie dann noch frisches Obst wie Beeren oder Trauben, Bananen oder Apfelstückchen untermischen. Diese Mahlzeit ersetzt kalorienmäßig schon fast das Mittagessen. Joghurt, frisches Obst und Knabbergemüse wie Karotten und Kohlrabi lassen sich ebenfalls einfach mitnehmen. Verkneifen Sie sich süße Riegel und Konfekt: halten Sie lieber eine Tüte Studentenfutter für den Hunger zwischendurch bereit.

Öfter kleine Mahlzeiten

Haben Sie den Mut, Ihren sonst üblichen Tagesablauf zu verändern. Frauen, die während ihrer Schwangerschaft und Stillzeit zuhause bleiben können, haben es in jeder Beziehung – also auch bei der Umstellung ihrer Ernährungsweise – sehr viel leichter als Berufstätige, denn es erfordert zusätzliche Zeit, die richtige Ernährung zu planen und zu organisieren. Und Sie brauchen einfach viel mehr Zeit zum Essen!

- Nehmen Sie statt drei üppigen Mahlzeiten pro Tag lieber fünf kleinere zu sich.

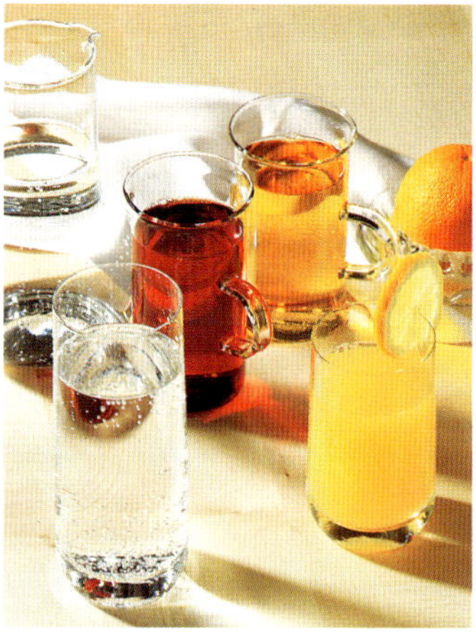

Ein feiner Milch-/Obstshake oder ein frisch zubereiteter Gemüsedrink stillt den kleinen Hunger, ohne zu belasten, und versorgt Sie mit wertvollen Nährstoffen. Ein Vollkornbrot, belegt mit einem Salatblatt und Käse ist ebenfalls eine ideale Zwischenmahlzeit.

• Essen Sie langsam! Planen Sie von vornherein genügend Zeit für Ihre Mahlzeiten ein.
• Kauen Sie lange und gründlich.

Die richtige Wahl

Brot ist nicht gleich Brot und Apfel nicht gleich Apfel. Wählen Sie speziell bei den Grundnahrungsmitteln frische, vollwertige Produkte. Also Vollkornbrot und Vollkorn-Getreideprodukte wie Vollkornreis, Hirse, Quinoa, Amaranth und Buchweizen. Diese Getreidesorten finden Sie in allen Reformhäusern und Bioläden. Bei Obst und Gemüse sollten Sie auf Frische achten: dann ist der Vitamingehalt am höchsten. Am besten, Sie kaufen direkt beim Bauern oder auf dem Wochenmarkt. Vielleicht verrät Ihnen aber auch Ihr Handel, wann frisch geliefert wird – dann sollten Sie kaufen. Haben Sie wenig Zeit, können Sie auf Tiefkühlkost zurückgreifen – aus der Truhe oder vom Heimdienst. Die Qualität von tiefgefrorenem Gemüse kommt wirklich frischer Ware am nächsten.
Milchprodukte sollten nicht zu fett sein – Fleisch ist ebenfalls in Magerversion am günstigsten; einen Löffel kaltgepreßtes, gutes Öl an den Salat: das Vitamin E und die essentiellen Fettsäuren tun Ihnen jetzt besonders gut.

Die nötige Flüssigkeitsaufnahme

Die empfohlene tägliche »Trinkmenge« beträgt etwa 1,5 bis 2 Liter. Die reichliche Durchspülung der harnableitenden Wege beugt aufsteigenden Infektionen vor. Das ist besonders deshalb wichtig, weil die hormonbedingte Erweiterung aller Hohlorgane während der Schwangerschaft auch eine infektionsfördernde Verlangsamung des Urinflusses bewirkt.
Ist der Flüssigkeitsbedarf ohne besondere Ursache wie sommerliche Hitze oder Schwitzen durch Bewegung auffallend erhöht, sollte nach Zuckerkrankheit geforscht werden.

Vergessen Sie bei der Zusammenstellung Ihres Speisenplanes nicht Fleisch, Fisch und andere tierische Produkte, suchen Sie nach Rezepten mit Getreide, probieren Sie als Zutaten nährstoffreiche Keime und Sprossen sowie Algen- und Sojaprodukte.

Das sollten Sie trinken:
• maximal einen halben Liter Milch (vorzugsweise Mager- oder Buttermilch) am Tag
• und weitere eineinhalb Liter in Form von Mineralwasser (möglichst magnesiumreich), Früchtetees oder zuckerarmen Obstsäften.
Von Bier ist wegen Alkoholgehalt und hoher Kalorienzahl abzuraten. Ebenso ist abzuraten von schwarzem Tee und Kaffee, da beide die Aufnahme von Eisen aus dem Darm bremsen.

Auch wenn Sie nicht von Durst geplagt werden: Trinken Sie ausreichend; die Durchspülung der harnableitenden Wege ist jetzt besonders wichtig.

SO STELLEN SIE IHRE VOLLWERTIGE ERNÄHRUNG ZUSAMMEN

• Lebensmittel so vielseitig wie möglich auswählen und auf fünf Mahlzeiten verteilen.

• Pflanzliche Nahrungsmittel so frisch wie möglich einkaufen.

• Täglich reichlich Gemüse, Obst und Salate roh essen und sehr gut kauen

• Vollkornprodukte wie Brot, Müsli, ungeschälten Reis und Hülsenfrüchte in den Speiseplan einbauen

• Sojaprodukte und Bierhefe nicht vergessen!

• Milch und magere Milchprodukte: Buttermilch oder Magermilch, magere Käsesorten, Magerquark als Brotbelag oder zwischendurch

• Nüsse, Kerne, Trockenobst als tägliche Zwischenmahlzeiten

• Seetang und Seealgenprodukte wenigstens probieren!

• Würzen: mit jodiertem Salz (sparsam!), mit Kräutern, Gewürzen und Hefeextrakt

Wichtig: ausreichend trinken – täglich eineinhalb Liter magnesiumreiches Mineralwasser, zuckerarme Obstsäfte, Kräuter- und Früchtetees, bis zu einem halben Liter Milch.

Schützen Sie sich vor Toxoplasmose

Toxoplasmose ist eine Infektionskrankheit, deren Erreger Parasiten (Protozoen) sind, die sich bei Übertragung auf Ihr Kind in sämtlichen Organen, bevorzugt aber im Gehirn, in der Ader- und Netzhaut der Augen und in der quergestreiften Muskulatur (Gesichtsmuskeln, Muskeln in Kehlkopf, Schlund, Mittelohr und Augen) ansiedeln können und schwere Schädigungen dieser Organe bewirken.

Eine Erstinfektion der Mutter in der zweiten Hälfte der Schwangerschaft bedeutet eine starke Gefährdung des Ungeborenen durch Übertragung der Krankheitserreger über die Placenta.

Frauen, die bisher noch keine Toxoplasmose hatten, sollten während der Schwangerschaft rohes Fleisch, Tartar oder blutig gebratene Steaks meiden. Diese Nahrungsmittel können für sie zum Risiko werden, weil Toxoplasmose-Infekte meist aus rohem Fleisch stammen.

Vorsicht geboten ist auch im Umgang mit Katzen, ganz besonders mit jungen Kätzchen. Bei Infizierung eines Tieres mit dem Toxoplasmose-Erreger können diese zum Beispiel beim Reinigen des Katzenklos übertragen werden!

Lassen Sie in der Zeit Ihrer Schwangerschaft Ihre Katze nicht mit anderen, eventuell fremden Katzen spielen und besuchen Sie jetzt keine Freunde, die ein neues Kätzchen bekommen haben.

Haben Sie schon lange eine Katze und ist diese entweder gesund oder haben Sie beide (die Katze und Sie) die Infektion längst hinter sich gebracht, besteht kein Risiko mehr für Ihr Kind.

Zur sicheren Feststellung der Immunität gegen Toxoplasmose sollte der Arzt eine Antikörperbestimmung durchführen.

LISTERIOSE

Listerien sind weit verbreitete Bakterien, die unter anderem in Rohmilchkäse, Rohmilch, rohem Fleisch und Geflügel, aber auch in länger gelagertem Salat und Gemüse vorkommen.
Eine Erkrankung äußert sich bei der Mutter meist nur durch leichtes Fieber, beim Baby kann es den Tod oder eine Behinderung zur Folge haben, wenn nicht sofort mit Antibiotika behandelt wird. Die beste Vorbeugung gegen Listeriose ist, auf Rohmilch und Rohmilchkäse, Käsesorten mit Oberflächenschmiere, Weichkäse und halbfesten Schnittkäse und luftgetrocknete Fleischspezialitäten (Salami, Schinken, Bündener Fleisch) zu verzichten. Rohes Fleisch und Geflügel wie Tartar und Carpaccio sind tabu. Fertig geputzte, abgepackte Salate lieber nicht verwenden. Listerien werden beim Kochen zerstört. Durchgegarte Nahrung ist also listerienfrei. Bei Käse können Sie auf Hartkäse wie Gouda, Emmentaler, Cheddar, Comté oder Manchego ausweichen. Entfernen Sie immer die Rinde. Bei Aufschnitt ist Brühwurst und gekochter Schinken am unbedenklichsten – oder heiß geräucherte Würste. Sie sehen: es gibt genug Alternativen. Auf frisch geputztes, gründlich gewaschenes Gemüse als Rohkost sollten Sie keinesfalls verzichten.

Spaß und Erleichterung durch Schwangerengymnastik

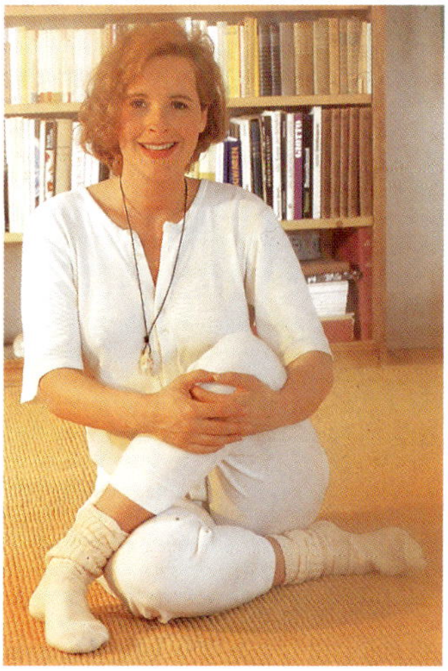

Die wichtigste Übung der Schwangerschaftsgymnastik ist, zu lernen, sich richtig zu entspannen.
Wenn die Wehentätigkeit einsetzen wird, aber auch schon in den letzten Wochen davor, wird es Ihnen guttun, wenn Sie in einer für Sie angenehmen Haltung abschalten und entspannen können.

Die Schwangerengymnastik ist eine der Beschäftigungen, an denen wohl jede schwangere Frau Spaß hat – außerdem ist sie unter dem Aspekt der Geburtsvorbereitung äußerst sinnvoll (→ »Die Geburtsvorbereitung«, Seite 154). Die richtigen Übungen wirken sich auf das Befinden der Schwangeren wohltuend aus, sie lernt, sich richtig zu entspannen, richtig zu atmen und erfährt dabei, wie sie sich und Ihrem Kind damit den Geburtsvorgang erleichtern kann.
Darüber hinaus kann die Gymnastikstunde zu einer fröhlichen Abwechslung in den doch manchmal beschwerlichen Wochen werden. Sie bietet Ihnen die Möglichkeit, sich mit Frauen in gleicher Situation auszutauschen, Fragen und kleine Sorgen loszuwerden oder andere Frauen aufzumuntern. Sie fühlen sich nicht mit »Ihrer« Schwangerschaft alleingelassen, sondern sehen bei dieser Gelegenheit auch, wie andere diese Zeit gestalten und bewältigen. Außerdem tut so ein kleiner »Tapetenwechsel« der Psyche immer gut.

Horrorgeschichten aus der Geburtshilfe sind dabei unschöne Themen. Leider lieben manche Teilnehmerinnen solche »Gruselerzählungen«, vielleicht um sich interessant zu machen. Sie ängstigen damit aber andere Schwangere. Angstmachende Berichte entbehren meist jeglicher realen Grundlage und gehören nicht in eine solche Runde. Alle Teilnehmerinnen sollten sich auf eine fröhliche Stunde der Begegnung freuen können, und die Leiterinnen solcher Kurse müssen versuchen, bedrohliche Themen gar nicht erst aufkommen zu lassen.

Viele verschiedene Institutionen bieten Ihnen Rat an, viele auch Hilfe in Form von Kursen, Broschüren, Heften, Büchern und unterschiedlichsten Ideen und jede Menge Übungen, die Ihnen guttun sollen.

Drei grundlegende Dinge sind das Ziel der Schwangerengymnastik:
1. Beschwerden und Störungen während der Schwangerschaft sollen verhindert oder gemildert werden durch
• Erhalt oder Verbesserung körperlicher Beweglichkeit,
• Lockerung und Kräftigung einiger Muskelgruppen,
• Verbesserung des Bewegungsumfanges wichtiger Gelenke,
• Beschleunigung der Blutzirkulation, vor allem in den Beinen.
2. Bei der Geburt sollte die Frau fähig sein, sich zu entspannen. Entspannung verringert den Schmerz und lockert den Verschluß, der sich öffnen muß, und sie verbessert außerdem die Durchblutung im kleinen Becken. Entspannung bewirkt auch, daß die Gebärmutter bei ihrer schweren Arbeit nicht gestört wird.
3. Ihr Selbstbewußtsein soll zunehmen. So erhöht sich auch Ihr Wohlbefinden während der Schwangerschaft, die dadurch positiver erlebt wird. Selbstbewußtsein mindert Verkrampfung und fördert die Fähigkeit, sich zu entspannen. Damit hat sich der Kreis geschlossen.

Stärkung und vor allem Lockerung der Muskulatur, nicht Training oder das Erreichen von Fitneß, sind die Übungsziele der Schwangerengymnastik.

Sind Sie sportlich oder unsportlich?

Wenn es Ihnen aber widerstreben sollte, Gymnastik zu machen, kann ich Ihnen sagen: Seit undenklichen Zeiten haben Frauen ohne jede spezielle Gymnastik ihre Kinder zur Welt gebracht – die unsportlichste aller Frauen bekommt ihr Kind oft leichter als die meisten durchtrainierten Sportlerinnen.

Sie können keine Muskeln für die Geburt »trainieren«, denn Muskeln kann man nicht im voraus trainieren und dann abwarten, bis man sie braucht: Läßt man einen trainierten Muskel zwei Wochen untrainiert, schwindet die gewonnene Kraft. Dennoch fordert man Schwangere zu muskelstärkenden Übungen auf, auch wenn ein bis zwei Monate vor der Entbindung solche Übungen von der Hochschwangeren nicht mehr durchgeführt werden können und auch nicht sollten.

Jede Schwangere geht in die Geburt mit der Kraft, die sie von Natur aus hat und die vor den Schwangerschaftsübungen bestand – man kann Muskeln nicht auf Vorrat trainieren.

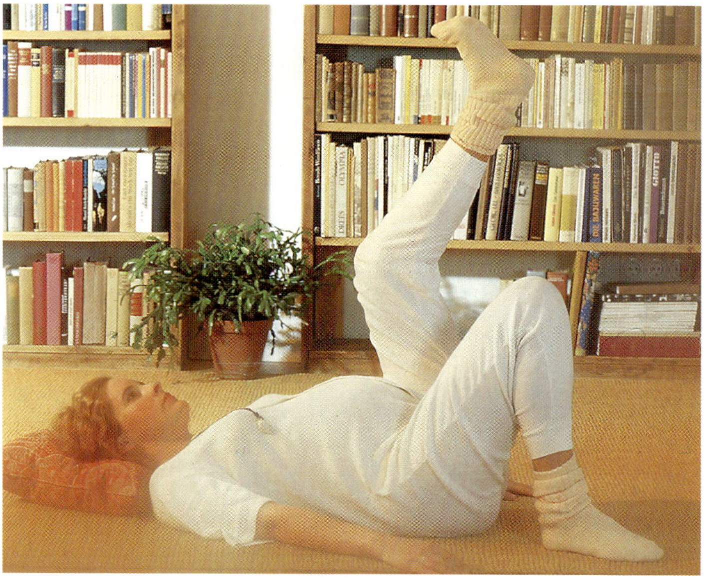

Jede Übung, bei der die »Bauchpresse« geübt wird oder bei der die Luft angehalten werden muß, ist in der Spätschwangerschaft riskant, schädlich und überhaupt für Schwangere problematisch.

Körperliche Tüchtigkeit ist die Folge einer sportlichen Einstellung, einer Veranlagung, vielleicht Begabung, die jemandem schon vor der Schwangerschaft zu eigen ist – oder eben nicht. Keine Schwangerengymnastik wird daran etwas ändern, schon gar nicht nur zwölf Übungsstunden. Wenn Sie also zu den »unsportlichen« Frauen gehören, brauchen Sie sich keine Sorgen zu machen. Ihre psychischen Kräfte sind gefordert, und darin können Sie mancher Athletin überlegen sein. Ein schlechtes Gewissen zu haben, weil die Übungen nicht so »klappen« oder weil man nicht »eisern« dabei war, ist also ganz gewiß unnötig.

Der Natur vertrauen

Jede Frau, die aufrecht gehen kann, schwimmen, radfahren und wandern, hat genügend Bauchmuskeln, um während der Geburt ausreichend zu pressen.

Übungen, die einer schwangeren Frau Sportlichkeit abverlangen, vor allem aber Übungen mit komplizierten Anleitungen sind für Sie jetzt nicht günstig, denn bei der Geburt sind keinerlei komplizierte Bewegungsabläufe nötig.

Die Geburt eines Menschen ist abgesichert durch Automatismen, durch Abläufe, die »von selber gehen«. Wenn es nicht so wäre, wären wir Menschen längst ausgestorben.
Nahezu die gesamte Arbeit bei der Geburt wird von der Gebärmutter geleistet, und kein einziger Muskel sonst, außer der Atemmuskulatur, wird gebraucht. Das gilt für die gesamte Eröffnungsperiode. Die Kraft der Gebärmutter ist nicht trainierbar.
Die Austreibungs- und Preßphase dauert nur etwa 15 bis 30 Minuten. Der Preßdrang ist unwiderstehlich, er muß nicht geübt werden.

Die Übungen sollten einfach und überschaubar sein. Das gilt auch für alle Übungen, die sich mit der Geburt beschäftigen – eine Frau, die während der Geburt darüber nachdenkt, was sie wann wie machen muß, kann sich nicht entspannen. Das ist nicht günstig und auch nicht nötig. Kein einziger Ablauf bei der Geburt muß geübt werden, denn alles, was man eventuell nicht richtig macht, korrigiert die Hebamme. Sie ist diejenige, die etwas können muß, nicht die werdende Mutter.

Das einzige, worum zusätzlich zu bemühen sich lohnt, ist die Fähigkeit zur Entspannung bei ruhiger, tiefer, natürlicher Atmung.

Das wird Ihnen guttun

Ob Sie nun Anschluß in einer netten Schwangerengymnastikgruppe gefunden haben oder sich lieber hin und wieder zu Hause für ein paar Minuten Zeit für Gymnastik nehmen wollen – die folgenden Tips sollen Ihnen helfen, das Beste für sich zu machen:

- Legen Sie bei der Schwangerengymnastik Wert auf die Atem- und Entspannungsübungen! Wer sich am besten entspannen und richtig atmen lernte, ist die »Gewinne-

WAS DIE SCHWANGEREN-GYMNASTIK NICHT BEWIRKT

Viele Begleittexte, die in manchen Gymnastikbüchern zu bestimmten Übungen »erfunden« werden, sind fehlerhaft und können falsche Vorstellungen erwecken.

Da gibt es Anleitungen, die versprechen, »das Becken wird geöffnet«. Keine einzige Übung kann das Becken öffnen. Das wäre auch schlimm, denn eine Frühgeburt wäre die Folge. Jede durch Training verstärkte Muskelfaser verschließt eher den Beckenboden.

Auch der Satz »diese Übung lockert Ihre Wirbelsäule« ist unsinnig, denn eine gelockerte Wirbelsäule hätte ebenfalls üble Folgen. Übungssinn kann es im Gegenteil nur sein, die Wirbelsäule zu festigen, gelockert wird nur die verspannte Rückenmuskulatur.

Und keine gymnastische Übung oder Massage kann die Entstehung von Schwangerschaftsstreifen bremsen. Schwangerschaftsstreifen entstehen durch Abbau elastischer Fasern und Bindegewebszellhemmung (bei entsprechender Veranlagung) durch die Wirkung von Hormon aus der Nebennierenrinde (Cortisol → »Beschwerdenkatalog«, Seite 148).

rin« eines Kurses, nicht, wer sich am eindrucksvollsten verbiegen konnte.

- Die »Übungen«, die Sie bei der täglichen Erledigung Ihres Haushaltes machen, bei täglich abwechselndem Radfahren, Wandern/Spazierengehen, Schwimmen, sind Sport genug, um Sie körperlich für die Geburt fit zu halten (→ Kapitel »Darf ich Sport treiben?«, Seite 143).
- Nehmen Sie das Beste aus diesen Übungen mit nach Hause und auch ins Büro.
- »Rüsten« Sie sich mit ein bis zwei kleinen Kissen, damit Sie auch am Arbeitsplatz nach Möglichkeit Entspannungs- und Atemübungen machen können.
- Vermeiden Sie alle Übungen, bei denen Sie pressen und die Luft anhalten sollen, und alle, bei denen Sie die Unterschenkel länger als nur einen Moment abknicken müssen (Hocken und Schneidersitz!).
- Bekämpfen Sie Kreuzschmerzen nicht mit Kraftübungen. Lassen Sie sich die schmerzhaft verspannten Rükkenmuskeln von Ihrem Partner massieren, und machen Sie Übungen zur Lockerung dieser Rückenmuskeln.
- Suchen Sie sich aus jeder Gruppe eine Lieblingsübung aus, und machen Sie diese wenigen Übungen regelmäßig, möglichst jeden Tag.
- Wenn Sie dann in den Gymnastikstunden für Schwangere alle Übungen mitmachen, die Ihnen gefallen, und wenn Sie dann auch noch tanzen, radfahren, schwimmen und spazierengehen, haben Sie neben Haushalt und Beruf mehr als ausreichend Bewegung.
- Denken Sie immer daran, bei der Geburt brauchen Sie nichts zu können, außer entspannt zu atmen.

Übungen für zu Hause

Diese einfachen Übungen können Sie zu Hause ohne Anleitung machen. Sie dienen der Entspannung, der ruhigen Atmung und der Lockerung Ihrer Rückenmuskeln. Weitere Übungen machen Sie bitte nur nach Anleitung Ihrer Schwangerenkursleiterin. Sie werden

Alle Übungen sind darauf ausgerichtet, die Muskulatur im Bauch-, Becken- und Rückenbereich wieder wahrzunehmen und sie zu lockern durch Anspannung und Entspannung, denn viele Beschwerden während der Schwangerschaft entstehen durch Verkrampfung dieser tragenden und stützenden Muskelbereiche.

sich sicherlich gut fühlen, wenn Sie dabei Übungen aussuchen, die das Ziel der folgenden fünf Übungsgruppen unterstützen.
Jede der Übungsgruppen verfolgt ein anderes Ziel, aber jede kann Ihnen helfen, sich während der Schwangerschaft wohlzufühlen und für die Geburt gerüstet zu sein:

- Atemübungen, die Sie stehend, sitzend oder liegend, mit oder ohne Heben und Senken der ausgestreckten Arme ausführen können,
- Entspannungsübungen im Sitzen, in Seiten- oder Rückenlage,
- Übungen für die Bauch-und Rückenmuskeln, mit denen Sie diese Muskelgruppen spannen und entspannen, einzeln und gemeinsam strecken und verkürzen. Darüber hinaus können Sie die Wirbelsäule gegen größeren oder kleineren Widerstand biegen und strecken.
- Dann gibt es Übungen für die Beweglichkeit in den Hüftgelenken.
- Zuletzt gilt es noch, die Blutzirkulation in den Beinen zu beschleunigen und die Venenwände gleichzeitig zu entlasten.

Keine Übungsgruppe beschäftigt nur eine Muskelgruppe oder nur Gelenke, das ginge gar nicht. Mehr oder weniger bewegt sich, spannt und entspannt sich immer der ganze Körper.

Entspannungs-Übungen

Sich bei tiefer, ruhiger Atmung zu entspannen, ist nicht immer leicht.
Doch wenn es Ihnen gelingt, Entspannung jetzt in der Schwangerschaft (wieder) zu lernen, wird es Ihnen nicht nur helfen, sich während der Geburt zu entspannen – es wird Ihnen mit dieser Fähigkeit auch später in unserer Welt, die immer mehr von Hektik und Leistungsdruck bestimmt wird, gelingen, sich wieder wohl und geborgen zu fühlen.

Entspannungsübungen als Weg zurück zu einer natürlichen, aber verlernten Fähigkeit sind daher das Wesentliche, das die Schwangerengymnastik so wichtig macht. Die beiden folgenden Entspannungsübungen stehen am Anfang, weil Entspannung entscheidend ist. Es reicht, wenn Sie sich immer wieder in diesen beiden Haltungen entspannen, am besten täglich. Wenn Sie aber noch andere Übungen machen, sollten Sie das Üben immer mit diesen Entspannungsübungen beenden.

Zur Atmung

- *Bei allen Übungen sollten Sie immer bei der Anspannung ausatmen. Die Spannung der Bauch- und Rippenmuskeln drückt die Luft aus den Lungen. Dem soll man nicht entgegenarbeiten.*
- *Bei der Entspannung atmen Sie ein.*

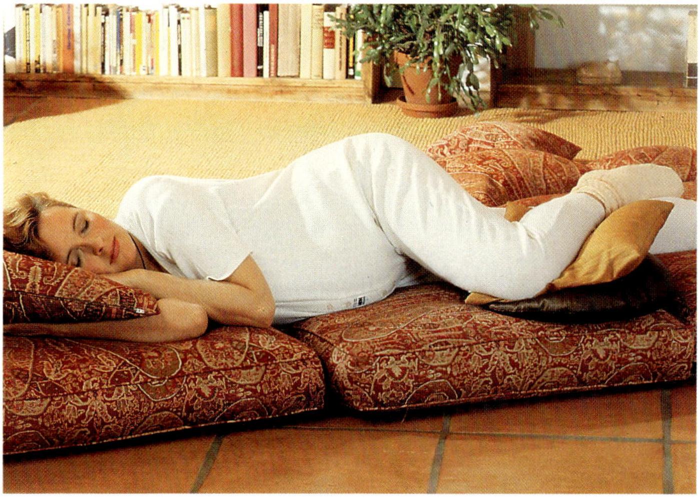

Wenn Sie auch sonst gymnastisches Training ablehnen, diese Entspannungshaltung dürfen Sie nicht auslassen.

Übung 1 – So wird's gemacht

Breiten Sie zuerst auf dem Boden eine Decke aus, und schauen Sie sich bitte die Abbildungen an. Sie zeigen die wichtigste aller »Übungen«.

- Sie ruhen auf der rechten Körperseite, so entlasten Sie das links liegende Herz.
- Ihr Kopf und das linke, leicht angezogene Knie ruhen auf einem oder zwei Kissen.

• Der rechte Arm ist locker nach hinten oder – nach Belieben – auch nach vorne geschoben.
• Das rechte Bein liegt lose gewinkelt.
• Unterarme und Unterschenkel folgen in etwa einer Richtung, liegen parallel.
• Schließen Sie die Augen. Spüren Sie in sich hinein, wie Ruhe Sie allmählich ausfüllt.
• Lassen Sie alle Glieder schwer und warm werden. Bleiben Sie so ruhig atmend, solange es Ihnen behagt. Keine Zugluft, kein Lärm soll Sie stören. Schlafen Sie ruhig ein.

Ist Ihre Zeit begrenzt, stellen Sie keinen laut schrillenden Wecker in Ihre Nähe, der Sie aufschreckt. Lassen Sie sich, wenn möglich, nach zehn, zwanzig oder dreißig Minuten sanft wecken. Tiefer ruhiger Schlaf wäre der Lohn für richtige Entspannung.

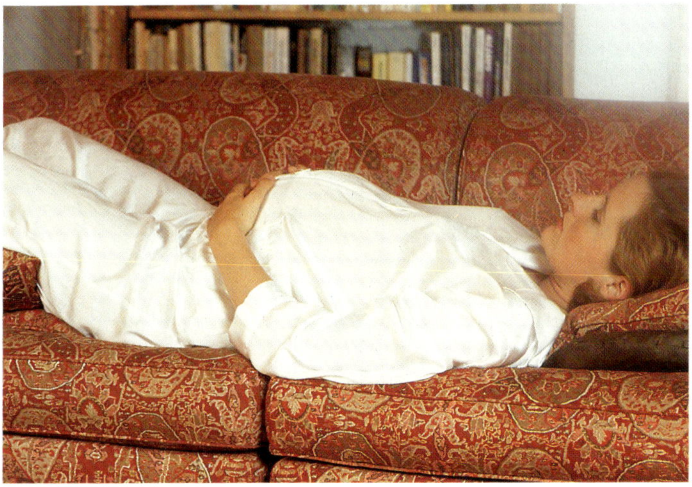

Richten Sie Ihre Übungszeiten so ein, daß weder Gedanken an etwas, das Sie noch tun müssen, noch vermeidbare Geräusche Sie stören.

Übung 2 – So wird's gemacht
• Legen Sie sich entspannt auf den Rücken, und atmen Sie mit geschlossenen Augen langsam und tief ein und aus. Der Brustkorb soll sich heben und senken, ebenso die Bauchdecken.

Die entspannte Rückenlage ist in der zweiten Schwangerschaftshälfte zunehmend weniger günstig, weil Größe und Gewicht der Gebärmutter den Blutrückfluß zum Herzen durch Druck auf die große Körpervene behindern.

Und noch etwas: Legen Sie sich nicht auf den flauschigen Teppichboden Ihrer Wohnung – er ist die Heimstatt der Staubmilben, deren Ausscheidungsprodukte die Hausstauballergie verursachen.

Ganz wichtig: gut atmen!

Der Atemrhythmus jedes Menschen ist so individuell wie sein Gesicht. Gedanken, Vorstellungen und Gefühle, aber auch unsere geistige und körperliche Verfassung beeinflussen unseren Atemrhythmus. In völliger Entspannung können wir dieses rhythmische Strömen als Bewegung und Ruhe wahrnehmen und auf uns wirken lassen.

Was ist Atmung? »Atmen ist Luft holen«. Nein, die Antwort ist nicht ausreichend. »Atmen ist Gasaustausch (Sauerstoff/Kohlensäure) über die Lunge«.
Können nicht aber auch Flächen atmen, und was bitte ist Hautatmung?
Und was bedeutet es, wenn wir sagen: »Eine Landschaft, ein Bild atmen Ruhe und Frieden«?
Senken wir die Verbrennungsvorgänge in unserem Körper durch ruhige Entspannung und atmen bewußt tief und gleichmäßig, unverkrampft und gelöst in frischer Luft, dann kann es gelingen, daß eine Harmonie zwischen Atemzentrum, Atmung und Stoffwechsel eintritt, die wir als wohlige Ruhe fühlen.

- Angst weicht von uns, friedlich liegen wir da, atmend.
- Zuversicht breitet sich aus in unserem Gemüt. Keine Mißempfindung stört unsere Gelöstheit.

Jetzt verstehen wir, warum für uns diese beiden Begriffe und Empfindungen so eng zusammengehören. Ruhe und Atmung. Ja, ein Bild, eine Landschaft können Ruhe atmen. Es findet ein Austausch statt zwischen dem Bild, dieser Landschaft, und unserem Gemüt.

Beruhigendes Atmen – So wird's gemacht
Üben Sie tiefes, bewußtes Atmen auch in leichter Aktivität.

- Stellen Sie sich fest mit leicht gegrätschten Beinen aufrecht auf den Boden.
- Tief einatmend heben Sie die Arme seitlich hoch.

ATMUNG

Atmung geschieht völlig passiv. Bei der tiefen, versorgenden Atmung werden Muskeln, Knochen und Organe rhythmisch bewegt: Die einströmende Atemluft füllt die Lungenflügel, die Rippenbögen weiten sich, das Zwerchfell senkt sich gegen den Bauchraum, die Bauchdecke wölbt sich vor. Darauf folgendes passives Verkleinern des Brustraumes – der Brustkorb senkt sich, das Zwerchfell wölbt sich wieder nach oben, die Bauchdecken ziehen sich nach innen – läßt die Luft wieder aus den Lungen strömen.

Wenn in unserem Körper Nährstoffe in Energie gewandelt werden, »verbrennen«, entsteht dabei Kohlensäure, ein Gas, das vom Blut in die Lunge und von dort mit der Atemluft aus unserem Körper hinaustransportiert wird. Umgekehrt muß Sauerstoff in den Kreislauf hineingebracht werden: Ohne ihn findet keine Verbrennung statt.

Sehr, sehr nahe an den Lungenbläschen strömt unser Blut vorbei. Dabei wandert Kohlensäure, von den roten Blutkörperchen herbeigebracht, in die Lungenbläschen. Ausatmend blasen wir sie weg, und einatmend spülen wir Sauerstoff in die Bläschen hinein, den die roten Blutkörperchen anstelle der Kohlensäure mitnehmen in alle Tiefen unseres Körpers, auf daß überall energieliefernde Verbrennung ablaufen kann. So schieben wir beim Atmen Luft an den Wänden der Lungenbläschen hin und her, entfernen Kohlensäure aus unserem Blut und führen ihm Sauerstoff zu – ausschließlich in den Lungenbläschen findet atmender Gasaustausch statt.

Woher wissen wir, zum Beispiel im Schlaf, daß wir atmen müssen? Das Atemzentrum überwacht den Säuregehalt des Blutes. Ohne Pause entsteht Kohlensäure in unseren Geweben, auch nachts. Unser ganzes Leben lang und ohne Pause müssen wir sie abatmen. Das Atemzentrum reizt die Atemmuskeln zur Bewegung. Je größer die körperliche Anstrengung, die Verbrennung, je größer also die anfallende Kohlensäuremenge, desto stärker das Signal an die Atemmuskeln, desto heftiger die Atmung.

Es ist also nicht der Sauerstoffmangel, der unsere Atmung anregt und Atemnot verursacht, sondern ganz allein der Kohlensäurespiegel in unserem Blut. Einen Sauerstoffmangel erkennen wir nicht, bemerken ihn eventuell nur durch das Empfinden von Müdigkeit.

Deshalb sollen wir darauf achten, bei frischer, sauerstoffreicher Luft zu atmen.

• Schauen Sie den Armen nach, legen Sie den Kopf leicht in den Nacken.
• Nach ein bis zwei Sekunden atmen Sie ganz ruhig und tief aus. Dabei beugen Sie den Oberkörper mit ausgestreckten Armen vor, Sie gehen leicht in die Knie und stützen die Unterarme für zwei Sekunden auf den Oberschenkeln ab.
Wiederholen Sie diese Übung mehrmals.
Die Lunge wird dabei tief belüftet, die Atemmuskeln trainiert.

Denken Sie daran, sich zwischen den Übungen ausreichend zu entspannen, dabei ruhig und tief durchzuatmen.

Variante
Sie können diese Übung auch im Sitzen auf einem Stuhl machen.

Bauch- und Rückenmuskeln lockern und stärken

Für die Bauchmuskeln 1 – So wird's gemacht
• Auf dem Rücken liegend heben Sie die Beine mit Radfahrbewegungen leicht vom Boden ab …
• … heben sie langsam höher – weiter »radfahrend« bis zur Senkrechten …
• … dann langsam senkend die Beine wieder zurück zum Boden führen.
• Sie atmen ruhig und tief ein, während Sie die Beine heben. Und Sie atmen langsam aus, während Sie die Beine senken.
• Nach einer Entspannungspause mit ruhiger Atmung beginnen Sie wieder von vorn.
Diese Übung fünf- bis zehnmal hintereinander durchführen.

Für die Bauchmuskeln 2 – So wird's gemacht
• Aus der Rückenlage heben Sie mit aufgestütztem linken Arm den Oberkörper und greifen mit der rechten Hand nach dem gestreckt gehobenen linken Bein. Dabei atmen Sie ein.
• Lassen Sie sich zurücksinken. Atmen Sie dabei langsam aus.

• Kurze Ruhepause, ruhig atmen.
• Jetzt mit der linken Hand zum rechten gestreckt gehobenen Bein greifen.
• Beim Zurücklegen ruhig ausatmen.
Diese Übung sollten Sie auch fünf- bis zehnmal wiederholen.

Für die Rückenmuskeln – So wird's gemacht
• Sie knien, auf die Hände gestützt, auf dem Boden.
• Atmen Sie langsam und tief aus und biegen Sie dabei den Rücken wie eine Katze rund nach oben und senken gleichzeitig den Kopf.

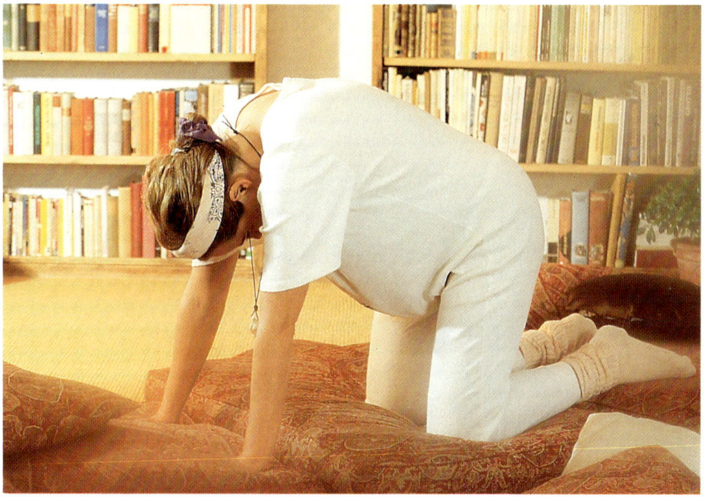

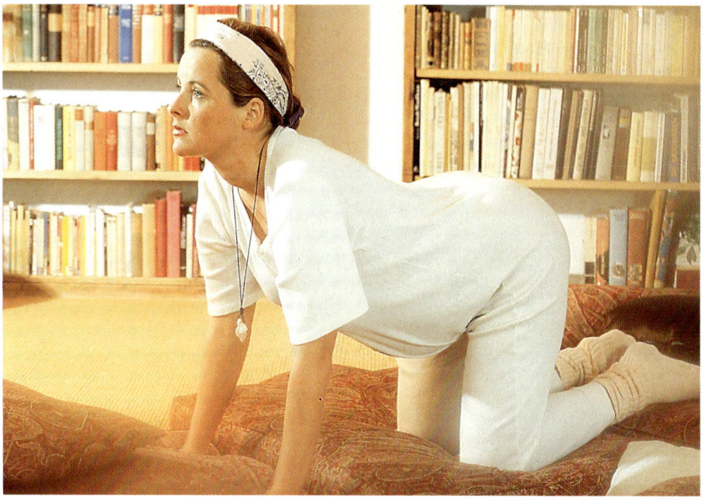

Beim Rundbiegen werden Sie das Strecken und Dehnen Ihres Rückens als wohltuende Gegenbewegung zur manchmal anstrengenden aufrechten Haltung empfinden; beim lockeren Senken lassen Sie alle Anspannung von sich fallen.

• Während Sie wieder einatmen, legen Sie den Kopf langsam in den Nacken und lassen den Bauch in Richtung Boden sinken, bis der Rücken hohl durchhängt.
• In dieser Stellung federn Sie zwei- bis dreimal durch.
• Langsam ausatmend machen Sie wieder den Katzenbuckel.
Auch diese Übung sollten Sie fünf- bis zehnmal ausführen.

Machen Sie diese Übung nicht ohne die Erlaubnis durch einen Orthopäden, wenn Sie einen Bandscheibenschaden haben!

Zur Entlastung des Rückens – so wird's gemacht
• Aus der Hohlkreuz-Hängebauchstellung, in die Sie einatmend kommen, lassen Sie sich ausatmend, ganz wie ein Taschenmesser, zusammenklappen.
• Entspannen Sie in dieser Haltung kurz (ein bis zwei Sekunden).
• Heben Sie sich erneut einatmend in die Hohlkreuzstellung.
Diese Übung ebenfalls fünf- bis zehnmal ausführen.

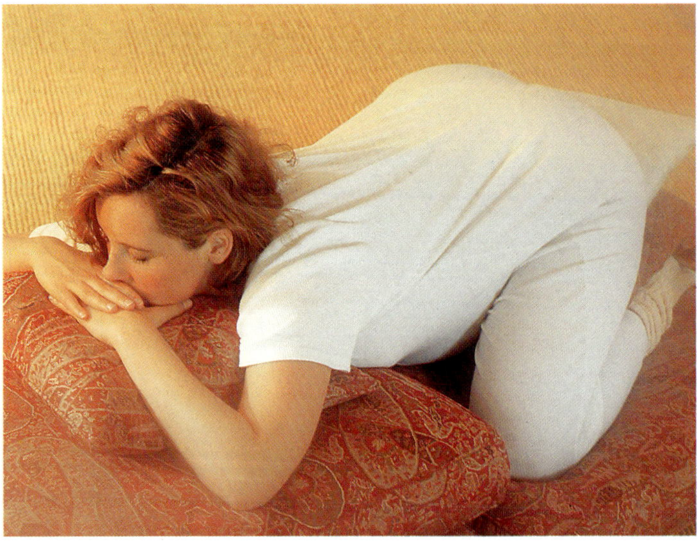

Diese Yoga-Übung eignet sich nur für die kurze Entspannung zwischen den Übungen oder wenn Ihnen das Kreuz wehtut, da in dieser Haltung durch das starke Abknicken der Beine auf Dauer die Blutzirkulation behindert wird.

Die Hüftgelenke beweglich halten

Übung 1 – So wird's gemacht:

• Legen Sie sich auf den Rücken, und strecken Sie die Beine aus.

• Ziehen Sie die Füße langsam ans Gesäß heran, und federn Sie dabei die Knie schwungvoll nach außen.

• Atmen Sie ruhig und tief ein und aus.

Diese Übung drei- bis fünfmal wiederholen.

Übung 2 – So wird's gemacht

Auf Knie und Hände gestützt erst das rechte, dann das linke Bein schwungvoll seitlich wegstrecken, hin und her, fünfmal nach jeder Seite.

Den Blutabfluß aus den Beinvenen fördern

Bei dieser einfachen Bewegung in Rücklage werden abwechselnd die Beine locker in die Höhe gestreckt, zusätzlich der Fuß winkend auf und ab bewegt. Dadurch läuft das Venenblut der Schwerkraft folgend leicht zum Herzen, was durch die »Muskelpumpe« der Waden noch gefördert wird.

Machen Sie die Übungen immer nur so oft und so intensiv, wie es das Stadium Ihrer Schwangerschaft ohne Beschwerden zuläßt.

So wird's gemacht

• In bequemer Rückenlage die Füße dicht beim Gesäß abstellen.

• Abwechselnd das rechte, dann das linke Bein locker nach oben strecken und zwei-, dreimal wippend mit dem Fuß winken.

• Beide Beine im Wechsel je etwa zehnmal nach oben strecken.

• Ruhiges, gleichmäßiges Atmen nicht vergessen!

Besonders dann, wenn Sie zu Krampfadern neigen, ist die Betätigung der Wadenmuskulatur eine wichtige Entlastung der Beinvenen. Das Anziehen und Strecken der Füße können Sie auch tagsüber machen, wenn Sie zum Beispiel am Schreibtisch sitzen – es ist immer eine fühlbare Erholung für die Beine.

12 Tips für Ihre Schönheit

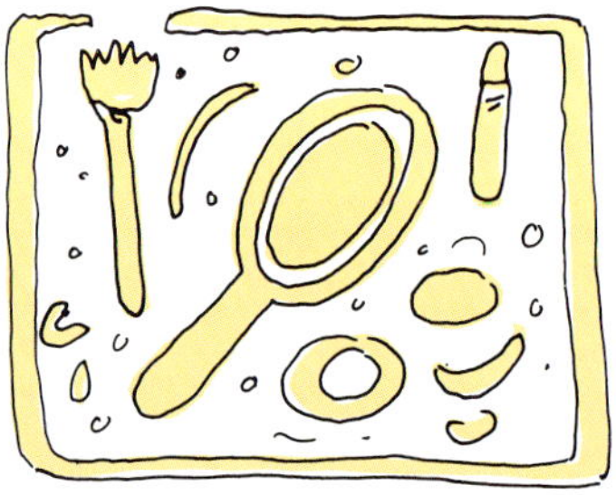

1 Eine gepflegte Frau

Die Pflege mit milden, möglichst hautneutralen Produkten ist jetzt besonders wichtig, um die natürlichen Schutzmechansimen Ihrer Haut gegen Bakterien und Infektionen zu aktivieren. Vermeiden Sie daher eine Reizung durch chemische Schaumbäder, Intimsprays und parfümierte Lotions.
In Naturkostläden und Reformhäusern finden Sie eine breite Palette an Naturkosmetika.

2 Der Bauch

Ein Massageöl auf Weizenkeimöl-Basis kann Ihnen jetzt Entspannung und Pflege zugleich bieten.
Wenn Sie Ihren Bauch zart massieren, bekommt Ihr Baby seine »Streicheleinheiten« und die Durchblutung Ihrer Haut wird gefördert. Schwangerschaftsstreifen (→ Seite 157) können Sie so zwar nicht verhindern, aber die Elastizität der stark beanspruchten Haut verbessern.

3 Das entspannt!

Ein entspannendes Bad gehört auch jetzt zur Schönheitspflege. Mit einem selbstgefertigten Zusatz aus einem Becher Sahne, gemischt mit einigen Tropfen einer aromatischen Essenz (Salbei, Lavendel oder ähnlich beruhigende Kräuter) können Sie auch hier auf »Chemie«, die häufig nicht deklariert ist, verzichten.
Wichtig: Wärme, also auch ein wohliges Bad, kann wehenfördernd sein und sollte bei vorzeitiger Wehenbereitschaft vermieden werden. Eine gute Alternative zur Entspannung und vor dem Einschlafen kann ein warmes Fußbad sein.

4 Ein neuer Haarschnitt?

Manche Frauen bekommen während der Schwangerschaft durch die vermehrte Östrogenproduktion besonders dichtes Haar. Sollten Sie an fettigem Haar leiden, können ein neuer, pflegeleichter Schnitt oder eine frische Dauerwelle hilfreich sein. Sie werden auch nach der Geburt froh sein, wenn die Frisur schnell fertig ist, denn das Baby wird Ihre Zeit stärker beanspruchen als Sie vielleicht ahnen! Zur Haarwäsche verwenden Sie am besten ein mildes, reizfreies Shampoo, das die Kopfhaut schont und dadurch die Talgproduktion nicht weiter anregt.

5 Pickeln keine Chance geben

Wenn Sie unter Hautunreinheiten leiden, helfen oft schon regelmäßiges Peeling und konsequente Reinigung der Haut mit Hilfe von schonendem Reiniger und einem sanften Bürstchen.
Bei Akne sollten Sie die Verträglichkeit aller Mittel mit Ihrem Arzt und einer erfahrenen Kosmetikerin absprechen (Vitamin-A-Säure und Antibiotika auf keinen Fall anwenden!).

6 Mit Phantasie und Pfiff gekleidet

Sie werden sicher schon um der Bequemlichkeit willen leichte Kleidung aus atmenden Materialien bevorzugen. Das Angebot an »Umstandsmoden« ist groß, aber nicht immer lohnt die Extra-Anschaffung: oft tut es ein weites Sweatshirt, eine Jogginghose mit lockerem Gummi-

zug genauso. Ein weiter Mantel mit abnehmbarem Gürtel kann auch nach der Schwangerschaft weitergetragen werden.
Bei den Schuhen sollten Sie wegen der besseren Durchblutung Ihrer Beine und zur Schonung Ihrer Wirbelsäule auf hohe Absätze verzichten (→ Krampfadern, Seite 148).

7 Ein anderer Typ

Vielleicht stellen Sie überrascht fest, daß sich Ihr Farbgeschmack geändert hat: Geben Sie dann ruhig dem Impuls nach, ein leuchtend gelbes T-Shirt zu kaufen, das Sie jetzt vielleicht stärker anspricht als ein weißes oder rotes. Psychologen wissen, daß die Farben unserer Kleidung nicht nur unsere Stimmungen widerspiegeln, sondern ganz entscheidend auch zu unserem Wohlbefinden beitragen.
Sie sollen sich wohlfühlen in Ihrer Haut! Daher gibt es auch keinen Grund, warum Sie jetzt auf Make-up verzichten sollten.
Denken Sie aber daran, daß über Ihre Haut allergiefördernde und belastende Chemikalien zum Kind gelangen könnten, und verwenden Sie hautverträgliche, schonende Kosmetika.

8 Chic im Schwimmbad

Da Schwimmen als Ausgleichssport für nahezu alle Schwangeren sehr empfohlen werden kann, lohnt es sich vielleicht, einen neuen Badeanzug anzuschaffen. Er sollte den Busen stützen und über dem Bauch schön dehnbar sein.

9 Viel Spazierengehen

Zu den wichtigsten Schönheitsmitteln während der Schwangerschaft gehören Abbau von Streß und Entspannung. Sehr erholsam können Spaziergänge sein – schön, wenn Sie die Möglichkeit haben, dabei abseits vom Straßenlärm wirklich frische Luft zu atmen. Der Sauerstoff kommt Ihrem Kreislauf ebenso wie dem wachsenden Kind zugute.

10 Schwanger durch den Sommer

Wenn Sie während des Sommers schwanger sind, sollten Sie sich möglichst im Halbschatten aufhalten, nie ungeschützt an der prallen Sonne. Legen Sie häufiger kleine Erholungspausen ein, wenn es heiß ist. Kalte Güsse oder Umschläge für Beine und Arme helfen der Durchblutung und sind gut gegen angeschwollene Gelenke.

11 Mal ein Armbad oder Fußbad

Wer sich jetzt manchmal müde und abgespannt fühlt, sollte auf ein altes »Hausmittel« zurückgreifen: Baden Sie Ihre Unterarme für ein paar Momente in kaltem Wasser. Ein Wechselfußbad abends macht auf natürliche Weise schön müde und unterstützt den erholsamen Schlaf.

12 Strahlend schöne Zähne

Ihr Zahnfleisch ist jetzt verletzlicher geworden, es entzündet sich leichter, auch Karies kann Ihnen jetzt mehr zu schaffen machen (→ »Zahnschäden«, Seite 153). Überwinden Sie etwaige Ängste und gehen Sie während der Schwangerschaft mindestens zweimal zum Zahnarzt – es ist wirklich wichtig. Putzen Sie sehr sorgfältig nach jeder Mahlzeit (auch Zwischenmahlzeit) Ihre Zähne: Geben Sie Kariesbakterien keine Chance! Wenn Sie nun noch Ihre Ernährung umstellen (→ »Richtig essen – aber wie?«, Seite 83) und faserreiche Kost wie Gemüse, Obst und Vollkornbrot genüßlich kauen und den Zähnen keine starken Temperaturschwankungen zumuten, wird die Schwangerschaft Sie keinen Zahn kosten.

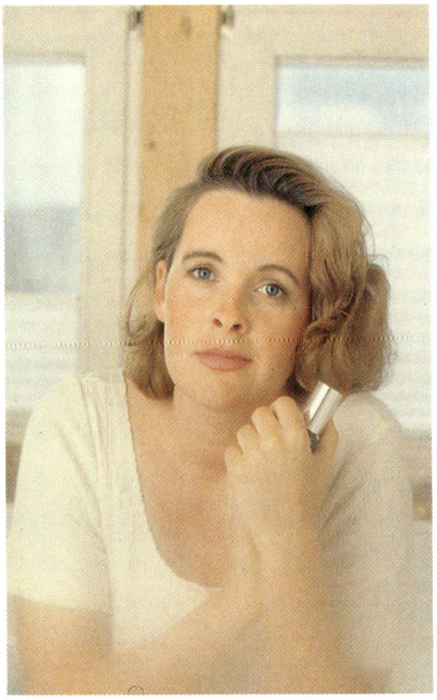

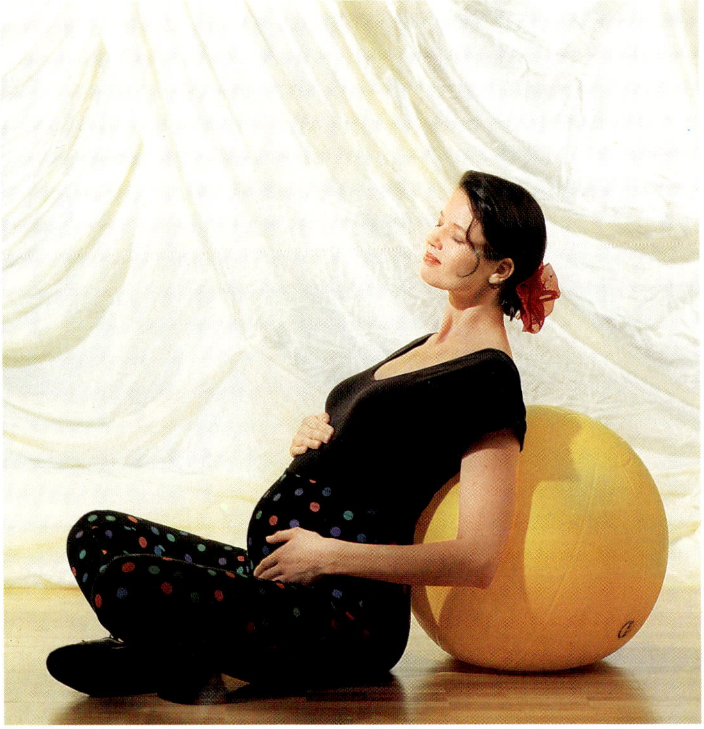

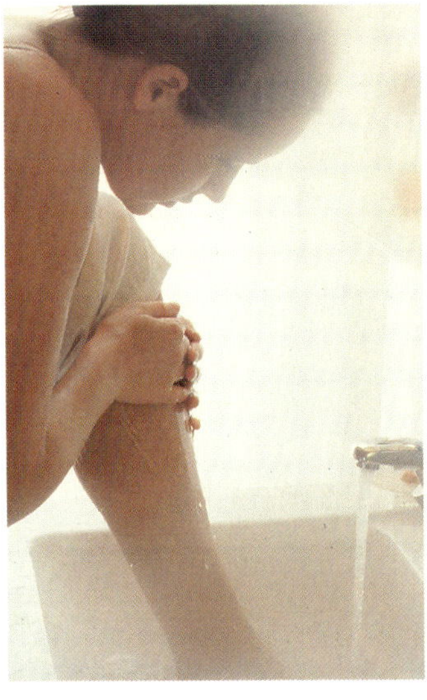

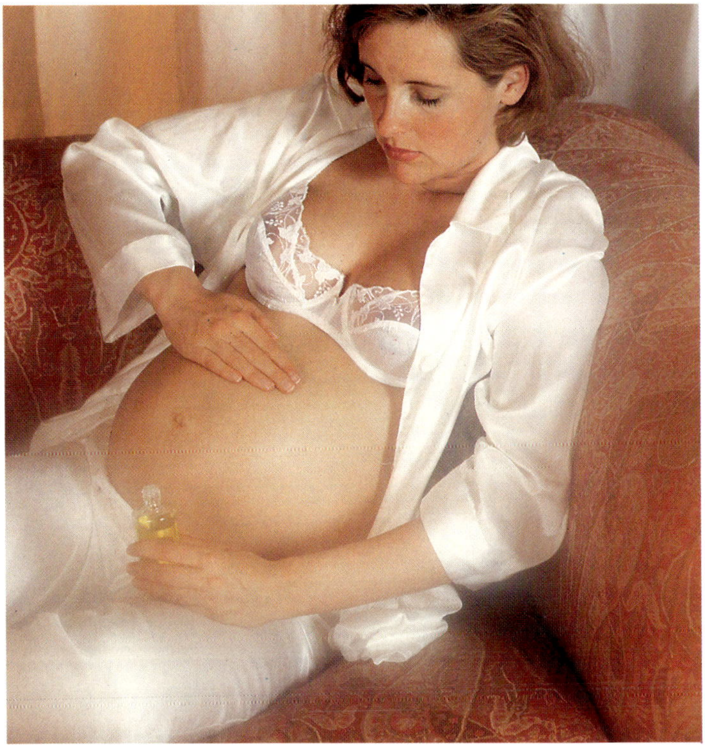

Spätestens mit Beginn des Mutterschutzes, sechs Wochen vor dem errechneten Geburtstermin, haben Sie sicher die Zeit, um ohne Hetze in jeden neuen Tag starten zu können.

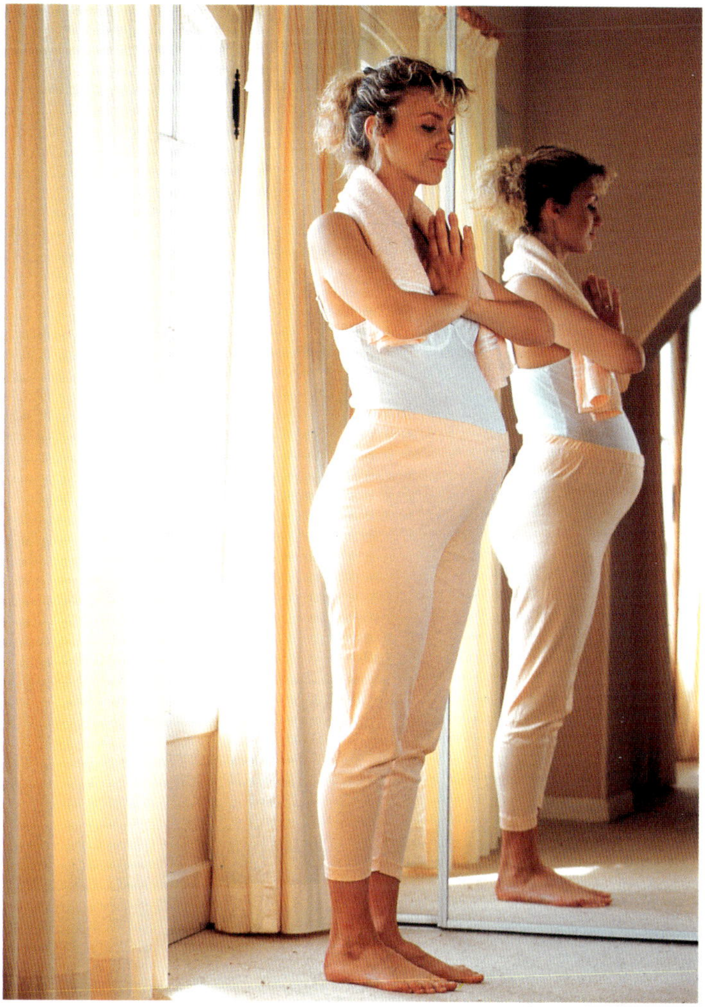

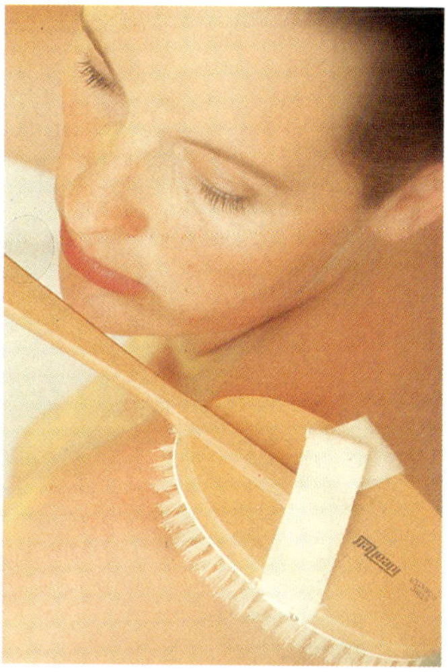

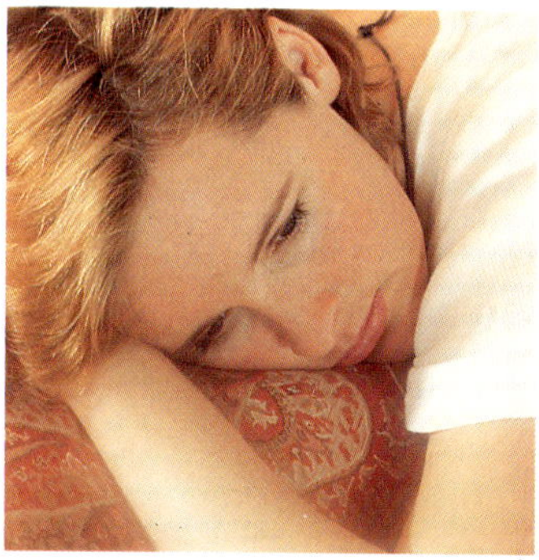

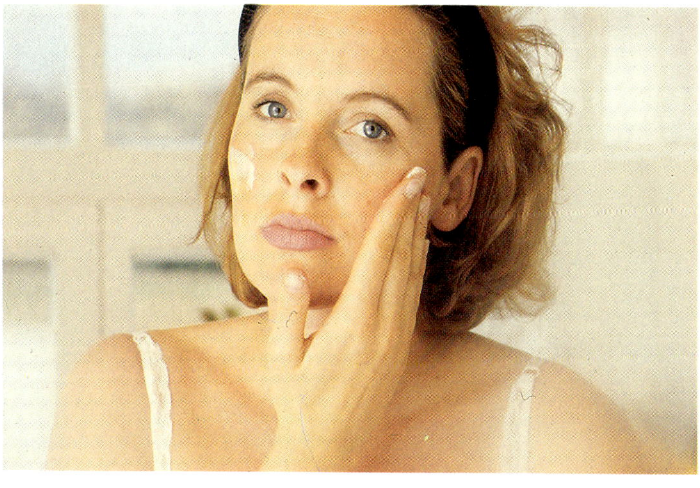

Nutzen Sie die letzten Wochen vor der Geburt, sich allein oder in Gesellschaft anderer Gutes zu tun – verwöhnen Sie sich mit ausgiebiger Körperpflege, sanfter Gymnastik und mit Meditation. Ihre Freude und Ihre Entspannung werden auch Ihrem Kind wohltun.

Erholungsreisen

Was könnte bei einer Reise für mich denn zu einem Risiko werden?« fragen Sie sich vielleicht, »wir leben ja nicht mehr im Zeitalter der Postkutsche!«
Das stimmt. Sie sollten sich aber im Interesse des Kindes durch eine Reise nicht einem erhöhten Erkrankungsrisiko sowie Verletzungsgefahren aussetzen.
Die Reise sollte daher keine klimatischen und keine erhöhten körperlichen Belastungen mit sich bringen, und Sie dürfen sich durch eine Reise nicht die Möglichkeit rascher, ärztlicher Hilfe nehmen.
Dies gilt auch, wenn vorher alles auf eine problemlose Schwangerschaft hindeutet. Ärzte wissen, daß Störungen unvorhergesehen und auch von der Schwangeren selbst unbemerkt auftreten können.
Deshalb lohnt es sich für Sie, vor jeder Reise erst einmal folgendes abzuklären:

- Wie weit ist die Schwangerschaft fortgeschritten – in welcher Woche bin ich?
- Gab es bisher Probleme?
- Wie soll die Reise vor sich gehen?
- Wieviele Stunden dauert die Fahrt?
- Wo liegt mein Reiseziel?
- Was könnte während der Fahrt oder am Ziel zum Risiko werden?

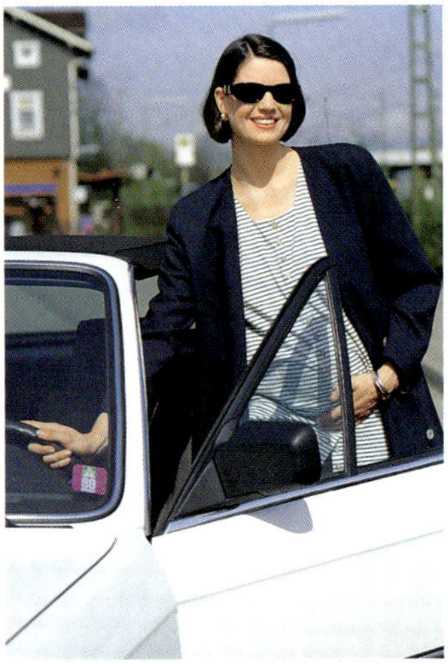

Wenn es unvermeidbar ist, daß Sie selbst Auto fahren, stellen Sie sich mit Fahrgeschwindigkeit und Fahrverhalten auf die Tatsache ein, daß Sie jetzt schwangerschaftsbedingt eine längere Reaktionszeit haben.

Was ist zu tun?

Heißt das nun, eine schwangere Frau sollte sich überhaupt nicht aus dem schützend-überwachenden Bereich ihrer Entbindungsklinik und ihres betreuenden Arztes entfernen?
Bedenkt man das vorher Gesagte in Ruhe und ohne Emotionen, und fordert man für sich und besonders für sein wachsendes Kind die größtmögliche Sicherheit, so müßte man antworten: Ja, eine Schwangere sollte nicht verreisen, wenn auf einer Reise die folgenden Risiken auftreten können:

Risiken durch Reisestreß

• Angst beim Fliegen sowie der Kabinendruck, der etwa dem Luftdruck in 1800 bis 2400 Metern über Meereshöhe entspricht und deshalb sauerstoffärmer als gewohnt ist, können für »labile« Schwangerschaften Probleme bringen.

• Stundenlange Vibrationen auf schlechten Straßen in Auto oder Bus, aber erst recht auf einem Motorrad, manchmal sogar auf einem Schiff, bedingt durch den Motor oder die Wellen, können vorzeitige Wehen auslösen.

• Im Auto, in einem Stau, im Flugzeug oder auf einem Schiff kann man bei auftretenden Problemen, zum Beispiel bei Blutungen, Wehen oder Blasensprung, kaum Hilfe holen oder einen Arzt und Medikamente erreichen.

• Riskante Fahrtechniken des Autofahrers oder problematische Strecken verursachen der begleitenden Schwangeren Streß, bergen überdies ein Verletzungsrisiko.

Risiken bei Fernreisen

• Die routinemäßig fällige ärztliche Überwachung, die in folgendem Rhythmus stattfindet, ist nicht gewährleistet:
– bis zum Ende des 6. Monats alle vier Wochen,
– bis zum Ende des 9. Monats alle vierzehn Tage,
– im letzten Schwangerschaftsmonat jede Woche.
Bedenken Sie bitte, daß ärztliche Versorgung nicht in jedem Land überall verfügbar ist.

• Am Zielort können ein drastisch anderes Klima und schlechte hygienische Verhältnisse herrschen, die zu Kreislaufstörungen und Durchfällen führen.

• Besonders in fernen Ländern drohen uns Mitteleuropäern Erkrankungen durch Insekten, Parasiten, Bakterien. Nicht alle dann erforderlichen Therapien sind für Schwangere geeignet.

FLUGREISEN

»Kreislaufgefährdete« Menschen werden von Fluggesellschaftsärzten auf den »von Euler-Liljestrand-Reflex« hingewiesen: Sauerstoffverdünnung der Atemluft verengt reflektorisch die Lungenarterien mit folgend schlechterer Sauerstoffversorgung und Belastung der rechten Herzkammer. Für Schwangere vergessen die Ärzte diesen Hinweis! 11 Prozent der Schwangeren, die sich als Nichtraucherinnen bezeichnen, rauchen heimlich doch. Über 35 Prozent der Raucherinnen rauchen trotz Schwangerschaft weiter. Viele Schwangere leiden unter Anämie. Die in großer Höhe wirksame Weltraumstrahlung wird in ihrer Auswirkung auf sich teilende kindliche Zellen leider nicht untersucht. Im Interesse des Kindes sollte man eine Auswirkung aber für möglich halten.
Somit rate ich von langen Flügen vor allem in den ersten drei Monaten ab, wenn die werdende Mutter raucht und/oder eine Anämie hat. Ein vierfaches Sauerstoffmangelrisiko bedroht ihr Kind:

1. Sauerstoffverdünnung der Atemluft
2. Reflektorische Lungenarterienverengung
3. Sauerstoffmangel durch Rauchen
4. Sauerstoffmangel durch Anämie

Gute Reise!

Sprechen Sie vor jeder Reise mit Ihrem betreuenden Arzt, er wird Sie beraten.
Mit den folgenden Hinweisen sind meine Patientinnen immer »gut gefahren«:

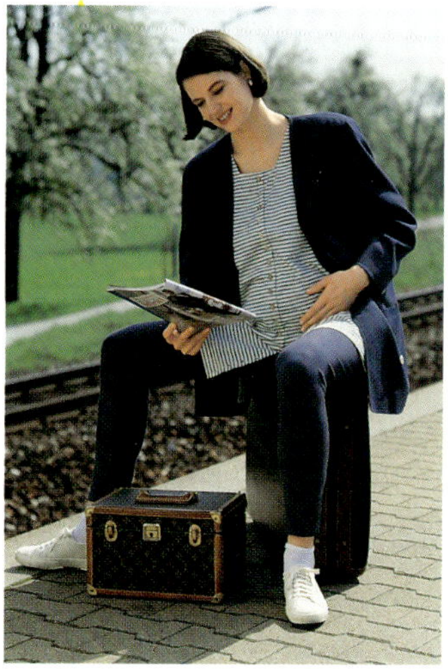

Wenn Sie vor Antritt einer Reise die Wahl haben, mit dem Auto oder dem Zug zu fahren, ziehen Sie den Zug vor, weil Sie damit ohne Anspannung reisen, öfter aufstehen und umhergehen können, und Sie im Notfall nicht allein sind.
Fehlen die auf Seite 113 genannten Argumente, die eventuell gegen eine Flugreise sprechen, sollte ein kurzer Flug einer viele Stunden oder Tage dauernden Fahrt im Auto oder im Zug sinnvollerweise vorgezogen werden.

Mein Rat:

- *Verzichten Sie auf jede Fernreise, die sich vermeiden läßt, und verzichten Sie damit auch auf Impfungen.*
- *Reisen Sie nicht in einem Bus, in dem Sie sich nicht die Füße vertreten können. Das können Sie aber im Zug.*
- *Wählen Sie jedoch einen Zug, der mit Telefon ausgestattet ist.*
- *Bedenken Sie, daß Sie als Schwangere nachts häufiger zur Toilette müssen als andere Menschen. Das kann Ihnen und Mitreisenden Probleme bereiten, wenn Sie in einem Schlafwagen reisen und unglücklicherweise bei jedem Aufstehen die übrigen Schläfer im Abteil wecken.*
- *Reisen Sie mit dem Auto, benutzen Sie möglichst einen bequemen Wagen, und fahren Sie nicht selbst.*
- *Machen Sie mindestens alle zwei Stunden eine Pause, in der Sie sich möglichst lang ausstrecken oder zumindest etwas umhergehen sollten.*
- *Vermeiden Sie staugefährdete Reisezeiten und Strecken, fahren Sie lieber schöne Nebenstrecken, und rasen Sie nicht zeitschindend ans Ziel.*
- *Sollten Sie doch selbst Auto fahren müssen, dann fahren Sie besonders vorsichtig: Schwangere haben im Straßenverkehr längere Reaktionszeiten. Das kann bei einem Unfall neben gesundheitlichen Problemen auch juristische Konsequenzen haben.*
- *Reisen Sie in oder durch ein Land, dessen Sprache Sie nicht gut beherrschen, schreiben Sie sich wichtige Fragen in der Landessprache auf, zum Beispiel »Ich bin schwanger und brauche einen Frauenarzt» … oder eine Frauenklinik oder Apotheke und so weiter, »Können Sie mir helfen und den Weg zeigen …?«*
- *Vergessen Sie Ihren Mutterpaß nicht!*

Wenn Sie so vorsorglich sind, können Sie zu einer Erholungsreise aufbrechen, die für Sie und Ihren Partner zu einem ruhigen Urlaub wird – vielleicht zu einem ganz besonderen Erlebnis, von dem Sie später zehren können, wenn Ihr kleiner Wirbelwind dann geboren ist.

Kein Arzt aber kann Ihnen eine Garantie geben, daß alles problemlos verlaufen wird. Er täte gut daran, Ihnen das deutlich zu machen.

Impfungen in der Schwangerschaft

Nur Ihr Arzt, der Sie durch die Schwangerschaft begleitet, kann entscheiden, ob und wann der mit einer Impfung erreichbare Schutz vor einer Erkrankung höher einzuschätzen ist als das gesundheitliche Risiko für Sie und Ihr Kind durch die Impfung.

Ganz allgemein gilt bei diesem Thema die Faustregel: Sie sollten sich in der Schwangerschaft nur bei absoluter Notwendigkeit und nicht in den ersten vier Monaten impfen lassen (Ausnahmen: Tetanus, Tollwut).

*Aktive Immunisierung in der Schwangerschaft**:

Krankheit	Lebend-vakzine	Tot-vakzine	Bemerkungen
Cholera		x	zu vermeiden; geringe Wirksamkeit, starke Nebenwirkungen
Diphterie		x	zulässig bei Gefährdung nicht immuner Schwangerer durch äußere Einflüsse
Gelbfieber	x	x	Fruchtschäden nicht bekannt
Grippe		x	zu vermeiden; fieberhafte Nebenwirkungen; Fruchtschäden nicht bekannt
Masern	x	x	selten erforderlich; Immunglobulinprophylaxe ausreichend
Mumps			unnötig; kontraindiziert, obwohl Fruchtschäden nicht bekannt sind
Poliomyelitis	x	x	keine Bedenken (Salk-Impfstoff allerdings ohne epidemiologischen Effekt)
Röteln	x		kontraindiziert; Virusnachweis im Fetus; Fruchtschäden extrem selten
Tetanus		x	keine Bedenken
Tollwut		x	keine Bedenken
Tuberkulose	x		vermeidbar
Typhus		x	zu vermeiden; Nebenwirkungen; allgemeinhygienische Maßnahmen zuverlässiger

* (nach Spiess 1981, 1987)

Fragen an den Arzt

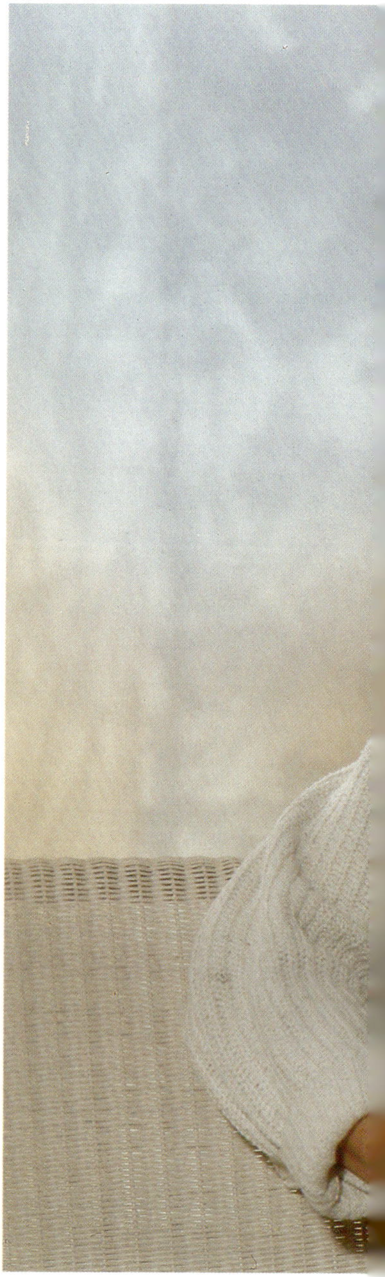

Was Sie als erstes interessiert – Fragen zu Ihrem Kind

Seit der ersten Zeit der Schwangerschaft, schon wenn Sie das Kind in sich noch gar nicht direkt spüren (→ »Erste Anzeichen«, Seite 14 und »Der Beginn des Lebens«, Seite 48), konzentriert sich Ihr Interesse auf die drängenden Fragen: »Wie wird alles ablaufen?« – »Wie wird das Kind aussehen?« und vor allem: »Wird es gesund sein?« Hier können das Gespräch mit Ihrem Arzt und die vorgeschriebenen Untersuchungen (→ »Die Schwangerenvorsorge«, Seite 38) viele Zweifel ausräumen und beruhigende Gewißheit schaffen.

Wann kommt mein Kind?

Eine Schwangerschaft dauert bei uns Menschen 280 Tage = 40 Wochen.
Als erster Tag der Schwangerschaft gilt der erste Tag der letzten Blutung vor dem Eisprung (= erster Tag der letzten Blutung vor Ihrer bestehenden Schwangerschaft).
Am 281. Tag erwartet man die Geburt des Kindes.

Eine zweite Rechenmöglichkeit geht nicht vom Beginn der Blutung, sondern vom Eisprungtermin aus, sofern man diesen Eisprungtermin durch Ultraschallkontrollen, Basaltemperaturkurven oder spezialisierte Hormonanalysen bestimmt haben sollte.
Vom Tag des Eisprungs, das bedeutet praktisch auch vom Tag der Eizellbefruchtung an gerechnet, dauert in diesem Fall die Schwangerschaft 267 Tage. Am 268. Tag wird die Geburt erwartet.

Die gedankliche Beschäftigung mit Ihrem Kind bringt Fragen mit sich, die vielleicht nicht neu, aber von neuer Gewichtung für Sie sind. Klären Sie diese Fragen bei den Vorsorgeterminen, Ihr Arzt ist jetzt Ihr wichtigster Ratgeber.

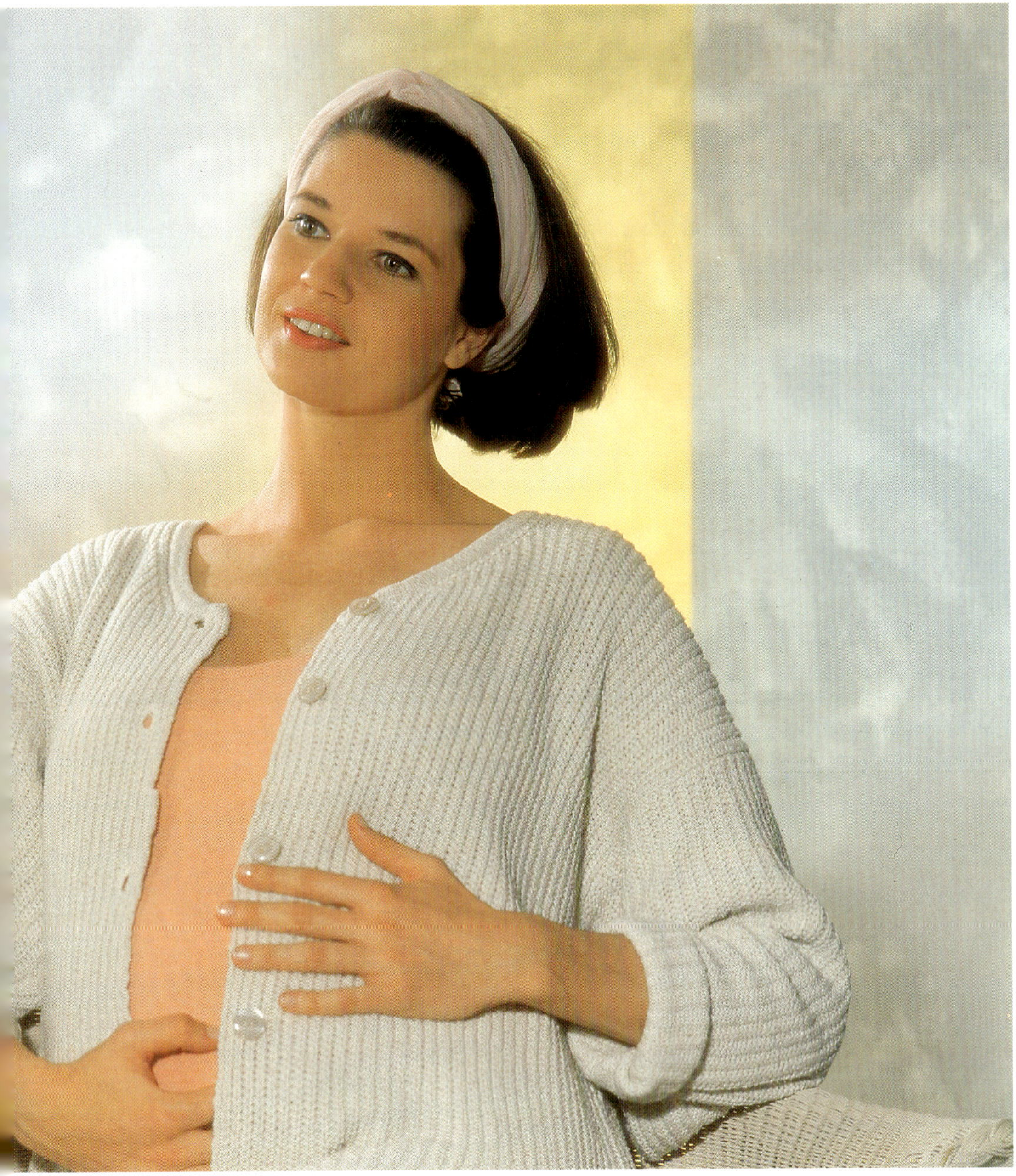

Andere Berechnungsmethoden

Sie werden sich fragen, warum es so verschiedene und so ungenaue Berechnungsmethoden gibt. Es scheinen sich doch auf den ersten Blick viele Bestimmungsmöglichkeiten anzubieten: Menstruationstermine, Eisprung, »entscheidender« Geschlechtsverkehr, Hormontests, Ultraschall.

Eine Schwangerschaft dauert bei uns Menschen 280 Tage, das sind 40 Wochen, gerechnet ab dem ersten Tag der letzten Blutung vor dem Eisprung und bei regelmäßigem 28tägigem Zyklus.

• Nun, wüßte man den Zeitpunkt der Eizellbefruchtung ganz genau, wäre dennoch der Geburtstermin am 268. Tag danach nur ein wahrscheinlicher Termin: Denn abhängig von ererbtem Verhalten, äußeren Einflüssen, Reaktionsbereitschaft der Mutter und so weiter, legt das Kind durch Signale an die Mutter seinen Geburtstermin nur mit der geringen Wahrscheinlichkeit von 5 Prozent genau auf den 268. Tag nach Beginn seiner Entstehung fest. Dieser Tag ist statistisch betrachtet die Mitte des Zeitraumes von 14 Tagen davor und 14 Tagen danach. Alle Kinder innerhalb dieses ungefähren 28-Tage-Zeitraumes kommen noch »pünktlich«, termingerecht zur Welt.

• »Der entscheidende Verkehr« ist selbst dann eine wenig präzise Berechnungsgrundlage, wenn zur entsprechenden Zeit wirklich nur einmal Verkehr stattfand, denn auch danach können Samenzellen drei bis fünf Tage in den »Warteräumen« des Genitaltraktes der Frau auf die Eizelle warten (→ »Wie das neue Leben entstanden ist«, Seite 66).

• Hormontests sind teuer und kompliziert. Man weiß zwar, daß zehn Stunden nach dem Höchststand des LH-Hormones (das ist das Gelbkörperanregungshormon der Hypophyse, → Seite 50) der Eisprung erfolgt, das bedeutet also eine präzise Zeitangabe, fast auf die Stunde genau. Um diesen LH-Höchststand aber genau zu finden, muß man zahlreiche Blutentnahmen und Blutuntersuchungen vornehmen. Und das ist sehr aufwendig.

• Es wird zwar außerdem ganz einfach zum Nachweis einer Schwangerschaft das von Feten und Embryo stammende »Schwangerschaftshormon« (HCG) bestimmt. Dieser Test hat aber auch nur eine Genauigkeit von einigen Tagen hin oder her.

• Ultraschallmessungen sind neben einer perfekten Temperaturkurve die genaueste Methode der Terminbestimmung, aber auch nur dann, wenn sie rechtzeitig gemacht wurden (5. bis 8. Woche).
Später werden auch die Maße der Ultraschallbefunde immer ungenauer, da sich Embryos und Feten verschiedener Mütter auch verschieden schnell entwickeln (»Wie groß ist mein Kind – wieviel wiegt es?«, Seite 120).

So wird gerechnet

So bleibt doch zum Schluß die letzte Blutung als ausreichend genaue Berechnungsmethode übrig.
Dabei berücksichtigt man auch die eventuell vom Durchschnitt (28 Tage) abweichende Zykluslänge der Schwangeren.
Hat eine Frau zum Beispiel einen durchschnittlichen Blutungsabstand (gemeint ist der Abstand vom Beginn einer Blutung bis zum letzten Tag vor Beginn der neuen Blutung) von 32 Tagen, das sind also 4 Tage mehr als die üblichen 28 Tage, dann zählt man 4 Tage bis zum erwarteten Geburtstermin dazu.
Ist der Zyklus üblicherweise aber kürzer, zum Beispiel nur 26 Tage, dann zieht man diese Tage ab, hier wären es zwei.
Man rechnet also bei der üblichsten Terminbestimmungsmethode vom ersten Tag der letzten Blutung ausgehend zu der echten biologischen Schwangerschaftsdauer die Phase der Eizellentwicklung vom Zyklusbeginn bis zum Eisprung dazu (sie dauert etwa zwei Wochen).
Deshalb sprechen Ärzte in diesem Fall auch vom »errechneten« Schwangerschaftsalter.

Während der Schwangerschaft geschieht im Körper einer Frau ganz selbständig und nach eigenen Gesetzen ein kompliziertes Wunder, und seine Vollendung ist von uns nicht auf den Tag genau vorausberechenbar.

DIE ERRECHNUNG DES GEBURTSTERMINS

Aus praktischen Gründen rechnen wir immer mit 280 Tagen = 40 Wochen. Die Natur hält sich nicht daran.

Der Gynäkologe Heinrich Martius berechnete anhand von 6.611 Schwangerschaften eine durchschnittliche Dauer von 281,5 Tagen (Hauptstein 282,8; Pinker 282,18; Siegel 282,4; Speitkamp 282,8; Wahl 284,5!).

Bei der sogenannten »Naegelschen Regel« (nach Fr. C. Naegele, 1778–1851) kommen auch unterschiedliche Zeiten heraus, je nachdem, ob man den Februar mit nur 28 Tagen in Rechnung hat oder nicht. Im Durchscnitt erbringt diese Faustregel aber den 281. Tag und ist damit genauer als die heute populäre Rechenscheibe, die 280 Tagen abzählt und so den erwarteten mittleren Geburtstermin um mindestens einen Tag zu früh angibt! Die Scheibe zeigt die sogenannte Tragzeit an, der erwartete Geburtstermin ist höchstens der nächste Tag.

Hier können Sie Ihren vom Arzt errechneten Termin eintragen:

....

Zwei Faustregeln zur Terminbestimmung

1. Möglichkeit: Terminbestimmung vom ersten Tag der letzten Blutung ausgehend nach der »Naegelschen Regel«:

- Datum des 1. Blutungstages

\+ 7 Tage
– 3 Monate
\+ 1 Jahr (plus oder minus der eventuellen Abweichungstage vom 28-Tage-Zyklus)

2. Möglichkeit: Terminbestimmung vom bekannten Eisprung ausgehend:

- Datum des Eisprungs

– 7 Tage
– 3 Monate
\+ 1 Jahr (ohne Berücksichtigung von Zyklusschwankungen, da diese praktisch immer die Zeit vor dem Eisprung, die Östrogenphase, betreffen)

Wie groß ist mein Kind – wieviel wiegt es?

Ganz regelmäßig fragen Schwangere ihren Arzt nach der Größe und dem Gewicht ihres wachsenden Kindes. Im allerersten Augenblick seiner Entstehung, nach Vereinigung väterlicher und mütterlicher Keimzelle, ist das neue Leben mit dem Auge kaum zu sehen. In dieser frühen Entwicklungsphase wandert der junge Menschenkeim in die Gebärmutter und nistet sich dort ein (→ »Der Beginn des Lebens«, Seite 48). Bis dahin aber, in diesem Stadium, gibt es noch keine erkennbaren Größenunterschiede, so verschieden die daraus entstehenden Menschen im späteren Leben auch sein mögen. Erst danach wächst der Embryo schnell (→ »Schwangerschaft im Überblick«, vordere Umschlagklappe) und schon bald kann der Arzt feststellen, ob es ein großes, schweres oder ein eher kleines, leichteres Kind ist.
Auch Menschen verschiedener Rassen sind, wie wir alle wissen, verschieden groß, und dieses unterschiedliche Größenwachstum beginnt schon im Mutterleib.

Was kann die Entwicklung meines Kindes gefährden?

Neben genetisch bedingten Anlagen, die Entwicklungsstörungen verusachen können, und die nicht dem Einfluß der Eltern unterliegen, gibt es eine ganze Reihe von schädigenden Faktoren, deren Vorhandensein durchaus in der Verantwortlichkeit der Eltern liegt.

Durch Ihr Verhalten während der Schwangerschaft legen Sie den Grundstein für die weitere Entwicklung Ihres Kindes.

Bei der Geburt eines Kindes werden nur deutliche, meist körperliche Schäden erkannt.

Heute weiß man, daß vor allem Alkohol und Nikotin, eventuell aber auch Koffein Schäden auslösen, die unter Umständen erst bei der Einschulung des Kindes oder noch später deutlich werden und als POS, das heißt »psycho-organisches Syndrom« bekannt sind: Die betroffenen Kinder sind unruhig und zappelig, leiden unter Konzentrationsschwäche und haben Lernschwierigkeiten.

In vielen Fällen wird zu Unrecht nach Problemen während der Geburt geforscht, um eine beim Kind erkannte Störung zu ergründen, dabei liegt die Ursache für das kindliche Problem oft allein bei der fehlenden Bereitschaft seiner Eltern, während der Schwangerschaft auf Gewohnheiten und liebgewordene »Selbstverständlichkeiten« zu verzichten. Dabei denke ich an unkontrollierte Medikamenteneinnahme, an gewohnheitsmäßiges Alkoholtrinken und das Rauchen.

Schwieriger Beginn

Bei der Entwicklung des Embryo und des Feten sind drei Phasen zu unterscheiden, innerhalb derer Störungen unterschiedliche Bedeutung haben.

Nach dem Eisprung und der Vereinigung mütterlicher und väterlicher Geschlechtszellen (Ei und Samenfaden) beginnt die Embryonalzeit. Sie dauert bis zum Ende der 8. Woche nach dem Eisprung = 10. Woche nach der letzten Menstruationsblutung.

Von dieser Embryonalzeit teilt man aus Übersichtsgründen nochmal die ersten zwei Wochen ab und nennt diese

Zeit die »Blastogenese« oder Blastemzeit (→ »Frühzeit – Blastemzeit«, Seite 54).
Erst nach dem Ende dieser zwei Wochen erkennt man mikroskopisch die Ausprägung einzelner Organanlagen.
In diesen zwei Wochen können Schädigungen des ganz jungen menschlichen Keimes sein Absterben bewirken. Meist wird das von der Mutter nicht bemerkt, denn es sind ja die zwei Wochen vor der erwarteten neuen Blutung, und die Frau weiß noch nicht, daß sie schwanger ist.
Oder aber der Keim überlebt, ohne daß später Störungen zu bemerken sind, dann war der schädliche Einfluß ohne Auswirkung auf den Keim.

Mit dem Wunsch nach einem Kind sollten verantwortungsbewußte Paare auch ihre Lebenssituation überdenken und sich fragen, wieviele Opfer sie für die Erfüllung dieses Wunsches zu bringen bereit sind; dazu gehört auch der Verzicht auf mögliche Suchtgewohnheiten, die das neue Leben in seinem frühesten Entwicklungsstadium schädigen können.

Dieses »Alles-Oder-Nichts-Gesetz« gilt in den ersten zwei Wochen nach Befruchtung nahezu immer.

Kritische Zeit

Mit Beginn der 3. Woche nach Eisprung, also eine Woche nach Ausbleiben der erwarteten Blutung, beginnt die Organbildung erkennbar zu werden.
Diese Zeit ist die eigentliche Embryonalzeit (→ »Der Embryo«, Seite 55). Sie endet mit Abschluß der 8. Woche nach Eisprung = 10. Woche nach der letzten Blutung.

Schädigungen in den ersten drei Monaten der Schwangerschaft haben besonders schlimme Folgen, das heißt: Organe fehlen oder sind mißgebildet.

Schon jetzt sind Erkrankungen möglich!

Mit Beginn der 11. Woche nach Eisprung = 13. Woche nach letzter Blutung, das ist die Mitte des dritten Schwangerschaftsmonats, sprechen wir vom Feten (Fetus, Föt). Seine Organe sind zwar angelegt, nicht aber ausgewachsen oder reif!

Sonderfall: Gehirn

Das Gehirn nimmt eine Sonderstellung unter den Organen ein. Es ist auch bei der Geburt noch nicht ausgereift und leidet während der ganzen Schwangerschaft unter schädlichen Einwirkungen. Zu den leichten Störungen seiner Funktion zählt das oft erst spät erkannte POS = psycho-organische Syndrom (→ Seite 121).
Zu möglichen, gehirnschädigenden Einflüssen gehört auch die Wirkung von Chemikalien, wie sie in manchen Medikamenten enthalten sind! Nur ein informierter Arzt kann entscheiden, ob ein Medikament für das Ungeborene schädlich sein könnte oder ob die Erkrankung der Mutter, deretwegen die Verordnung erfolgen soll, für das Kind die größere Gefahr bedeutet!

»Darf ich jetzt noch Medikamente nehmen?«

Trotz aller Warnungen und der schlimmen Erfahrung der Vergangenheit (Contergan-Affäre) nehmen mehr als die Hälfte aller Schwangeren im ersten, also dem für das Kind besonders risikoreichen Schwangerschafts-

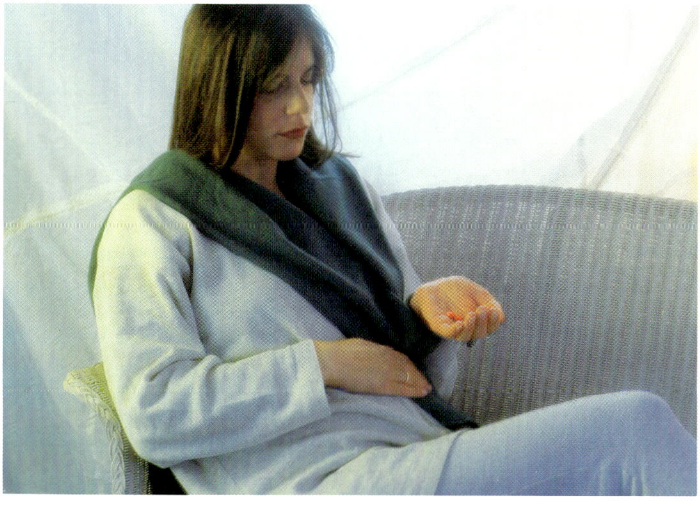

Wenn Sie während der Schwangerschaft im Zweifel sind, ob ein Medikament notwendig ist oder nicht, lassen Sie sich dessen Wirkungsweise und mögliche Nebenwirkungen von Ihrem Arzt erläutern.

drittel (→ »Die Entwicklung Ihres Babys«, Seite 48) von sich aus Medikamente ein – die ihnen nicht verordnet wurden. Jede vierte Frau nimmt sogar vier oder mehr Medikamente, wie eine Studie ergab.
Leider ist es für viele Menschen zur Selbstverständlichkeit geworden, sich bei jeder kleinen Unpäßlichkeit selbst mit Arzneimitteln zu behandeln. Ob gegen Kopfschmerzen oder auch nur »vorbeugend«, schnell wird etwas geschluckt, anstatt zum Arzt zu gehen und mit ihm gemeinsam die Ursache für die Beschwerden zu suchen und diese dann zu vermeiden.
Vielfach ist es so, daß Patienten rundheraus von ihrem Arzt ein bestimmtes Medikament verlangen. Wird es ihnen – aus gutem Grund – verweigert, dann wechseln sie einfach den Arzt. Und so rezeptieren zu viele Kollegen manch Überflüssiges, aus Angst, einen Patienten zu verärgern oder zu verlieren.

Ihr ungeborenes Kind ist vollkommen abhängig von Ihnen – es muß alle Ihre Entscheidungen mit»leben«.

Für das Ungeborene kann eine solche Einstellung der werdenden Mutter und ihres Arztes eine Katastrophe bedeuten – besonders dann, wenn die Mutter in der Frühschwangerschaft Medikamente einnimmt (weil sie noch gar nicht weiß, daß sie schwanger ist), oder wenn sie Medikamente einnimmt, die nicht nötig gewesen wären und die zu einer Schädigung des Kindes führen.

- *Sprechen Sie jede Medikamenteneinnahme mit Ihrem Arzt ab.*
- *Gehen Sie an jedes Medikament (auch an »natürliche«) mit dem Bewußtsein heran, sich Wirkstoffe zuzuführen, die in Ihrem Körper Veränderungen hervorrufen – Veränderungen, von denen Ihr Kind mitbetroffen ist.*

Es ist kein Zeichen von Unwissen, wenn ein Arzt bei einer solchen Fragestellung Listen, Tabellen und Bücher zu Rate zieht! Es wäre schlimm, wenn er bei der Beurteilung von Medikamenten, die für ein Ungeborenes gefährlich sein könnten, bereits eigene Erfahrungen hätte. So kann er sich auf die gesammelten Erfahrungen von Spezialisten und der Herstellerfirmen verlassen und

Auf Tabletten gegen Kopfschmerzen oder vorbeugende Mittel gegen Alltagsbeschwerden sollten Sie jetzt lieber verzichten.
Es gibt altbewährte Hausmittel, mit denen sich das allgemeine Wohlbefinden wieder herstellen läßt. Oft bringt auch die Hinwendung zur Natürlichkeit, wie ein Spaziergang in frischer Waldluft, oder eine Beschäftigung, die Ihnen Freude macht, Wohlbefinden und scheinbar verlorengegangene Lebensenergie zurück.

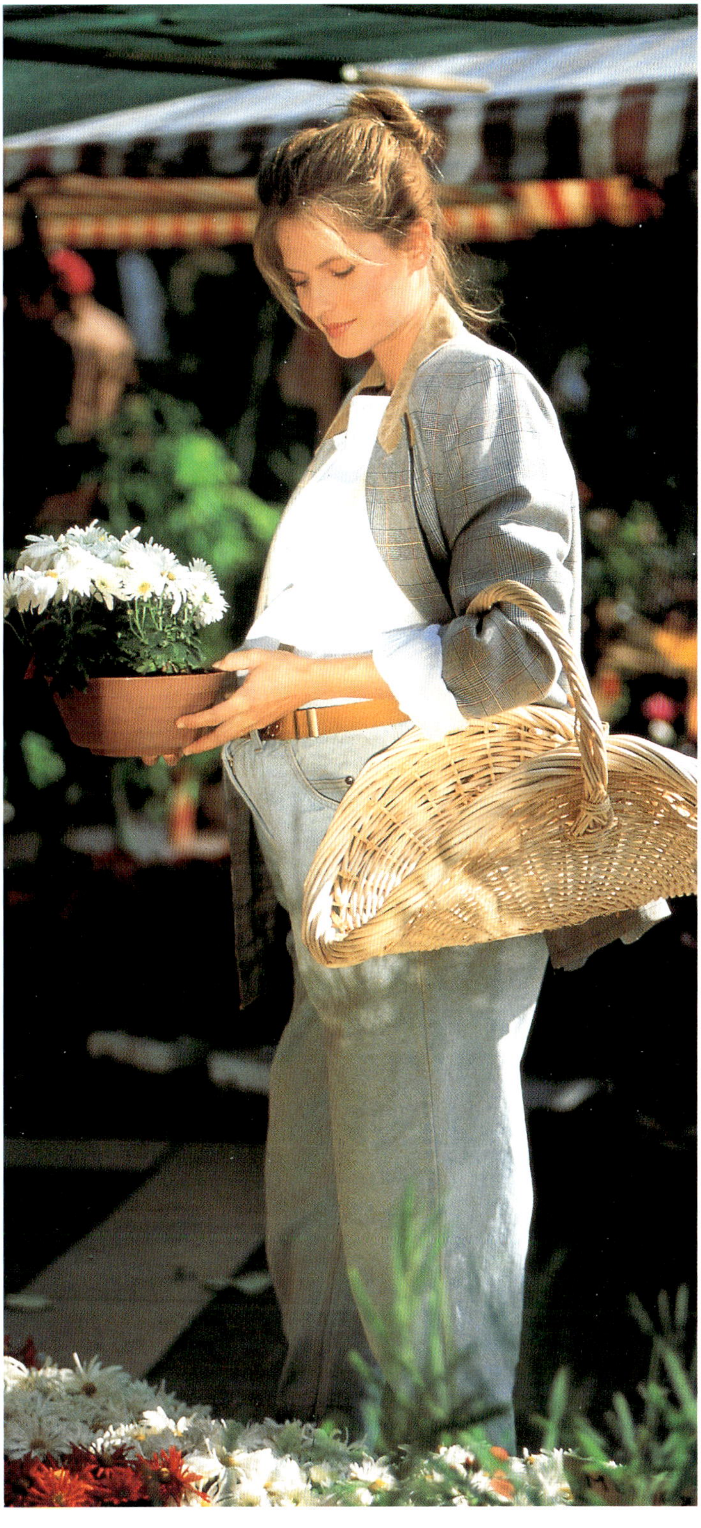

sollte diese Erfahrungen auch jeweils abfragen. Dies alles dient Ihnen und der Sicherheit Ihres Kindes.

Wie sicher sind die Sicherheitsbestimmungen des Gesetzgebers?

Die sogenannte »Contergan-Affäre« schwebt auch heute noch wie ein drohendes Gespenst vor unseren Augen. 1960 hatte das ausgezeichnet wirkende Schlaf- und Beruhigungsmittel *»Thalidomid«*, trotz offizieller Zulassung und obwohl die Hersteller international renommierte Unternehmen waren und noch sind, zu schweren Mißbildungen zahlreicher Kinder von Müttern geführt, die dieses Schlafmittel während ihrer Schwangerschaft eingenommen hatten. Es stellte sich heraus, daß schädigende Wirkungen von Medikamenten durch die damals üblichen Prüfungen nicht alle erfaßt wurden.

Die große Mehrheit werdender Mütter quält die Sorge, ihr wachsendes Baby könnte von ähnlichen Schädigungen betroffen sein. Ein Mißtrauen in die Angaben von Herstellern und Gesetzgeber und bei Medikamentenverordnungen von Ärzten hat sich seither ausgebreitet und schwingt in jedem Gespräch über medikamentöse Therapien zwischen einer Schwangeren und ihrem Arzt mit.

Medikamentenhersteller und der Gesetzgeber haben inzwischen daraus gelernt: Alle Prüfungen und die Bedingungen, unter denen Medikamente heute in Deutschland zugelassen werden, sind seither viel strenger und umfangreicher, dementsprechend auch die Warnungen.

Manche Schädigungen von Neugeborenen durch Medikamente sind durch die Medien bekannt geworden. Immer wieder aber wurden und werden auch in unserer Zeit, in der »Gesundheitsbewußtsein« in aller Munde ist, Kinder mit Schädigungen durch unkontrollierten Medikamentenkonsum geboren und müssen ihr oft nur kurzes Leben in Abhängigkeit verbringen.

Wenn Narkotika notwendig werden

Aber nicht nur Tabletten, Impfungen und Salben sind schwangeren Patientinnen oft nicht geheuer. Viele machen sich Gedanken, wenn sie in der Schwangerschaft eine Narkose oder eine örtliche Betäubung be-

kommen sollen. Diese Sorgen sind unnötig. 1986 wurde eine Studie an 2.565 Schwangeren durchgeführt. Alle diese Schwangeren hatten entweder eine Allgemeinnarkose oder eine örtliche Betäubung erhalten. Nach der Geburt wurden die Kinder dieser Frauen untersucht: Es ergab sich keine erhöhte Fehlbildungsrate.
Die ruhigstellende, unerwünschte Einwirkung bestimmter Schmerzmittel auf das Neugeborene, wenn solche Mittel noch kurz vor der Geburt verabreicht werden, ist durch Gegenmittel praktisch immer vermeidbar.

Geht eine Frau zur Schwangerenüberwachung, so signalisiert sie Einverständnis mit der ärztlichen Betreuung und auch mit unter Umständen notwendiger Therapie.

- *Nicht nur der Arzt, auch die Mutter ist ihrem Kind gegenüber verpflichtet zur Überwachung und Therapie einer Erkrankung.*
- *Das Kind hat ein Recht auf die bestmögliche und schonendste Therapie.*
- *Bei der Wahl der verwendeten Medikamente bleibt den drei Beteiligten, dem Kind, der Mutter und dem Arzt, keine andere Möglichkeit, als sich auf die Vollständigkeit der Prüfungen, die Solidität des Herstellers und die Klugheit des Gesetzgebers zu verlassen. Das Können des Arztes und das Vertrauen der Mutter bilden dabei den Rahmen, der die Sicherheit des werdenden Kindes definiert.*
- *In absoluter und garantierter Sicherheit wird in dieser Welt niemals ein Mensch heranwachsen. Jedoch ist die Qualität unserer heutigen Medizin so hoch, daß für jede schwangere Frau ein Gefühl von Geborgenheit berechtigt ist.*

Die Entscheidung über die Notwendigkeit einer medikamentösen Therapie bei bestehender Schwangerschaft kann nur der Arzt fällen und nicht die Schwangere – vertrauen Sie Ihrem Arzt.

MEDIKAMENTÖSE BEHANDLUNG IN DER SCHWANGERSCHAFT?

Ich bin der Meinung, ärztliche Überwachung von Mutter und Kind in der Schwangerschaft hat das Ziel, Störungen und Erkrankungen so früh wie möglich zu erkennen und zu behandeln. Welchen Sinn hätte diese Betreuung, wenn der Arzt seine Patientin bei ernstzunehmendem Krankheitsbild nicht behandeln würde, weil eine Behandlung für das Kind schädlich und gefährlich sein könnte?
Der Gang der Schwangeren zur Vorsorge zeigt ihr Einverständnis zur eventuell notwendigen Therapie. Jeder Arzt ist meiner Meinung nach verpflichtet, die bestmögliche Behandlung zu kennen und anzuwenden, gleichgültig aus welchem Lager, Naturheilkunde oder herkömmliche Medizin, seine Behandlungsmethode stammt, denn er ist auch dem Kind verpflichtet, das nicht mitentscheiden kann.

ÜBERTRIEBENE WARNUNGEN KÖNNEN ANGST ERZEUGEN

• Rötelnimpfungen sollen nur durchgeführt werden, wenn eine Schwangerschaft ausgeschlossen wurde.

Zahlreiche Abtreibungen wurden und werden wohl noch vorgenommen, weil Rötelnimpfungen in Unkenntnis einer schon bestehenden Schwangerschaft stattfanden.
Aber noch nie hat eine Frau deshalb ein geschädigtes Kind geboren, und nie hat man an den aus solchen Gründen abgetriebenen und untersuchten Feten einen solchen Schaden entdeckt.
So wurden aus unberechtigter Angst gesunde Ungeborene getötet, man hat Schwangere unnötig in Angst und Schrecken versetzt, auf erforderlichen Impfschutz verzichtet und lieber das vermeidbare Risiko in Kauf genommen, an Röteln zu erkranken.

• Metronidazol ist das wirksamste Mittel gegen anaerobe Bakterien, die auch Schwangere im Bereich der äußeren und inneren Genitalien befallen (→ »Nein – bei Infektionen in der Scheide«, Seite 139).

Das Bundesgesundheitsamt hat aufgrund von fehlinterpretierten Versuchsergebnissen die Herstellerfirmen gezwungen, diesen Medikamenten Warnhinweise beizulegen, die von Krebserzeugung und Fehlbildungen sprechen (Kanzerogenität und Teratogenität).
Als Folge traut sich kaum ein Arzt und kaum eine Schwangere, diese Mittel anzuwenden.
Auf drängenden Einspruch von Ärzten und Herstellerfirmen hat das Bundesgesundheitsamt speziell diese Warnhinweise zurückgenommen. Denn unnötig angesprochene Warnungen haben keinen Sinn – sie verängstigen nur.

Die Entscheidung für oder gegen ein Medikament kann nur beim behandelnden Arzt liegen. Er muß in kompetenter Einschätzung das geringste Gesundheitsrisiko für Mutter und Kind erkennen und danach handeln.

»Darf ich noch Alkohol trinken?«

Alkohol und Nikotin sind zwar gesellschaftlich sanktioniert, aber »Suchtgifte«, und als solche sind sie grundsätzlich schädlich in der Schwangerschaft.
Es gibt keine klare Grenze, ab wann Alkohol schädigt, aber ein Arzt, der Ihnen uneingeschränkt ein »Gläschen« Wein zum Essen erlaubt, begeht einen Fehler! Sie wissen es selbst: Niemand trinkt Wein aus einem »Gläschen«, es handelt sich immer um ein Viertelliter-Glas!

Regelmäßiger Biergenuß kann genausowenig erlaubt werden, da grundsätzlich gilt, daß Alkohol für die sich entwickelnden kindlichen Zellen Gift ist.

Man weiß inzwischen, daß Alkoholkonsum die Ursache für den größten Teil kindlicher Schäden ist.
Alle Schadensausmaße kommmen vor: von leichtesten Veränderungen im Gesicht des Kindes bis zu schwersten Schäden im Gehirn und am Herzen.
In Ländern, in denen regelmäßiger Weingenuß zum Essen üblich ist, ist auch die Zahl der alkoholgeschädigten Kinder größer: Ein eigenartig geformtes Ohr und eine merkwürdige Augenform sind Alkoholschäden. Sie hängen von der Alkoholmenge und der Regelmäßigkeit seines Konsums ab, sowie von dem Zustand, in dem sich eine schwangere Frau als Folge ihres Alkoholgenusses befindet!
Doch bedenken Sie bitte immer: Die im Augenblick in Deutschland bekannte Zahl erkennbar alkoholgeschädigter Kinder beträgt 2.200 – mit einer erheblich größeren Dunkelziffer für weniger ausgeprägte Schäden.
Das bedeutet, daß bei uns Jahr für Jahr mindestens 2.200 alkoholgeschädigte Kinder zur Welt kommen.
90 Prozent dieser Kinder sind minderbegabt, kaum eines von ihnen erlangt Oberschulreife.

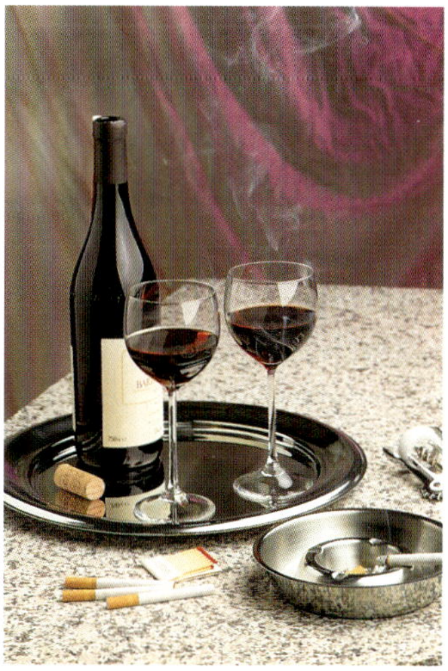

Wie sehr sich der tägliche Alkoholkonsum in unser Leben eingeschlichen hat, zeigt eine kleine, aber eindrucksvolle Studie über den Alkoholgenuß von Schwangeren: 11 Frauen, die überzeugend angaben, praktisch nie, jedenfalls äußerst selten, Alkohol zu trinken, wurden anschließend sehr genau analysiert und befragt. Dabei wurde jede Form von Alkoholzufuhr berücksichtigt, von der Weinbrandbohne bis zum Schluck aus dem Glas des Partners.
Das überraschende Ergebnis zeigte, daß im Verlauf der Schwangerschaft im Durchschnitt von jeder dieser elf Frauen drei Liter reinen Alkohols konsumiert worden waren!

Im Ultraschallbild des Kindes sind im letzten Schwangerschafts-Drittel deutlich Heben und Senken des Brustkorbes zur Übung der Atemmuskulatur sichtbar. Diese Bewegungen sind Ausdruck der zunehmenden kindlichen Hirnreifung. Trinkt die Mutter ein Glas Schnaps, hören diese Atembewegungen auf. Das Atemzentrum ist gelähmt, bis der Alkohol aus dem Blut des Kindes verschwunden ist. Diese Lähmung des Gehirns ist eine sichtbare Wirkung, eventuelle Zellschäden erkennt man erst später.

Das sogenannte *social drinking* ist eine Katastrophe für das Ungeborene. Hirnschädigungen (Minimal brain-demage), die sich später in Lernproblemen, Zappeligkeit, Konzentrationsschwächen zeigen, sind typische Folgen (auch als POS bekannt, → Seite 121).

Auch die gesteigerte Fehlgeburtenrate ist ein deutliches Indiz für die immense Schädlichkeit von Alkohol während der Schwangerschaft.

»Muß ich auf Kaffee und Tee verzichten?«

Bei der Beurteilung der Frage, ob Sie in der Schwangerschaft überhaupt Kaffee und Tee trinken können, sind Ihre körperlichen Reaktionen darauf und Ihr Befinden ausschlaggebend. Liegen Sie nach zwei Tassen mit klopfendem Herzen wach im Bett und können nicht einschlafen, war der abendliche Tee oder Kaffee zuviel, ebenso wenn bei Ihnen Magenschleimhautreizung, Sodbrennen und erhöhter Blutdruck auftreten oder schon vorliegen.
Wenn Sie Kaffee und Tee während der Schwangerschaft problemlos vertragen, können Sie an einem Tag zwei Tassen – nie aber mehr, und möglichst auch nicht jeden Tag! – trinken. Bedenken Sie jedoch, daß Tee und Kaffee die Aufnahme von wichtigem Eisen aus dem Darm bremsen.
Außerdem geht die Ausscheidung des Coffeins bei dem Feten langsamer als bei der Mutter. Trinkt die Mutter täglich Tee oder Kaffee, wächst das Kind praktisch unter Coffeindauereinfluß heran, der vergleichbar schädlich

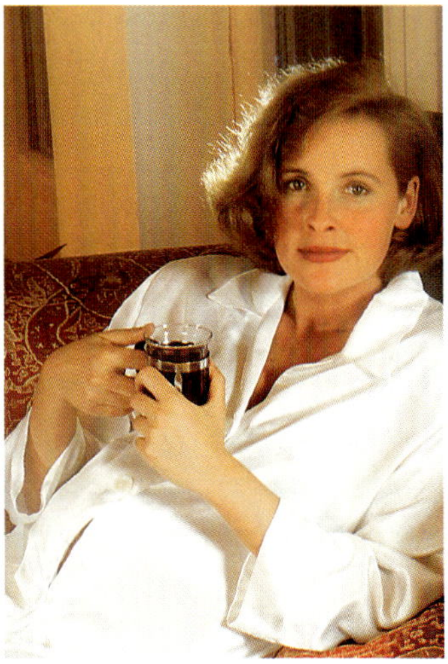

Hin und wieder eine Tasse Kaffee oder Tee, dagegen ist nichts einzuwenden – denken Sie aber daran, daß dieses Genußmittel, täglich oder in größeren Mengen getrunken, Ihrem Kind schadet.

ist wie Nikotingenuß, da die Wirkung von Coffein, wenn auch in abgeschwächter Form, der des Nikotins ähnelt!

Ich empfehle, während der Schwangerschaft auf Kaffee und Tee zu verzichten, denn für die Mutter mögen sie einen »Genuß« darstellen – für das Baby bergen sie ein unterschätztes Risiko.

»Schadet Rauchen meinem Baby?«

Ein ungeborenes Kind leidet noch Stunden nach dem Rauchen an einem von der Mutter verschuldeten Sauerstoffmangel!

Diese Frage muß man ohne Einschränkungen bejahen. Raucht die Mutter, so erreichen unter anderem folgende Stoffe auch das wachsende Kind im Mutterleib: Nikotin, Kohlenmonoxyd, Teer, Cadmium, Cyanide und noch viele weitere. Der kindliche Nikotinspiegel ist nach 20 Minuten mütterlichen Rauchens so hoch wie der der Mutter und übersteigt ihn anschließend!
Rauchen in der Schwangerschaft schädigt das Kind so, daß diese Schäden jahrelang erkennbar sind. Es treten sowohl körperliche Erkrankungen wie Leukämie oder Wilmstumore (bösartige Nierentumore bei Kindern) auf als auch geistige Schäden.
Ich weiß, daß es nicht so einfach ist, von heute auf morgen mit dem Rauchen aufzuhören, aber lesen Sie sich die folgenden Tatsachen in Ruhe durch, und entscheiden Sie dann, ob Sie Ihr Kind und sich selbst wirklich solchen Gefahren aussetzen wollen.

Folgen des Rauchens für das Kind

- Die zarten Gefäße der Nachgeburt werden geschädigt, dadurch ist die Versorgung des Kindes vermindert.
- Die Nachgeburt löst sich gehäuft vorzeitig, und das bringt das Kind in Lebensgefahr.
- Schon wenn die Mutter täglich drei Zigaretten nur »mitraucht«, ist ihr Kind meßbar kleiner, als im Durchschnitt zu erwarten wäre.

GEFAHREN DURCH NIKOTINEINWIRKUNG

Nikotin vermindert die Durchblutung in der Gebärmutter und erschwert den Durchfluß des Blutes durch die Gefäße der Nachgeburt. Beim Fötus entstehen ein erhöhter Blutdruck und eine Verlangsamung des Herzschlages. Der kindliche Sauerstoffspiegel wird gesenkt, und die Kindsbewegungen nehmen ab. Ursache für den verschlechterten kindlichen Sauerstoffspiegel ist nicht nur die mangelnde Durchblutung, sondern auch die Zunahme der mit Kohlenmonoxyd statt mit Sauerstoff beladenen roten Blutkörperchen. Das aus dem Rauch der Zigarette stammende und von der Mutter eingeatmete Kohlenmonoxyd gelangt über die Nachgeburt auch zum Kind. Dort hat es, wie bei der Mutter, eine 200fach stärkere Neigung, sich an die roten Blutkörperchen zu binden, als Sauerstoff. Die Folge davon ist, daß das Kohlenmonoxyd den Sauerstoff aus den roten Blutkörperchen verdrängt.
Atmet zum Beispiel eine nichtrauchende schwangere Frau eine Stunde lang in einem rauchgefüllten Raum (Büro oder Restaurant), so steigt ihr Kohlenmonoxydspiegel, wie wenn sie selbst eine Zigarette geraucht hätte.

- Kinder von Raucherinnen sind kleiner als die von Nichtraucherinnen, auch ihre Gehirne!
- Kinder von Raucherinnen kommen häufiger durch Fehl- oder als Frühgeburt zur Welt!
- Die schädigende Wirkung durch eine gerauchte Zigarette bleibt beim Kind noch mehrere Stunden nach dem Rauchen der Mutter bestehen und ist viel ausgeprägter als bei ihr.
- Kinder von Raucherinnen haben häufig eine gestörte und verzögerte Entwicklung und leiden unter neurologischen und unter Verhaltensstörungen, bekannt als POS (psycho-organisches Syndrom).
- Rauchen ist auch ein wesentlicher Faktor für das Auslösen von kindlichen Allergien schon im Mutterleib: Hautekzeme wie Neurodermitis, Atemwegsallergien (Asthma) treten bei Kindern von Raucherinnen zwei- bis fünfmal häufiger auf als bei Kindern von Müttern, die in der Schwangerschaft nicht geraucht haben.
- Rauchen bedroht die Kinder mit Leukämie und bösartigen Nierentumoren. Auch später ist das Rauchen schädlich, beim Stillen und auch in seinem späteren Wachstum wird das Kind weiter geschädigt!

Folgen des Rauchens für die Mutter

Die Rauchschäden, die ihr Kind bedrohen, betreffen natürlich auch die werdende Mutter und beruhen zum Teil auf den Gefäßschäden, die sich bei ihr eingestellt haben. Das bedeutet:

- Die Schwangerschaft kann im allerfrühesten Stadium beendet werden, oder eine Fehl-/Frühgeburt tritt auf.
- Bleibt die Schwangerschaft bestehen, kann sich nach der Geburt des Kindes die Lösung der Nachgeburt verzögern, was einen erhöhten Blutverlust der Mutter bewirkt.
- Da die Einnistung des Keimes wegen fehlentwickelter Gebärmutterschleimhaut gehäuft an ungünstiger Stelle erfolgt, steigt damit die Placenta Prävia-Rate (→ »Nein – bei Placenta Prävia«, Seite 138).

»Wie gefährlich sind Drogen?«

Bis über einhunderttausend Konsumenten illegaler Drogen leben nach Schätzungen zur Zeit allein in den alten Bundesländern. Die Zahl ist steigend.
Knapp ein Drittel dieser Abhängigen sind Frauen im gebärfähigen Alter.

Dieses Thema berührt ein Problem, das uns alle angeht. Es trifft uns nicht nur menschlich, sondern auch finanziell – aber nur so weit »Suchtkrankheit« dieses Buch angeht, möchte ich jetzt darauf eingehen. Die zur Zeit verwendeten Drogen sind: *Schmerzmittel (Opiate), Schlafmittel (Barbiturate), Kokain, Haschisch (Cannabis), Aufputschmittel (Amphetamine), Kat, LSD, Mescalin* und die neuen *synthetischen Designer- und Retortendrogen,* über die noch wenig Erfahrung vorliegt.
Auf die Beendigung ihrer Sucht hat die betroffene Schwangere ohne Hilfe von außen kaum einen Einfluß. Wenn ich die Gefahren und Schäden, die sie und ihr Kind bedrohen, dennoch im folgenden beschreibe, so deshalb, weil ich damit eindringlich klarmachen möchte, wie unausweichlich sie und ihr Kind auf Hilfe angewiesen sind.

Die Schwangerschaft wird spät erkannt

Süchtige Frauen werden schwanger, weil sie es wollen oder weil sie sich irrtümlich auf ihre suchtbedingte Unfruchtbarkeit verlassen. Häufig führt ein Drogenkonsum zum Ausbleiben von Eisprung und Blutung. Da die Schwangere vom schwangerschaftsbedingten Ausbleiben weiterer Blutungen nicht beunruhigt wird, sie rechnet ja sowieso mit keiner Blutung, stellen diese Frauen ihre Schwangerschaft häufig erst spät fest.

Folgen für das Kind

Bei Opiaten (z.B.Heroin) und Barbituraten entsteht neben der psychischen Abhängigkeit auch eine körperliche. Das bedeutet, daß bei Entzug des Suchtmittels physische Reaktionen (Entzugserscheinungen) auftreten, die so schwer sein können, daß sie das Leben des Kindes bedrohen. Das Kind selbst macht Entzugserscheinungen durch, die noch gefährlicher sind als die der Mutter.

Bei Haschisch, Kokain, Halluzinogenen und Amphetaminen fehlt das körperliche Entzugsrisiko, es entsteht eine psychische Abhängigkeit.
Kokain erzeugt Mißbildungen beim Kind. Selbst der kokainkranke Vater des Ungeborenen schleust über seine Samenzelle, an der Kokain durch nachgewiesene Rezeptoren haftet, dieses Gift in die Eizelle ein. In dem sich entwickelnden Embryo scheint es über die Vier-Wochen-Spanne hinaus, in der das »Alles-oder-Nichts-Gesetz« gilt, seine schädigende Wirkung zu entfalten. In der Frühphase ist der werdende Mensch auf Einfuhr von Materie und Energie, und nicht auf Ausschleusung von Substanzen, eingestellt. Der Embryo kann das Kokain nur sehr schwer wieder abbauen.
Die große Bedrohung aber ist die Sucht der Mutter: Die Muskulatur von Uterus und Gefäßen bei Mutter und Kind zieht sich zusammen. Wehen, Mangeldurchblutung, Bluthochdruck, Lösung der Nachgeburt können die Folge sein.
Das Risiko der vorzeitigen Placentalösung ist zehnfach erhöht.
Weitere Gefahren: Über 30 Prozent Fehlgeburten, gehäufte Früh- und Mangelgeburten, Entwicklungsrückstand durch Mangelversorgung in der Gebärmutter, Fehlbildungen im Urogenitalbereich, Herzfehler, Fehler im zentralen Nervensystem, Erkrankungen und Mißbildungen im Darmbereich, Hirnblutungen (Hirnstörungen), spätere Störung der Intelligenz und anderer Gehirnleistungen.
Welche Mißbildungen auf das Konto von Kokain allein, und was auf das Konto von anderen, zusätzlichen Mitteln und Summierungseffekten geht, ist im nachhinein schwer zu entscheiden, denn häufig werden verschiedene Drogen gleichzeitig genommen.
Bei Schlafmittelmißbrauch (Barbiturate) der Mutter drohen dem Kind:
Minderwuchs, zu kleiner Kopf, Minderbegabung, Fehlbildungen des Gesichts, Unterentwicklung von Fingern, Zehen und Nägeln.

Süchtige gibt es, weil Suchtpersönlichkeiten auf eine suchtprovozierende Umwelt treffen – die eigene Schuld an ihrem Zustand hat nur einen nachgeordneten Stellenwert. Ohne Hilfe von außen hat eine betroffene Schwangere kaum einen Einfluß auf die Beendigung ihrer Sucht, sie und ihr Kind sind unausweichlich auf diese Hilfe angewiesen.

Gefahren durch Heroin

Die zahlenmäßig bedeutendste Problemgruppe stellen in Deutschland die Abhängigen, welche opiumartige Suchtmittel benutzen, an erster Stelle die Heroinabhängigen.
Opiate erzeugen zwar keine Mißbildungen, aber sie bedrohen die Gesundheit von Mutter und Kind in großem Ausmaß.
Das Kind einer Heroinsüchtigen ist ständig gefährdet durch ein Absinken des Drogenspiegels: Es stirbt dann im Mutterleib.
Entzugsreaktionen können das Kind töten, dadurch verbietet sich ein »kalter« Entzug, wie er für Nichtschwangere möglich ist, bei einer werdenden Mutter.
Jeder betroffenen Frau rate ich, das nächsterreichbare fachlich qualifizierte Beratungs- oder Entziehungszentrum aufzusuchen. Auskunft, auch anonym, geben Sozialberatungsstellen, Unikliniken, Gesundheitsämter und Drogenberatungsstellen.

Der psychische Mechanismus der großen Bedeutung, die ein Kind für eine Drogenabhängige haben kann, ist für betreuende Ärzte und Therapeuten eine große Hilfe. Die Schwangerschaft bietet durch positive Änderung der seelischen Befindlichkeit eine gute Grundlage, die Suchtpersönlichkeit zu verändern.

Den Entzug erleichtern

Außer Tod durch Entzug drohen dem Kind beim »kalten« Entzug Mangelentwicklung und Frühgeburt. Bei der Betreuung kommt also nur der medizinisch überwachte Einsatz des leicht dosierbaren, zugeteilten und schluckbaren Opioids Methadon in Frage. Da die Süchtige mit geschlucktem Methadon »von der Nadel wegkommt« (Heroin wird gespritzt), sinkt zunächst schon einmal das Infektionsrisiko für Hepatitis und Aids.

Erfolgversprechende Therapie

Die Versorgung Drogensüchtiger mit der »sauberen« Ersatzdroge Methadon unter ärztlicher Aufsicht ist bei uns sehr umstritten. In anderen Ländern laufen solche Programme seit mehr als zehn Jahren mit großem Erfolg, was die Rettung von Kindern und die Entwöhnung von Süchtigen betrifft. Bei uns aber blockieren Ämter, Behörden und auch Mediziner diese Möglichkeit der Therapie leider immer noch.

Grundsätzlich jedoch sind alle Ärzte aufgrund ihres beruflichen Selbstverständnisses und ihres Heilauftrages zur Hilfe verpflichtet.

Ist eine Schwangere zum Entzug bereit, verläuft dieser unter stationären Bedingungen. Die besten Ergebnisse für Mutter und Kind wurden aus den USA berichtet, immer dann, wenn die Schwangere Methadon bekam und intensiv frauenärztlich überwacht wurde. Ob das nun mit oder ohne Entzug geschieht, die Vorteile sind eindrucksvoll:

- Bindung an eine medizinische Instanz,
- Vermeidung von Spiegelabsenkung bei Mutter und Kind,
- Rückgang des zusätzlichen Konsums anderer Drogen,
- keine Beschaffungskriminalität und Beschaffungsprostitution,
- weg von der Nadel und dadurch weniger Ausbreitung von Hepatitis und Aids,
- mögliche Rettung eines Menschen durch erfolgreichen Entzug mit Aussicht auf Resozialisierung,
- Möglichkeit zum Stillen unter Methadon statt unter Heroin,
- bei gelungenem Entzug rechtzeitig vor der Geburt keine Trennung von Mutter und Kind, weil kindliche Entzugsprobleme wegfallen.

Schwangere Frauen können sich hilfesuchend an Universitätsfrauenkliniken, eventuell auch an Ärzte von Gesundheitsämtern wenden.

Hilfe ist möglich

Ich habe das Thema zwar nur kurz angesprochen, es aber vorgestellt in der Absicht, drogenabhängige schwangere Frauen zu ermutigen, sich der Betreuung durch Fachleute anzuvertrauen.

Gleichzeitig möchte ich begreiflich machen, daß wir alle von diesem Problem betroffen sind. Um es zu lösen, dürfen wir uns nicht abwenden, sondern müssen unsere Hilfe anbieten.

Frauen haben gerade durch ihre Schwangerschaft eine ganz bedeutende und Erfolg versprechende Motivation, ihrem Drogenproblem zu entkommen. Allein schaffen sie es nicht!

»Ist Geschlechtsverkehr während der Schwangerschaft erlaubt?«

Für ein Paar, das sich liebt und gut versteht, ist die körperliche Liebe eine schöne Selbstverständlichkeit. Daran ändert eine Schwangerschaft grundsätzlich nichts – bis auf die wieder einmal vorhandenen Ausnahmen.

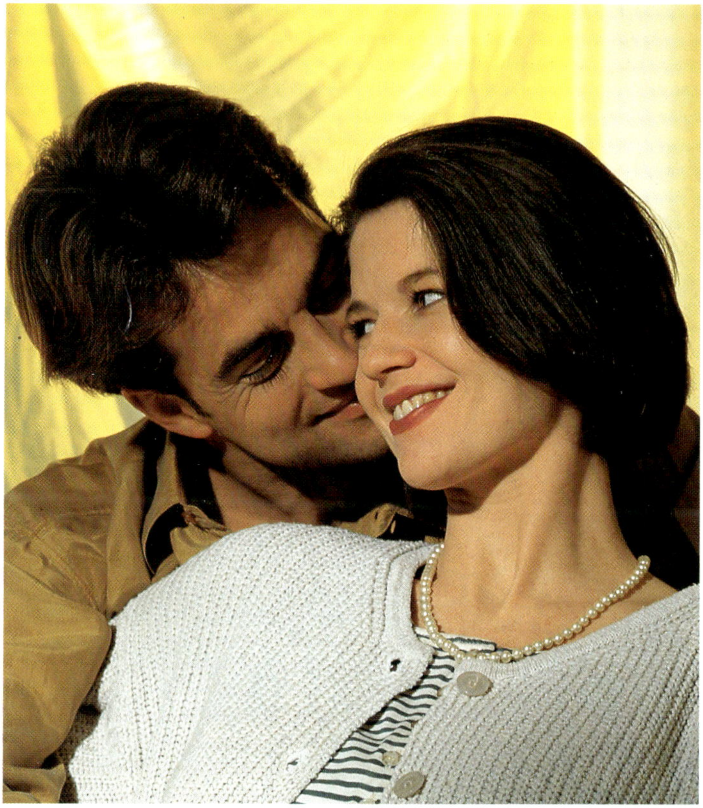

Gesundheit und partnerschaftliche Treue sind zwei Garanten dafür, daß keine fremden Bakterien (alle anderen als die »ortsüblichen« Milchsäurebakterien) beim Geschlechtsverkehr übertragen werden.

Mein Rat: In folgenden Fällen birgt der Geschlechtsverkehr für die Schwangere Risiken:
- *bei Plazenta Prävia*
- *bei Früh- und Fehlgeburtsneigung*
- *bei fehlerhaftem Muttermundverschluß*
- *bei infiziertem Partner (meist erkennbar an sich wiederholenden Scheideninfektionen der Frau; der Partner selbst kann völlig beschwerdefrei sein.)*

»Ja«, wenn alles in Ordnung ist

Geschlechtsverkehr bedeutet mechanische Aktivität des Mannes im kleinen Becken/in der Scheide der Frau – in unmittelbarer Nähe und Nachbarschaft der schwangeren Gebärmutter.

Aus normalem Geschlechtsverkehr entsteht für eine problemlose Schwangerschaft keinerlei Störung. Problemlos soll hier heißen:

- bisher traten keine Blutungen auf
- es gab keine vorzeitigen Wehen
- der Gebärmutterhals ist fest
- und der Kanal geschlossen.
- Weiterhin soll keine Infektion der Scheide vorliegen, also keine Besiedelung der Scheide mit anderen Keimen als den schützenden Milchsäurebakterien.

»Nein« – bei Placenta Prävia

Unter einer »Placenta Prävia« versteht man eine Nachgeburt, die sich ungünstigerweise im Ausgangsbereich, also scheidenwärts in der Gebärmutterhöhle entwickelt. Dieser Wandbereich dehnt sich, streckt sich mit dem Größerwerden des Kindes und der Fruchtwassermenge. Man nennt diesen Wandbereich das untere Uterinsegment. Mit Dehnung der Wand, auf der die Nachgeburt haftet, droht aber eine Ablösung von dieser Wand mit Blutungen und Gefahr für Mutter und Kind. Stößt beim Geschlechtsverkehr das Glied des Mannes wiederholt gegen diesen sensiblen, unteren Gebärmutterbereich, so kann sich, dadurch ausgelöst, die drohende Ablösung vollziehen. Geschlechtsverkehr ist also strikt zu vermeiden, wenn der Arzt eine Placenta Prävia diagnostiziert hat.

»Nein« – bei Neigung zu vorzeitigen Wehen und bei ungenügendem Muttermundverschluß

»Vorzeitige Wehen« sind Kontraktionen der Gebärmuttermuskulatur zu einem unerwünschten Zeitpunkt, nämlich vor ausreichender Reife des Kindes. Solche Wehen können den Verschluß vorzeitig schwächen oder öffnen und ebenfalls zur Ablösung der Nachgeburt führen. Vorzeitige Wehen können also eine Blutung auslösen, im schlimmsten Fall kann es sogar – je nach Stadium der Schwangerschaft – zu einer Fehl- oder Frühgeburt kommen.

- Vorzeitige Wehen entstehen ohne Zutun der Schwangeren, zum Beispiel bei Magnesiummangel. Neigt die Gebärmuttermuskulatur einer Schwangeren zu solch vorzeitiger Aktivität, kann das leicht durch mechanische und emotionelle Reize ausgelöst werden, zum Beispiel durch Geschlechtsverkehr.
- Verschlimmernd kommt dann dazu, daß mechanische Reizung der Brustwarzen der Schwangeren durch die Finger oder Lippen des Mannes ebenfalls Wehen auslösen. Das geschieht durch einen Reflex, der über die Hirnanhangsdrüse, die Hypophyse, läuft.
- Drittens, und das scheint besonders wichtig, enthält das männliche Ejakulat einen hormonartigen »Botenstoff«, das Prostaglandin, das von der Scheidenhaut aufgenommen wird. Prostaglandin aber löst in größeren Mengen Wehen aus und weicht den festen Gebärmutterverschluß auf. Ist die Gebärmuttermuskulatur ungewöhnlich wehenbereit und ihr Verschlußgewebe sowieso schon schlecht formiert, reichen die kleinen Prostaglandin-Mengen aus dem Ejakulat aus, um vorzeitige Wehen und eine Öffnung des Muttermundes auszulösen.

Eine bekannte »Fehl- oder Frühgeburtsneigung«, ein »geschwächter Gebärmutterverschluß« (Zervixinsuffizienz) und Neigung zu vorzeitigen Wehen verbieten es demnach, daß Ejakulat in die Scheide gelangt.

Der Orgasmus der Frau bewirkt gesteigerte Emotion und Aktivität der vegetativ gesteuerten, glatten Muskulatur im kleinen Becken, wodurch – verstärkt durch die Stimulation der weiblichen Brust durch den Partner – bei entsprechender Veranlagung vorzeitige Wehen ausgelöst werden können.

»Nein« – bei Infektionen in der Scheide

Bakterien, die in die Scheide gelangen, können eine Gefahr darstellen.

Der weitaus häufigste Mechanismus, der fremde Bakterien (alle anderen als die »ortsüblichen« Milchsäurebakterien) in die Scheide bringt, ist Geschlechtsverkehr mit einem infizierten Partner. Immer wieder hört man die

irrige Meinung, daß die Benutzung fremder Toiletten, Schwimmbad- oder Saunabesuche Ursachen solcher Scheideninfektionen seien. Diese Behauptung ist nahezu immer falsch. Abgesehen von Pilzinfektionen, die eine durch Chlorwasser vorgeschädigte Scheide von pilzbesiedelten Sitzflächen aufnehmen kann, ist es bei Bakterien viel eher der infizierte Partner, mit dem die betroffene Frau in Sauna oder Schwimmbad war, und der sie bei anschließendem Geschlechtsverkehr infizierte. Mit Sicherheit ist es so bei Chlamydien, Mykoplasmen, Trichomonaden und auch bei Herpes- und Papillomviren (Feigwarzenerreger), weshalb Infektionen mit diesen Erregern im englischen Sprachraum STD-Infektionen (sexual-transmitted-disease) heißen. Im Deutschen wird das leider falsch und verharmlosend übersetzt mit sexuell übertrag-»baren« Infektionen. Es heißt und bedeutet aber richtig sexuell über-»tragene« Infekte; ein großer Unterschied!
Auch andere Erreger, wie die zahlreichen Kokken, können von infizierten Partnern in die Scheide der Frau, der Schwangeren, verschleppt werden. Viel häufiger als allgemein bekannt überträgt ein bei Analverkehr keimbesiedeltes Glied Bakterien in die Scheide der Frau. Ist der Partner »infiziert«, kann Geschlechtsverkehr für Sie als schwangere Frau ein Problem werden, denn ein großer Teil der genannten Keime löst auch im Gewebe der infizierten Frau Prostaglandinbildung aus, dessen wehenfördernde Wirkung ich Ihnen auf der vorstehenden Seite bereits erläutert habe (→ »Nein – bei Neigung zu vorzeitigen Wehen«, Seite 138). Viele dieser Keime können aber auch die Eihäute besiedeln und brüchig machen, das Fruchtwasser und das Kind erreichen.

Deshalb gehört – so meine ich jedenfalls – bei jedem Besuch eine Untersuchung der Scheide auf Festigkeit des Muttermundverschlusses und vor allem eine kundige Untersuchung der Scheidenflüssigkeit, um fehlerhafte, risikoreiche Keimbesiedelung zu erkennen, zur Überwachung der Schwangeren.

TIP FÜR DIE FRAU

Die Gebärmutter und die kindlichen Eihäute bieten eindringenden Bakterien keinen Widerstand, das ungeborene Kind ist ihnen ausgeliefert.
Werdende Mütter können sich selbst mit Teststreifen überwachen, die durch Farbreaktion das Vorhandensein oder Fehlen der schützenden Scheidenmilchsäure anzeigen. Diese Milchsäure fehlt, wenn auch die produzierenden Milchsäurebakterien fehlen, weil sie von anderen schädlichen Bakterien verdrängt wurden.
Schwangere Frauen sollten ihren Arzt um Auskunft über diese Methode der Selbstkontrolle bitten.

TIP FÜR DEN MANN

Mit Selbstsicherheit sollte ein Mann seiner Frau oder Freundin begegnen – und sie nicht durch ein Zurückweichen kränken. Verwirklicht sie mit einem »Ja« zum gemeinsamen Kind nicht auch seine Träume? Für eine Frau bedeutet das Mutterwerden den Verzicht auf vieles. Es steht aber auch für die Bereitschaft, viel zu leisten, zu sorgen und zu beschützen. Sie weiß jetzt schon, daß das alles bald ebenso für sie Wirklichkeit wird, wie die große Freude, ein Kind zu haben.
Machen Sie ihr das Leben in der Schwangerschaft nicht unnötig schwer. Vertrauen Sie Ihren Gefühlen und tragen Sie Ihren Teil an der absehbaren Zeit der Erwartung, indem Sie sie wegen ihres »Bauches« sexuell nicht ablehnen.

Jetzt besonders wichtig: Zärtlichkeit und Vertrauen!

Der größerwerdende Bauch einer schwangeren Frau ist nicht selten ein Grund für Mann und Frau, auf Geschlechtsverkehr zu verzichten. Beide machen sich Sorgen, das Kind im Mutterleib könne »belästigt« werden oder gar Schaden erleiden.
Manche Männer sind aber einfach durch die sich stärker und stärker verändernde Körperform ihrer Partnerin irritiert, und die Frauen reagieren prompt darauf, indem sie sich wegen ihres zunehmenden Umfangs unattraktiv finden.
Letztlich ist das Problem ein partnerschaftliches und so persönliches, daß ein Außenstehender kaum einen Rat geben kann. Aber Unsicherheit sollte man gar nicht erst aufkommen lassen – vielmehr Stolz auf das Baby und auf die Leistung der Frau!
Der in die Mutterschaft hineinwachsenden Frau wünsche ich Selbstvertrauen.
Dem »werdenden« Vater wünsche ich, daß die Sensibilität, die er jetzt zeigt, nicht in Ängstlichkeit mündet: Nichts Fremdes wächst da in irgendeinem Bauch! Es ist doch das eigene Kind – die Tochter, der Sohn.
Und es ist die Frau und Partnerin, mit der er dieses Kind als Krönung einer liebevollen Verbindung gezeugt hat.
Ein Mann sollte von Anfang an teilnehmen an diesem neuen Leben, das auch für ihn ein Anfang ist.

Ich gebe folgenden Rat:
Ein großer, schwangerer Bauch ist nicht geeignet, das Körpergewicht des Mannes zu tragen. Liegt aber der Mann auf seinem Rücken und sitzt die Frau rittlings auf ihm, kann sie selbst bestimmen, wie tief sein Glied in ihre Scheide dringt.
Diese und seitliche, liegende Positionen für beide sind jetzt die geeignetsten »Stellungen« und sollten rechtzeitig auch mal ausprobiert werden.

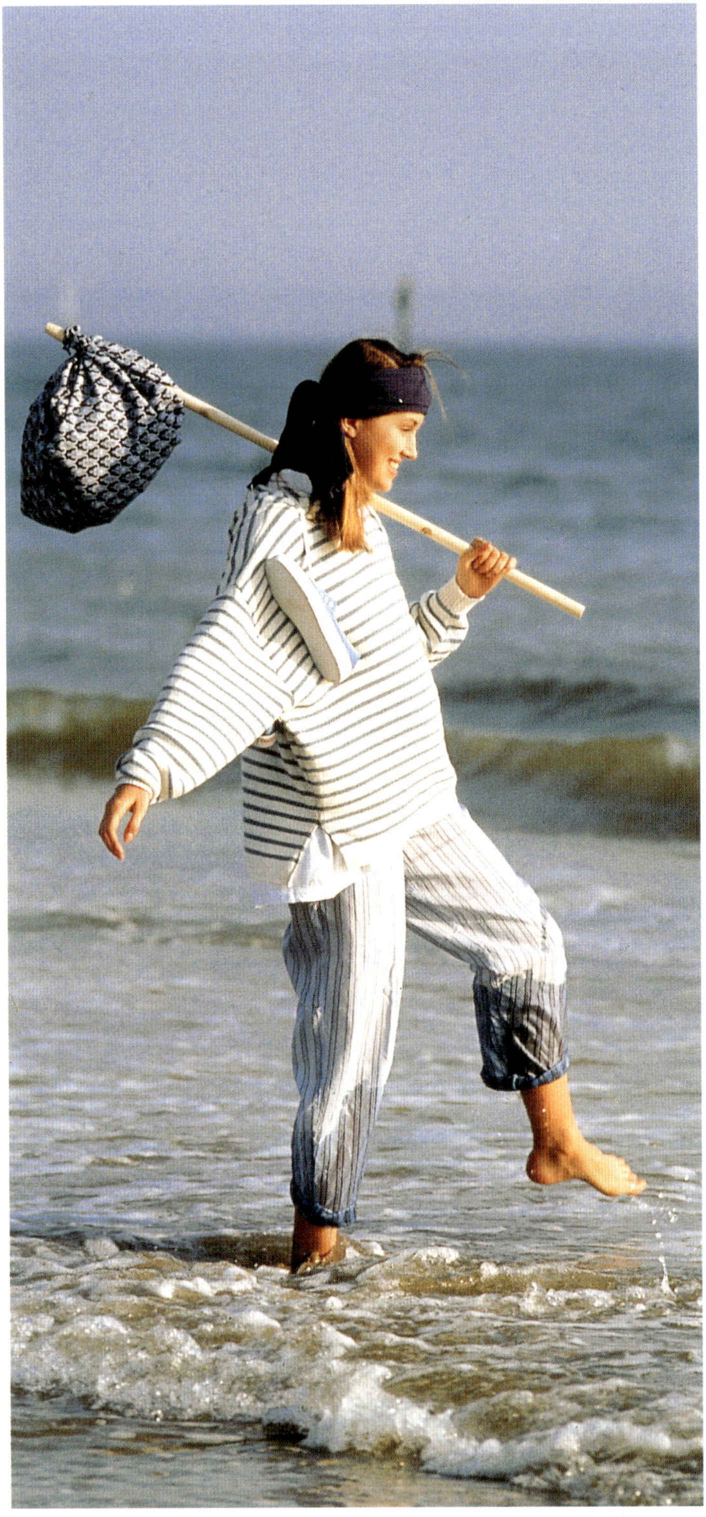

Sie werden Mutter. Das hat viel zu tun mit Weichheit und Sanftheit, mit verantwortlicher, fürsorgender und zärtlicher Hinwendung zu etwas Kleinem, Schwachem. Nehmen Sie diese Veränderung an, auch mit der Konsequenz, sich jetzt nicht im Leistungssport zu verausgaben, sondern Freude an sanfteren Bewegungsformen zu entwickeln.

»Darf ich Sport treiben?«

Vieles, was für Sie vor Ihrer Schwangerschaft selbstverständlich und alltäglich war, müssen Sie nun neu überdenken. Das gilt nicht nur für so normale Dinge wie etwa das Täßchen Kaffee – auch Ihr Freizeitverhalten wird sich in der einen oder anderen Hinsicht ändern. Vielleicht merken Sie, daß Sie allmählich regelrecht »häuslich« werden, nicht mehr so gerne ausgehen und Freunde lieber zu sich einladen. Doch auch manches Hobby können Sie jetzt nicht mehr so ausüben wie bisher: Mit »zunehmendem Bauchumfang« fühlen Sie sich wahrscheinlich nicht mehr so mobil, und zudem möchten Sie sicherlich auch kein Risiko eingehen.
Bei möglichen Risiken denke ich besonders an das beliebteste Freizeitvergnügen überhaupt: den Sport. Viele Frauen gehen mindestens einmal pro Woche mit Freunden oder dem Partner diesem Hobby nach. Sie treffen sich zum Beispiel zum Schwimmen oder Joggen, zur Jazz-Gymnastik oder zu Tennis und Squash – entweder um sich fit zu halten oder einfach nur so zum Spaß.

Besonders wenn Sie sportlich veranlagt sind, ist die Gefahr der Selbstüberschätzung durch körperliche Aktivität in der Schwangerschaft groß.
Schrauben Sie Ihre Ansprüche an die eigene Leistungsfähigkeit sich selbst und Ihrem Kind zuliebe jetzt etwas zurück.

Auf Spaß sollen Sie aber gerade während der Schwangerschaft nicht verzichten – außerdem trägt körperliche Bewegung ganz besonders zum Wohlbefinden bei.

Was für alle gilt

Die Frage »Darf ich Sport treiben?« wird mir immer wieder gestellt. Dann aber frage ich nach: »Welcher Sport ist gemeint?«, denn meine Antwort hängt davon ab, in welchem körperlichen Zustand sich die Schwangere befindet, wie weit fortgeschritten die Schwangerschaft ist. Einer Hochschwangeren in den letzten Wochen vor der Geburt werde ich eine andere Empfehlung geben als einer Frau mit störungsfreier Frühschwangerschaft. Jede Frau hat das Recht auf eine individuelle Empfehlung (→ Kasten, Seite 144).

SPORT DARF NICHT ZUM RISIKO WERDEN

Alles, was Ihnen Spaß macht, was Ihre Beweglichkeit und Ihre Rumpfmuskulatur fördert, Kreislauf und Lungenfunktion stärkt und alles, was Ihr Reaktionsvermögen trainiert, kann ich empfehlen, wenn – für alle gleichermaßen gültig – sichergestellt ist, daß folgendes dabei nicht geschieht:

- die Grenzen der Leistungsfähigkeit erreicht werden, also Erschöpfung auftritt;
- die Körpertemperatur über 38,5 Grad steigt;
- der Kreislauf überlastet wird (Atemnot und Schwarzwerden vor den Augen);
- stärkere und anhaltende Bauchpresse (mit Blutandrang zum Kopf und damit eingeschränktem Kreislauf im Becken, der die Blutversorgung des Kindes stört);
- Auskühlung oder völlige Durchnässung im Wind;
- Atemnot durch Luftanhalten oder ein Aufenthalt in sauerstoffärmerer Höhe von deutlich über 2000 Meter;
- Aufregungen, Prellungen, Stürze, Verletzungsgefahr durch die eigene sportliche Betätigung oder durch andere Sportler;
- Verletzung der schützenden Gebärmutter und Eihäute;
- daß sich die schwangere Frau erkältet, sie eine Blasenentzündung bekommt, Wunden, Zerrungen oder Brüche erleidet.

Wichtig: Jede Krankheit, jede Verletzung kann ärztliche Maßnahmen und medikamentöse Behandlung notwendig machen, die wiederum Ihr Kind gefährden könnte (→ »Darf ich jetzt noch Medikamente nehmen?«, Seite 123).

Bis auf wenige Ausnahmen lassen sich alle Sportarten auch in sanfter Form ausüben.
Ihr Organismus ist jetzt nicht nur mit seiner eigenen Versorgung beschäftigt, auch die Gesundheit Ihres Kindes ist von seiner ungestörten Funktion abhängig. Achten Sie auf die Signale Ihres Körpers, denn jede Überforderung gefährdet auch Ihr Kind.

Empfehlenswerte Sportarten

• Schwimmen empfehle ich bis kurz vor der Geburt! Zu bedenken ist dabei allerdings, daß aufgeheiztes Chlorwasser in Schwimmhallen für die Scheidengesundheit ein Problem werden kann. Achten Sie auch darauf, daß Sie nicht in nasser Badekleidung auskühlen.

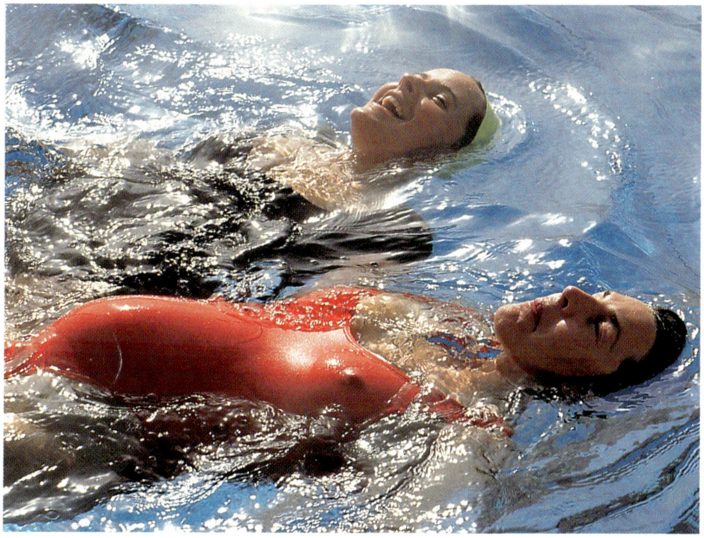

Schwimmen in gut temperiertem Wasser entlastet den ganzen Körper, die Muskulatur wird gelockert, die tiefe und gleichmäßige Atmung angeregt.

• Weiter zu begrüßen ist Radfahren, der Radrennsport aber nicht. Nehmen Sie auf Radwanderungen immer Regenschutzkleidung und ein stärkendes Getränk mit. Meiden Sie Radfahren im Großstadtverkehr. Die Gesundheitsbelastung durch Abgase und die bei Schwangerschaft hormonbedingt verlangsamte Reaktionsfähigkeit sind jetzt besonders große Risiken!
• Sie können auch tanzen, aber nicht auf hochhackigen »Stockelschuhen« und nicht Wettkampf-Rock-and-Roll, und spielerische Gymnastik machen bei entspannender, rhythmusgebender Musik (die Ihr Baby von der 26. Schwangerschaftswoche an hört).
• Ein vergnüglicher Sport ist auch das Spazierengehen. Zügiges Ausschreiten bringt Ihren Körper in sanften Schwung, Ihren Atem in einen gleichmäßigen Rhythmus. Ihr Kind wird diese Form der Bewegung genießen.

Vorsicht!

GEFAHREN FÜR IHR KIND

Die Kinder von Ausdauer-Sportlerinnen waren einer Studie zufolge bei der Geburt ca. 400 g (!) leichter als die Babies »durchschnittlicher« Frauen.
Die Ursache für diese alarmierende Feststellung ist der Umstand, daß zum Beispiel eine Frau beim Jogging selber sehr viel Energie (Kohlenhydrate) verbrennt und die Hauptblutzirkulation in ihre Muskulatur zwingt. Dadurch konkurriert beides, Energieangebot und Blutversorgung, mit den Bedürfnissen des Kindes.
Der Nachteil, der so für die Kinder entsteht, scheint in diesem Bereich sogar schlimmere Auswirkungen zu haben als das Zigarettenrauchen der Mütter!

Entscheiden Sie selbst

• Skilaufen – Viele Frauen laufen so gut und so sicher Ski, daß es schwerfällt, ein Verbot für Schwangere auszusprechen.
Skilauf wird jedoch oft in der sauerstoffärmeren Luft von Regionen über 2000 Meter betrieben. Es ist die Sportart mit den zahlenmäßig häufigsten Verletzungen. Das Risiko, durch andere Skiläufer (Raser, Rüpel) verletzt zu werden, ist so groß, daß mehr und mehr Pistenbetreiber eine Skipolizei einführen. Das Erlebnis einer Fehlgeburt, eines Blasensprunges auf der Piste im Schnee, im Sessellift oder in einer Skihütte hat »bleibendes Ausmaß«. Der Ernstfall bedeutet: im Schnee zu liegen, bis Hilfe kommt; bei Bänderrissen, Brüchen oder Kopfverletzungen die Fahrt ins Tal im Akja oder Hubschrauber; die Notwendigkeit, geröntgt zu werden, ruhigstellende Verbände und Gipse zu erhalten, Narkose und Operation durchzumachen – »Alltagserlebnisse« für Mediziner in Skigebieten, Risiko für die Schwangere und ihr ungeborenes Kind. Immer dann, wenn die Nachgeburt auf die Gebärmuttervorderseite reicht, bedeutet jeder Puff und Stoß gegen die Bauchdecke, daß kindliches Blut in den Kreislauf der Mutter eingeschwemmt wird mit der Gefahr einer Antikörperbildung bei Blutgruppenunverträglichkeiten!

Ich rate ab von

• Tennis, Reiten, Joggen – dies sind Problem-Sportarten. Es hängt vom Können der Schwangeren und vom Ausmaß der Ausübung ab, ob man sie »erlauben« kann, sicher aber *nicht mehr im letzten Schwangerschaftsdrittel,* also etwa ab dem siebten Monat.

Diskussionslos abzuraten ist von

• Tauchen, Fallschirmspringen, Geräteturnen, Mannschafts-Ballsport sowie jedem Leistungssport, Kraftsport und Ausdauersport.

Sauna

In die Sauna zu gehen, ist für viele Frauen ein sportähnliches Vergnügen – und es bewirkt so viel Gutes für die Gesundheit, daß es auch Schwangeren erlaubt werden kann (nicht in den ersten 12 Schwangerschaftswochen). Aber einiges möchte ich Ihnen besonders ans Herz legen:

Sie sollten nicht unbedingt während der Schwangerschaft mit dem Saunabaden beginnen.
Wenn Sie Saunaerfahrung haben, trotzdem aber ganz sichergehen wollen, besuchen Sie die Sauna erst wieder nach dem Ende des dritten Monats, weil bis dahin Ihr Kind am empfindlichsten auf äußere Einflüsse reagiert.
Eine Erhöhung der Körpertemperatur zum Beispiel auf über 38,5 °C kann in der Embryonalzeit schwere Schäden am Zentralnervensystem des Kindes verursachen.

- Gehen Sie nicht in die Sauna, wenn Sie zu vorzeitigen Wehen neigen, denn Wärme kann Wehen auslösen.
- Bleiben Sie nur so lange im Schwitzraum, wie Sie sich wohlfühlen.
- Versuchen Sie nicht, Leistung zu erbringen! Ruhen Sie ausgedehnt nach jedem Schwitzgang, bringen Sie also Zeit mit.
- Breiten Sie in der Saunakabine ein trockenes Handtuch immer mit derselben Seite auf der Sitzfläche aus, um keine Pilze aufzunehmen. Aus dem gleichen Grunde sollten Sie Badesandalen benutzen.
- Trinken Sie genügend nach dem Saunieren, möglichst Mineralwasser, und möglichst magnesiumreiches, denn Sie können jetzt – noch verstärkt durch das Schwitzen – in einen Magnesiummangel geraten, der Krämpfe und Wehen fördert (→ »Die gesunde Ernährung«, Seite 78). Die verlorene Flüssigkeit muß ersetzt werden, ebenso die Mineralien.

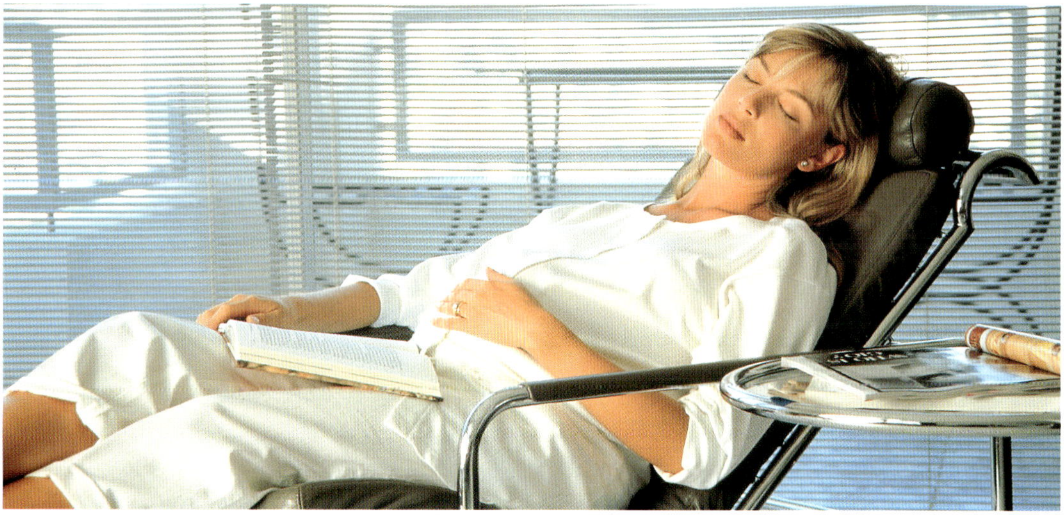

Beschwerden-katalog

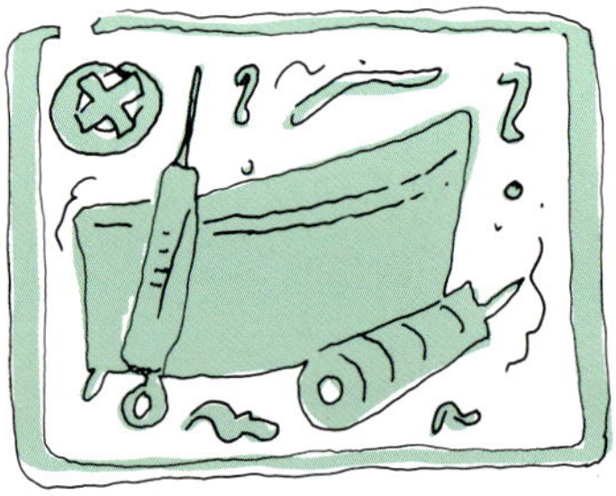

Die folgende Auflistung soll die häufigsten körperlichen Veränderungen und Beschwerden ansprechen, die im Verlauf einer Schwangerschaft auftreten können – aber nicht unbedingt müssen. Die Aufstellung soll eines nicht bewirken: Verunsicherung. Vielmehr weiß ich aus Erfahrung, daß das Verstehen von Zusammenhängen beruhigt. Vieles werden Sie leichter ertragen, wenn Sie wissen, woher es kommt und welchen Sinn es hat.

Gewebswasser-speicherung (Ödeme)

Die bessere »Durchsaftung« aller mütterlichen Gewebe ist vielen Frauen willkommen: Falten verschwinden, die Haut glättet sich. Bei der Steigerung dieses Zustandes mit leichten Schwellungen der Knöchel – besonders am Abend – und klemmenden Ringen an den Fingern – besonders morgens – beginnt der Übergang von der Störung zur Erkrankung. Das Vollbild dieser ernsten Probleme mit hohem Blutdruck, Eiweißverlust über die Nieren und Flüssigkeitsansammlungen erhöhten Ausmaßes im Gewebe (EPH-Gestose) ist in seinen Ursachen noch nicht ganz geklärt. Man weiß aber heute sehr gut, wie man es erfolgreich behandelt. Die Ursache für diese Störung scheint eine mangelhafte Durchblutung der Gebärmutter und damit der Nachgeburt zu sein.

So können Sie sich helfen

Alles ist eine gute Therapie, was die Durchblutung fördert: zum Beispiel Bettruhe, die dazu führt, daß die Durchblutung im kleinen Becken der Schwangeren zunimmt.

Gewichtszunahme

Sie ist unvermeidlich. Zu den erwähnten Vorteilen, die sich das wachsende Kind verschafft, gehört nun einmal das Speichern von Energie. Die Mutter beginnt »Fettgewebe« anzusetzen. Eine sehr sinnvolle »Fähigkeit« der Schwangeren, denn nicht zu allen Zeiten war für die Menschen – und ist es in weiten Teilen der Welt auch heute noch nicht – der Tisch täglich reich gedeckt. Eine Schwangere mit »Reserven« bewältigt eine Hungerphase besser. Unnötig hohes Körpergewicht belastet jedoch das Skelett- und Bandsystem der Schwangeren.

Hämorrhoiden

»Hämorrhoiden« sind, ähnlich wie Krampfadern, auf Venenerweiterung zurückzuführen. Erschwerend kommt hinzu, daß bei Menschen mit kräftigem Schließmuskel der Blutabfluß aus den Aftervenen durch den Schließmuskel hindurch behindert wird. Pressen bei festem Stuhlgang verschlimmert die Situation.

Das können Sie tun

Sie sollten, wenn möglich, vor einer Schwangerschaft bestehende Hämorrhoiden vom Arzt beseitigen lassen und in der Schwangerschaft durch gezielte Auswahl der Kost für weichen Stuhlgang sorgen.

Krampfadern

»Krampfadern« sind ein Problem vieler Schwangerer. 30 Prozent der Erstgebärenden und 50 Prozent der Mehrgebärenden sind davon betroffen. Bei ihnen kommen mehrere Gründe für das

Entstehen dieser Venenerweiterung zustande. Haben die Eltern der betroffenen Frau Krampfadern, ist das Risiko durch ererbt schwaches Bindegewebe erhöht. Der aufrechte menschliche Gang ist an sich schon ein Risikofaktor. Die Blutsäule im aufgerichteten Körper lastet mit erhöhtem Druck auf den Venenwänden besonders der unteren Extremitäten. Bei Schwangeren lockert sich das Bindegewebe, Kollagen wird in den Venenwänden abgebaut und die glatte Muskulatur erschlafft, die Venenwände weiten sich, die Venenklappen können sich nicht mehr schließen, um ein Rückströmen des Blutes zu verhindern. Das führt zu vermehrtem Blutrückstau. Krampfadern sind somit für viele Schwangere kaum zu verhindern.

Sie können vorbeugen

- Sie sollten den Blutrückfluß zum Herzen nicht durch zu langes Stehen oder durch übereinandergeschlagene Beine (im Sitzen) behindern. Lagern Sie statt dessen, wo immer das möglich ist, die Beine hoch.
- Außerhalb des Bettes sollten Sie mechanisch von außen die Venenwände entlasten: durch Stützstrümpfe oder Stützstrumpfhosen, auch und leider gerade in der venenerweiternden Wärme des Sommers!
- Sind Sie auch von diesem Problem betroffen, sollten Sie aus den gleichen Gründen keine hochhackigen Schuhe tragen. In diesen Schuhen gehen Sie nämlich mit Hohlkreuz und setzen Ihre Füße bei jedem Schritt mit der ganzen Fläche auf, statt sie über die Ferse abrollen zu lassen. Bei einem normalem (abrollenden) Gang wird die Wadenmuskulatur rhythmisch im Wechsel gedehnt und zusammengezogen, dadurch unterstützt die sogenannnte Muskelpumpe die Venen beim Transport des Blutes. Sie tun also etwas gegen die Entstehung von Krampfadern, wenn Sie Ihre hochhackigen Schuhe im Schrank lassen.

Krämpfe

Das wachsende Kind regt eine enorme Steigerung der Stoffwechseltätigkeiten im mütterlichen Organismus an, mit vielen Auswirkungen für die Mutter. Der hohe Calcium- und Magnesiumverbrauch des Kindes führt bei manchen Schwangeren zur Verarmung an diesen wichtigen Mineralstoffen. Wadenkrämpfe und Neigung der Gebärmuttermuskulatur zu Kontraktionen (»vorzeitigen Wehen«) sind die Folgen.

Das kann der Arzt tun

Gaben von Magnesium (»Magnesium«, Seite 89) oder Calcium (»Calcium«, Seite 86) helfen.

Kreuzschmerzen/ Ischiasschmerzen

Wenden wir uns einem Kummergebiet zu, das viele Schwangere plagt, dem »Ischias«. Man hört oft als Erklärung, die Schwangerschaft drücke auf diesen Nerv. Das ist meistens falsch.
Die wachsende Gebärmutter befindet sich oberhalb der Stelle, an der dieser Nerv tief im kleinen Becken aus der Kreuzbein-Innenseite austritt und noch tiefer das Becken in Richtung Beinrückseite wieder verläßt.
Der Kreuzschmerz hat andere Gründe:
Das Becken ist ein Ring, zusammengefügt aus mehreren Knochen, zwei Schambeinen, zwei Darmbeinen, einem Kreuzbein. Die Verbindungen dieser Knochen zueinander schafft festes, stabiles Bindegewebe.
Das Becken muß so fest sein, daß es den enormen wechselseitigen Belastungen beim Gehen, Springen, Heben

und so weiter standhält. Auch die großen Bauchdeckenmuskeln und die Muskeln, die die Wirbelsäule stützen, greifen mit großen Kräften am Becken an. Diesen orthopädisch-statischen Bedürfnissen der Mutter stehen aber die Interessen des Kindes bei seiner Geburt entgegen! Hilfreich wäre es, wenn sich der Knochenring des Beckens dehnbar und beweglich den wechselnden Raum- und Formungsbedürfnissen des kindlichen Körpers bei seiner Geburt, seinem Weg durch das mütterliche Becken, anpassen könnte. Dazu müßten aber die Fugen, das feste, stramme Bindegewebe gelockert werden. Und genau das erreicht das Ungeborene auf hormonellem Wege! Es schafft sich durch Veränderungen in der mütterlichen Beckenanatomie ein Hindernis nicht gerade aus dem Weg, aber es erleichtert sich den Durchlaß.
Für die Mutter kann diese kindliche Selbsthilfe unangenehme Folgen haben: Die gelockerten Fugen erlauben Verschiebungen der Beckenknochen und Ischias-Schmerzen, »Hexenschuß«, Kreuzschmerzen, Schamfugenschmerzen können auftreten.

Das sollten Sie beachten

Diese Beschwerden treten gehäuft dann auf, wenn Übergewicht, vernachlässigte Muskulatur, schlechte Körperhaltung, Schlafen auf zu weichen Matratzen oder einfach körperliche Über- oder Fehlbelastungen einwirken.

Morgendliche Übelkeit

»Morgendliche Übelkeit« ist eine häufig beklagte Begleiterscheinung der Schwangerschaft. Sie entsteht durch Reizung des Brechzentrums im Gehirn. Diese Übelkeit ist sehr lästig, aber für Mutter und Kind ungefährlich, solange nur hin und wieder Erbrechen auftritt!

So kann der Arzt Ihnen helfen

Manchen Frauen hilft es, wenn sie morgens ein bis zwei Stunden später aufstehen. Das bedeutet, daß man eventuell auch durch ein »teilweises Beschäftigungsverbot« nach dem Mutterschutzgesetz (»Das Mutterschutzgesetz«, Seite 32) diese verlängerte morgendliche Ruhepause erreicht. Der betreuende Arzt könnte der Schwangeren bescheinigen, daß sie morgens Ruhe braucht und deshalb ein bis zwei Stunden später zur Arbeit kommt.

Das können Sie tun

- Alternativ können Sie vor dem Aufstehen ein Lieblingsgetränk zu sich nehmen, zum Beispiel gekühlte frische Milch, die Sie in ganz kleinen Schlucken mit großen Pausen dazwischen trinken.
- Hilfreich kann es auch sein, tagsüber in ganz kleinen Portionen leicht gesalzenen Kartoffelbrei zu essen.

Das schwangerschaftsbedingte »Erbrechen« kann aber Ausmaße annehmen, die ernstzunehmende Gefahren für Mutter und Kind bedeuten. Ärztliche, oft stationäre Behandlung ist dann dringend erforderlich.

Verstärkte Pigmentierung der Haut

Der mütterliche Brustwarzenhof dient dem Kind als optisches Signal zum schnellen und sicheren Auffinden der Brustwarze, deshalb wird die Haut in diesem Bereich während der Schwangerschaft dunkler. Jedoch reagieren auch andere farbstoffbildende Zellen der Haut (Pigmentzellen) an ganz anderer Stelle mit, wo sie keinen erkennbaren Nutzen für das Kind bieten, die Mutter aber beunruhigen oder belasten.
Auffällig dunkler wird die Mittellinie des Körpers

unterhalb des Nabels, aber auch teilweise oberhalb davon. Lästig und unschön empfinden es Frauen, wenn diese Pigmentansammlung im Gesicht stattfindet.
Bei manchen Frauen nimmt diese Verfärbung extreme Ausmaße an, so daß ein maskenartiges Aussehen entsteht (Chloasma uterinum). Das ist zwar unangenehm und nicht recht zu behandeln, aber völlig harmlos.

Das können Sie tun
Meiden Sie Sonnenbäder im Gesicht, und verwenden Sie eine abdeckende Creme. Das Phänomen verschwindet in den Monaten nach der Geburt von selber.

Pilzinfektion

In der Gebärmutterschleimhaut dient Energiespeicherung dem Embryo als Nahrungsquelle. In der Scheidenhaut fördert Zuckerspeicherung (Glykogen) das Wachstum der Milchsäurebakterien, die einen Schutz gegen eindringende, andere Bakterien aufbauen. Gleichzeitig begünstigt dieses Glykogen aber auch die Entwicklung von Hefepilzen. So leiden Schwangere gehäuft unter »Scheidenpilzinfekten« (Genitalkandidose).

So kann der Arzt Ihnen helfen
Abhilfe schafft nur eine Behandlung durch den Arzt. Neigen Sie also zu solchen Pilzinfekten, lassen Sie von Ihrem Hausarzt auch den Darm auf Pilze untersuchen, und meiden Sie ganz strikt Süßigkeiten, denn der erhöhte Zuckerspiegel im Blut fördert das Pilzwachstum auch in der Scheide.

Schwangerschaftsstreifen

In die Gruppe der Stoffwechselfolgen gehören auch die »Schwangerschaftsstreifen«. Immer wieder wird dieses Problem, das viele Frauen beunruhigt, fehlgedeutet und von Geschäftemachern ausgenutzt. Nur sekundär haben diese Streifen etwas mit Dehnung zu tun. Hauptursache dafür ist vielmehr ein Abbau elastischer Fasern in tiefen Hautschichten, ausgelöst durch die schwangerschaftsbedingte Steigerung der Nebennierenrinden-Aktivität (Cortisol). Auch Männer und Nichtschwangere erleiden solche Hautdefekte durch Abbau elastischer Hautfasern, wenn zum Beispiel als Medikament Nebennierenrinden-Hormon höher dosiert gegeben werden muß oder wenn die erkrankte Nebennierenrinde zu viel Hormon produziert (Cushingsyndrom). Schwangerschaft steigert den Cortisolspiegel bis in die Nähe der Cushingwerte! Schon leichte Hautdehnungen, weit entfernt von denen, die die Bauchhaut während der Schwangerschaft aushalten muß, würden unter diesen Umständen zu Hautrissen in tiefen Schichten führen, die als echte Narben zurückblieben. Daher ist es nicht verwunderlich, daß 70 Prozent aller Schwangeren von dieser Erscheinung betroffen sind. Ein wirksames Mittel gegen diese Streifen gibt es nicht! So ein Mittel müßte zum Beispiel in den Körper der Schwangeren eindringen und tiefgreifend auf den Stoffwechsel einwirken, indem es entweder die Nebennierenrinden-Aktivität hemmen oder die Auswirkung der Nebennierenhormone bremsen würde.
Keine Schwangere, die Schwangerschaftsstreifen bekommt, braucht sich deshalb Vorwürfe zu machen, sie habe etwas anzuwenden versäumt oder falsch angewendet. Schwangerschaftsstreifen ereilen eine Frau »schicksalhaft«, je nach ihrer Veranlagung. Verhindern lassen sie sich weder durch Einreiben mit Ölen

oder Fetten noch mit Massagen oder bestimmten Übungen. Allerdings kann gute Pflege der Haut zumindest subjektives Wohlbefinden fördern (→ »Schönheitstips«, Seite 108).

Hilfe

Die Senkung eines erhöhten Cortisolspiegels wäre der einzige Weg, das Risiko für die Entstehung von Schwangerschaftsstreifen zu verringern. Das könnte durch Abbau von Streß geschehen, denn er erhöht den Cortisolspiegel. Das würde aber auch bedeuten, daß berufsbedingter Streß, wenn er als solcher von den Patienten erlebt wird, das Risiko für Schwangerschaftsstreifen erhöhen könnte.
Es gibt zudem Hinweise darauf, daß bei Auftreten von Schwangerschaftsstreifen auch mehr geburtshilfliche Probleme zu erwarten sind. Das wäre eine Bestätigung der Gedankenkette Streß – Cortisol – Schwangerschaftsstreifen.

»Spannen in der Brust«

Eindrucksvoll ist es, wie der wachsende kleine Mensch schon vor seiner Geburt seine spätere Versorgung mit Nährstoffen organisiert.
Die Veränderung der Brust zum zentralen Organ seiner späteren Versorgung ist zum Zeitpunkt der Geburt abgeschlossen und bedarf nur noch des Startsignals, um die Milchproduktion in Gang zu bringen. Während dieser Veränderung kann es zu einem schmerzhaften Ziehen des Bindegewebes kommen. Kaum eine Frau besitzt ein Bindegewebe, das eine so enorme, über Monate fortbestehende Dehnung und Gewichtszunahme folgenlos aushält.

Das sollten Sie beachten:

Wie bei den Venen, deren schwangerschaftsbedingte Dehnung zu Krampfadern man nur durch Entlasten und Stützen in Grenzen halten kann, sollte ein gutsitzender BH während der Schwangerschaft und ganz besonders während der Stillzeit die Gewichtsbelastung des Bindegewebes der Brust mindern.

Verstopfung und Sodbrennen

Diese sehr häufig auftretenden Probleme können auf eine gemeinsame Ursache zurückgeführt werden.
Die Ruhig- und Weitstellung vegetativ gesteuerter Muskulatur (das ist das nicht dem Willen unterstellte Nerven-Muskelsystem) wird vor allem durch das Schwangerschaftsschutzhormon Progesteron bewirkt, nach neuesten Erkenntnissen aber auch durch das Östrogen. Das Gelbkörperhormon Progesteron verhindert Gebärmutterkontraktionen. Jedoch unterliegen alle mütterlichen Hohlorgane, deren Wandspannung und damit Weite von vegetativ gesteuerter Muskulatur bestimmt wird, ebenso der Beeinflussung durch das wachsende Kind. Die Weitstellung der Gefäßwände fördert nicht nur Krampfadern (→ Seite 154), sie dient der Aufnahme von zusätzlichem Blut (circa 1 Liter) und dem gesteigerten Blutstrom im Kreislauf der Mutter, um das Kind zu versorgen. In anderen Organen ergeben sich daraus Probleme: Weitstellung heißt für Gallengänge, Gallenblase und Harnleiter Verlangsamung des Flüssigkeitsstromes, und das fördert Gries- und Steinbildung sowie das »Aufsteigen von Bakterien« in diesen Organen. Für den Darm bedeutet es Verstopfungsneigung.
Ein zunehmender Druck durch die wachsende Gebärmutter auf den Magen erleichtert bei weitergestelltem Mageneingangsschließmuskel das Austreten von Magensaft in die Speiseröhre,

besonders nachts. Die Folge ist »Sodbrennen«.

Völlegefühl und Kurzatmigkeit, häufiger Harndrang

Der wachsende Raumbedarf des Kindes gegen Ende der Schwangerschaft bewirkt für die werdende Mutter noch andere Beschwernisse.
Etwa in der 36. Schwangerschaftswoche, mitunter auch etwas früher oder später, erreicht die Gebärmutter den Unterrand des Brustkorbes. Beim Bücken und tiefen Ausatmen kann der Druck auf die untersten »Rippen« Schmerzen verursachen. Einen besseren Rat, als solche schmerzauslösenden Bewegungen in dieser Zeit zu vermeiden, gibt es leider nicht. Viele Frauen klagen in diesem Stadium über Völlegefühl durch Druck auf den Magen, Kurzatmigkeit, weil sich Zwerchfell und Lungen nach unten schlechter ausdehnen können, und gehäuften Harndrang, weil die Blase eingeengt wird.

Das können Sie tun:
In dieser Zeit sollten Sie lieber mehrere kleine Essensportionen über den Tag verteilt zu sich nehmen und nicht, wie meist üblich, nur morgens, mittags und abends essen. Vermeiden Sie körperliche Dauerbelastungen, und gehen Sie möglichst oft zum Wasserlassen, denn reichliches Trinken kalorien- und salzarmer Getränke (ein bis zwei Liter in 24 Stunden) ist zur Durchspülung von Nieren und Harnwegen sehr wichtig. Dadurch beugen Sie Steinbildung und aufsteigenden Infektionen vor.

Zahnschäden

Die Mundschleimhaut macht die Glykogenspeicherung leider automatisch mit. Karies kann die Folge sein, denn Kariesbakterien leben auch von Zucker. Nach verschiedenen Untersuchungen erleiden zwischen 40 und 80 Prozent der schwangeren Frauen Erkrankungen des Zahnfleisches, und das Auftreten von Karies im Vergleich zu nichtschwangeren Frauen verdoppelt sich. Gewissenhafte Zahnpflege und mehrmalige Kontrollen beim Zahnarzt sollten für Schwangere deshalb selbstverständlich sein, damit nicht, wie der Volksmund sagt, »jede Schwangerschaft die Mutter einen Zahn kostet«. Erstaunlich ist, daß sich viele Frauen selbst wenig um den Zustand ihrer Zähne kümmern, obwohl sie sonst durchaus Geld und Zeit aufwenden, um gut auszusehen. Gibt es Zweifel daran, daß gesunde Zähne ganz wesentlich zum Erscheinungsbild des Menschen beitragen? Nein, sicher nicht. Ebensowenig darf übersehen werden, daß von gesunden Zähnen allgemeine körperliche Gesundheit und Wohlbefinden auch mit abhängen.
Im Mutterpaß (»Der Mutterpaß«, Seite 42) wird nicht auf zahnärztliche Kontrollen hingewiesen. Sie sollten daher selbst daran denken, mindestens einmal zu Beginn der Schwangerschaft und ein zweites Mal etwa zwischen der 30. und 36. Schwangerschaftswoche zum Zahnarzt zu gehen.

Zuckerkrankheit (Diabetes)

Erblich bedingt ist das Auftreten der »Zuckerkrankheit«. Während einer Schwangerschaft wird eine solche Veranlagung oft erstmals dadurch sichtbar, daß das Kind besonders groß und schwer wird. Ursache für dieses kindliche Größenwachstum ist das erhöhte Kalorienangebot aus dem Blut der Mutter mit erhöhtem Zuckerspiegel.
Die Therapie und weitere Vorgehensweise muß mit dem Arzt abgesprochen werden.

Geburtsvorbereitung und Geburt

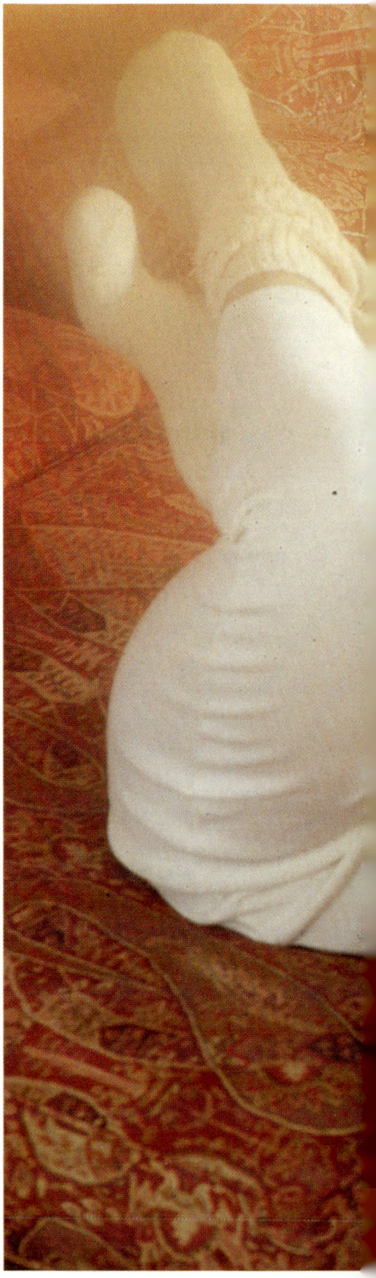

Das sollten Sie vor der Geburt bedenken und entscheiden

Daß die Hebamme die Schwangere vor, während und nach der Geburt betreut, und daß dieses auch richtig und nötig ist, wird von kaum jemandem bestritten. Aber das Auftauchen eines Arztes, einer Ärztin, erst recht der Anblick von geburtstechnischem Gerät und das ganze Geschehen im Kreißsaal, mag Sie als werdende Mutter erschrecken.
Schließlich ist das alles neu für Sie, und was man nicht kennt und sich nicht vorstellen kann, schafft oft Unsicherheit. Zudem gibt es neben der »herkömmlichen« Geburtshilfe eine Vielzahl von Alternativen, über die Sie gehört oder gelesen haben.
Im folgenden erkläre ich Ihnen deshalb Schritt für Schritt, was Sie vor dem wichtigen Ereignis alles bedenken und entscheiden sollten, um mit einem Gefühl der Geborgenheit und des Vertrauens den »großen Tag« abwarten zu können.

Geburtsüberwachung durch Hebamme und Arzt

In der Regel werden Sie sich als Schwangere für die Zeit der Geburt den Menschen anvertrauen wollen, die in der Geburtshilfe die meiste Erfahrung haben und die Ihre Sicherheit in dieser möglicherweise kritischen Situation gewährleisten können.
Durch optimale Betreuung von Hebammen und Ärzten und mit Hilfe immer weiterentwickelter medizintechnischer Überwachungsmethoden ist es gelungen, Ungeborenen und ihren Müttern größtmöglichen Schutz zu

Bald ist es soweit! Ruhig und gelöst warten Sie darauf, daß Ihr Körper Ihnen den Beginn der Geburt signalisiert. Sie sind gut vorbereitet und können sich jetzt ganz auf das bevorstehende Ereignis konzentrieren.

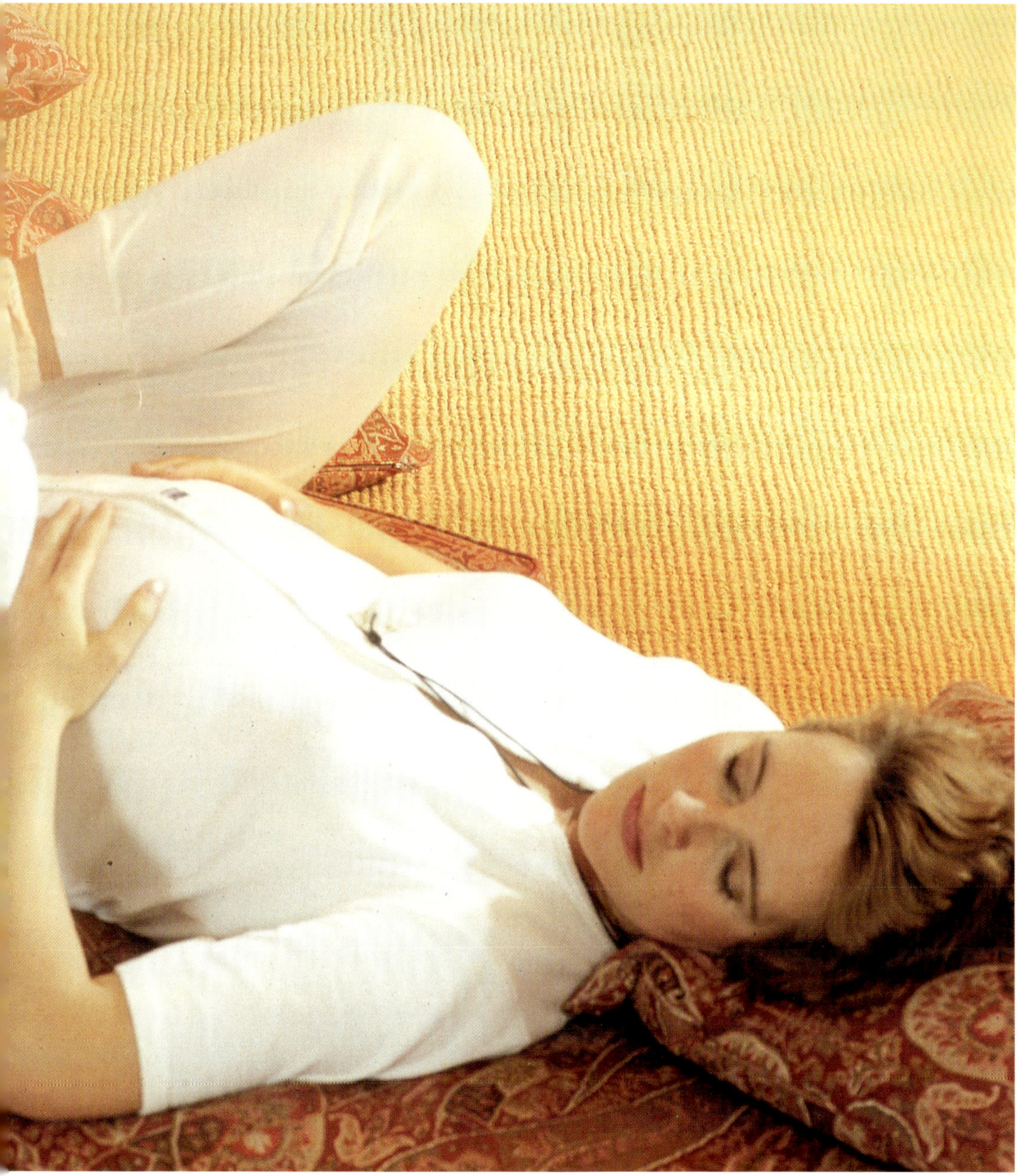

geben. Deutschland hat nicht zuletzt aus diesen Gründen im Vergleich zu anderen Ländern eine Spitzenstellung in bezug auf eine niedrige Erkrankungs- und Sterberate für Mutter und Kind erreicht.
Doch trotz dieser Entwicklung sind heute viele werdende Mütter aus Angst vor dem medizinisch-technischen Drumherum und der vermeintlich nüchternen Klinikatmosphäre auf der Suche nach neuen, »menschlicheren« und nicht so technisierten Entbindungsmöglichkeiten. Viele Frauen haben sich daher gegen den Klinikaufenthalt und für eine »alternative Geburtshilfe« fernab der medizinischen Standardversorgung entschieden.

Jeder ausgewachsene, denkende Mensch darf für sich alle Lebensrisiken akzeptieren und entscheiden, ob er Überwachung und Schutz will oder nicht.
Die Entscheidung, ob Sie Ihr Kind mit ärztlicher Betreuung und unter der Anleitung einer erfahrenen Hebamme zur Welt bringen wollen, oder ob Sie sich lieber einem alternativen Heiler und seiner Geburtsmethode anvertrauen, darf nicht von einer Strömung des Zeitgeschmacks geleitet werden.

In welche Klinik soll ich gehen?

Die Diskussion in den folgenden Kapiteln über alternative und konventionelle Geburtshilfe soll Ihnen, liebe Leserin, einen Anstoß für Ihre persönlichen Überlegungen zu diesem Thema geben. Denn je näher der Geburtstermin rückt, desto nötiger wird für Sie jetzt die Entscheidung, wie und wo Sie Ihr Kind zur Welt bringen wollen.
Entscheiden Sie sich für die Klinik, so bestehen Auswahlmöglichkeiten eigentlich nur für Großstädter. In den weitaus meisten mittleren und kleineren Gemeinden ist nur eine Klinik »im Angebot«. Das muß aber durchaus kein Nachteil sein, denn es bedeutet, daß die Entbindungsteams dieser Kliniken meist große Erfahrung haben, und das sollte eines der wichtigsten Auswahlkriterien für die Entscheidung der werdenden Eltern sein. Es gibt offizielle Vorstellungen über das Maß an »nötiger Erfahrung« einer Geburtsklink: Als allermindeste Anforderung gelten 300 Geburten im Jahr. Weniger als das garantiert nicht, daß man auch mit schwierigen und seltenen Situationen problemlos zurechtkommt. Die Größe einer geburtshilflichen Abteilung hat also durchaus etwas zu tun mit Sicherheit für Mutter und Kind und sollte keineswegs ein Grund für Ablehnung sein. Auch für Hebammen und Ärzte sollte der Nachweis der

»ausreichenden Übung« Vorschrift werden. Garantiert wird eine solche »Übung« aber nur an großen Geburtsstationen. Was kann ich suchenden Paaren also empfehlen?

- *Wählen Sie eine ausreichend beschäftigte Klinik, und fragen Sie nach der Geburtenzahl pro Jahr.*
- *Fragen Sie nach der durchschnittlichen Kaiserschnitt-Häufigkeit! Sind 15 Prozent aller Geburten Kaiserschnitt-Geburten, deutet das auf eine solide Handhabung der Begründung für Kaiserschnitte hin. Sind es deutlich weniger als 15 Prozent, dann ist man an dieser Klinik entweder risikofreudig oder ein absoluter Spitzengeburtshelfer ist tätig. Sind es deutlich mehr als 15 Prozent, dann besteht zumindest der Verdacht, daß man an dieser Klinik allzu voreilig Kaiserschnitte ausführt. Weicht man Ihren Fragen aus, werden wohl Gründe dafür vorhanden sein, und Sie sollten lieber weitersuchen.*
- *»Rooming in« (Baby bleibt bei der Mutter) bieten heute praktisch alle Kliniken an, aber nicht alle Frauen wollen auf ihren Nachtschlaf verzichten. Es ist keine Lieblosigkeit, wenn besonders erfahrene Mütter mit schon mehreren Kindern nachts ihr Baby in der Obhut der Kinderschwester lassen: Sie wissen, wie wichtig die Nachtruhe für sie ist.*
Wenn die Mutter nicht stillt, ist dies kein organisatorisches Problem, wenn sie stillt, kann eine Kinderschwester auch nachts das Kind zum Stillen bringen.
Natürlich wachen auch die anderen Mütter im Zimmer jedes Mal auf, wenn ein Baby weint oder gestillt wird. Seien Sie deshalb nicht ärgerlich, denn jede Frau hat das Recht, sich auch nachts mit ihrem Baby zu beschäftigen.
- *Die ausgewählte Klinik sollte »vertretbar« gut zu erreichen sein, denn zum einen kann es eilig werden, in die Klinik zu kommen, zum andern will die Familie die frischgebackene Mami besuchen; auch kann es sein, daß Sie mehrfach in die Klinik fahren müssen, bevor man Sie dabehält.*

Vielleicht kann Ihnen Ihr Arzt dabei behilflich sein, Erkundigungen über die Qualität der Geburtshilfe in der Klinik Ihrer Wahl einzuholen, sei es, daß er dort als Belegarzt tätig ist, oder Erfahrungen von anderen Schwangeren an Sie weitergeben kann.

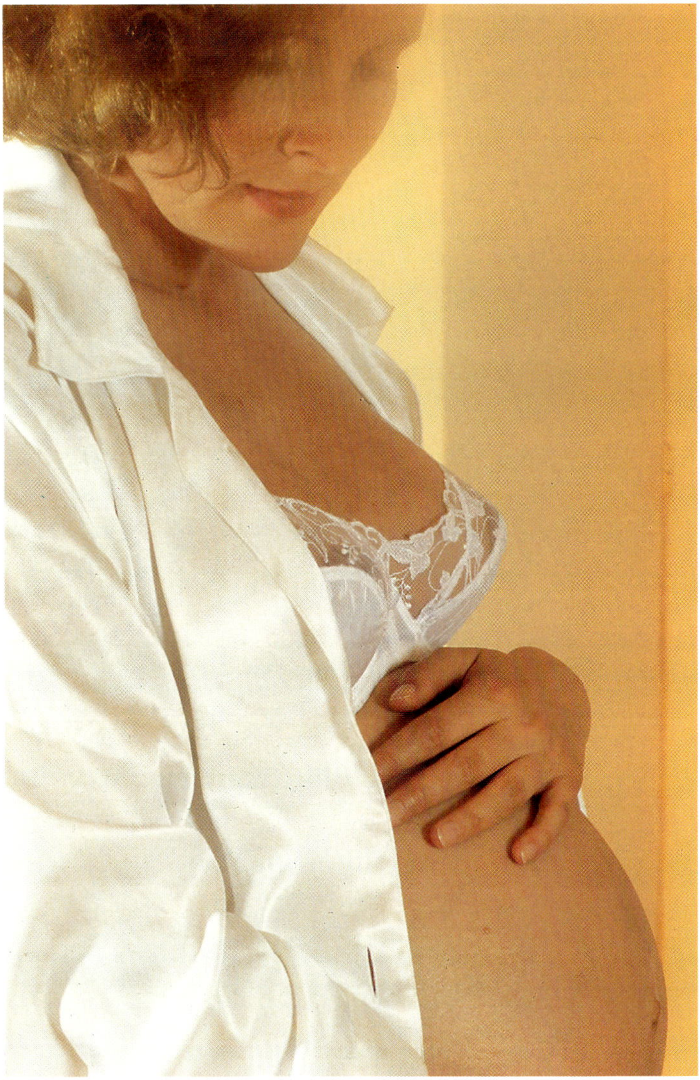

Bei Ihren Überlegungen, wo und wie Ihr Kind geboren werden soll, muß die Sorge um das Wohl und die Gesundheit Ihres Kindes im Vordergrund stehen und die Sicherheit, daß alles getan werden könnte, um während der Geburt eventuell auftretenden Komplikationen fachlich versiert zu begegnen.

- *Sie müssen sich entscheiden, wie Sie Ihr Kind zur Welt bringen wollen: alternativ oder konventionell. Fragen Sie in der Klinik, wie weit man Ihren Wünschen und Vorstellungen entgegenkommen will oder kann. Riskieren Sie keine Diskussionen während der Geburt, das verunsichert alle Beteiligten.*
  Versuchen Sie nicht, Ihren Arzt zu überreden, etwas Ihnen zuliebe zu tun, was er nicht oft macht und deshalb nicht gut kann. Stellen Sie also unbedingt vor Geburtsbeginn klar, was Sie erwartet.

• Wenn Sie die in der Klinik üblichen Entbindungsmethoden akzeptieren, wählen Sie den Weg, den die Klinik am besten beherrscht.
Entscheiden Sie sich nicht aufgrund eines einzigen Erfahrungsberichts. Die beste Klinik kann es nicht jedem recht machen, und auch weniger gute Kliniken haben mal eine »glückliche Hand«. Fragen Sie also mehrere Leute, wenn Sie überhaupt andere fragen.
Besser ist es, Sie machen sich selbst ein Bild. Gehen Sie in die Klinik Ihrer Wahl, und versuchen Sie, sich an Ort und Stelle Klarheit zu verschaffen.
• Rät Ihnen jemand zu oder ab, dann haken Sie einmal nach, womit die Aussagen begründet werden. »Das Essen ist zu schlecht« sagt nichts über die geburtshilflichen Qualitäten der Klinik aus.
Was Ihrem Kind dient, ist das Können der Hebammen und Ärzte, nicht das der Klinikküche. Wertvolle Teppiche im Empfangsraum oder schöne Bilder an der Wand haben wenig Anteil an einer erfolgreichen, respektablen Geburtshilfe.
Eine gute Stimmung und ein menschlicher Umgangston im Verein mit der räumlichen Gestaltung der Klinik tragen selbstverständlich zum guten Gelingen einer Geburt bei, aber sie sind nicht so ausschlaggebend wie das Können von Hebamme und Arzt.
• Ganz selbstverständlich sollte in einer Entbindungsklinik auch nachts und feiertags das nötige Personal anwesend sein.
In eine Entbindungsklinik gehören auch nachts eine Hebamme, ein Arzt (ein zweiter Arzt in Rufbereitschaft), ein Narkosearzt, eine Operationsschwester, eine Nachtschwester und eine rufbereite Laborantin. Das heißt, es darf nicht erst im Notfall ein Operationsteam telefonisch zusammengerufen werden. Denn auch dazu ist jemand nötig, der sich in dieser Zeit nicht um die Schwangere kümmern kann.
Ein Operationsteam muß also jederzeit einsatzbereit in der Klinik sein; erfragen Sie, wer nachts und feiertags in der Klinik anwesend ist.

Nutzen Sie die Möglichkeit, die heute fast alle Kliniken bieten, sich an Ort und Stelle über alle Gegebenheiten zu informieren, und entscheiden Sie danach, welchem Haus Sie sich und Ihr Kind anvertrauen.

Der Vater bei der Geburt

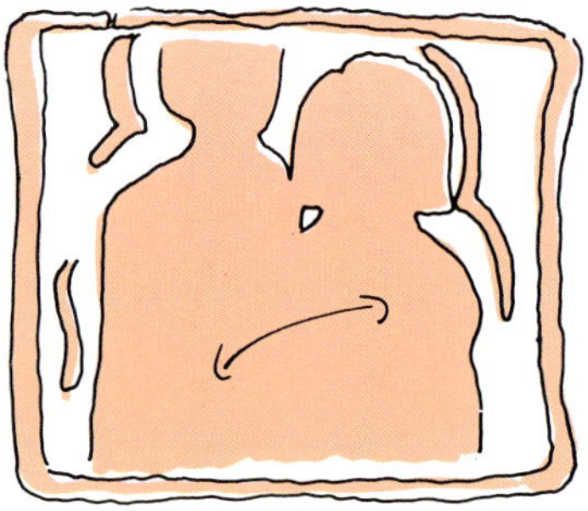

Zu diesem recht heiklen und viel diskutierten Thema möchte ich Ihnen, liebe Eltern, eines ans Herz legen: Treffen Sie bitte Ihre Entscheidung, ob der werdende Vater bei der Geburt dabei sein soll oder nicht, frei von den gerade herrschenden Meinungen und Ansichten, und nur nach Ihrem und Ihres Mannes subjektivem Gefühl.
Der Mann darf nicht zur Anwesenheit bei der Geburt gezwungen werden, wenn er instinktiv lieber fernbleiben möchte.
Und umgekehrt hat niemand das Recht, von der Frau – ganz falsch als angebliches Zeichen von Partnerschaftlichkeit gedeutet – zu verlangen, sich ihrem Partner in dieser intimen Situation zu zeigen, wenn sie es nicht möchte.
Die Argumente dafür und dagegen halten sich ungefähr die Waage, da für den einen Vater ein positives Erlebnis sein kann, was einen anderen traumatisiert.

PRO

Viele Männer sind bei der Geburt tatsächlich eine Hilfe für die Frau, geben ihr das Gefühl, nicht allein zu sein, stützen sie, massieren sie, sprechen ihr Mut zu, atmen mit ihr. Die Kliniken berichten, wie vorteilhaft sich das auswirkt.
Vielfach bestätigen Männer, daß ihre Beziehung zu der Frau durch das gemeinsame Geburtserlebnis intensiver wurde. Haben sie bereits die Zeit der Schwangerschaft aktiv mit der Partnerin geteilt, wollen sie auch auf dem Höhepunkt des Ereignisses, der Geburt, bei ihr sein. Die Zuneigung zu der Partnerin wird durch ein Gefühl der Bewunderung für ihre Leistung verstärkt.
Der Vater kann im Augenblick der Geburt das Glück, sein Kind zum ersten Mal zu sehen und zu berühren, mit der Partnerin zusammen erleben.
Übereinstimmend sagen die Männer, daß ihnen dieser Moment, in dem sie gemeinsam mit ihrer Partnerin den ersten Atemzugs ihres Kindes erlebten, zu einem intensiven Gefühl des »Vater-

MEIN TIP

Wichtig für den Mann ist die Entscheidungsfreiheit!

Es gehört heute wohl zum guten Ton, daß der Vater bei der Geburt seines Kindes anwesend ist. Man(n) sollte sich aber nicht von diesem »Modetrend« leiten lassen.
Ich empfehle vielmehr, einem werdenden Vater die Entscheidung darüber, ob er sich das Extremerlebnis einer Geburt zumuten kann oder nicht, zu überlassen. Aus seinem natürlichen Empfinden wird er das Richtige tun – und Sie als Partnerin sollten seine Entscheidung akzeptieren.

werdens«, zu einem spontanen liebevollen Annehmen des Kindes verhalf.

CONTRA

Seit Jahrtausenden ist es Aufgabe der Hebamme, der »kundigen Frau«, die Gebärende zu führen, sie zu stützen und anzuleiten. Sie ist – mehr noch als Arzt und Klinikpersonal – der Schlüssel für ein positives Geburtserlebnis. Von ihrem Können und ihrer Persönlichkeit hängt das meiste ab. Frauen sind bei der Geburt physisch und seelisch in einer Situation, die Welten entfernt ist von der des Mannes. Die Frau wurde in den Monaten der Schwangerschaft regelrecht überflutet von einer hormonellen Welle. Ihre Blutmenge, ihr Körperbau, ihr gesamter Stoffwechsel, ihre Interessen, ihr Denken und Fühlen haben sich verändert. Schon vor, besonders aber während der Geburt, ist eine schwangere Frau ein anderer Mensch. Wollen, Planen und Einflußnehmen treten völlig zurück hinter angeborenes, instinktiv richtiges Reagieren. Auch der mitfühlendste Mann wird diese Reaktionen der Frau nicht nachempfinden können und nicht so »gewappnet« sein für dieses Ereignis wie sie, gleichgültig an wievielen Geburtsvorbereitungskursen er teilnahm. Bei sensiblen Männern kann das Extremerlebnis der Geburt psychische Störungen bis zur Impotenz hervorrufen. Nicht selten geschieht es auch, daß ein werdender Vater beim Anblick von Blut im Kreißsaal ohnmächtig wird und sich das Klinikpersonal um ihn statt um die Mutter kümmern muß. Über solche Sensibilitäten, die ja nicht gegen den Mann sprechen, sollte man sich jedoch vorher klar werden.

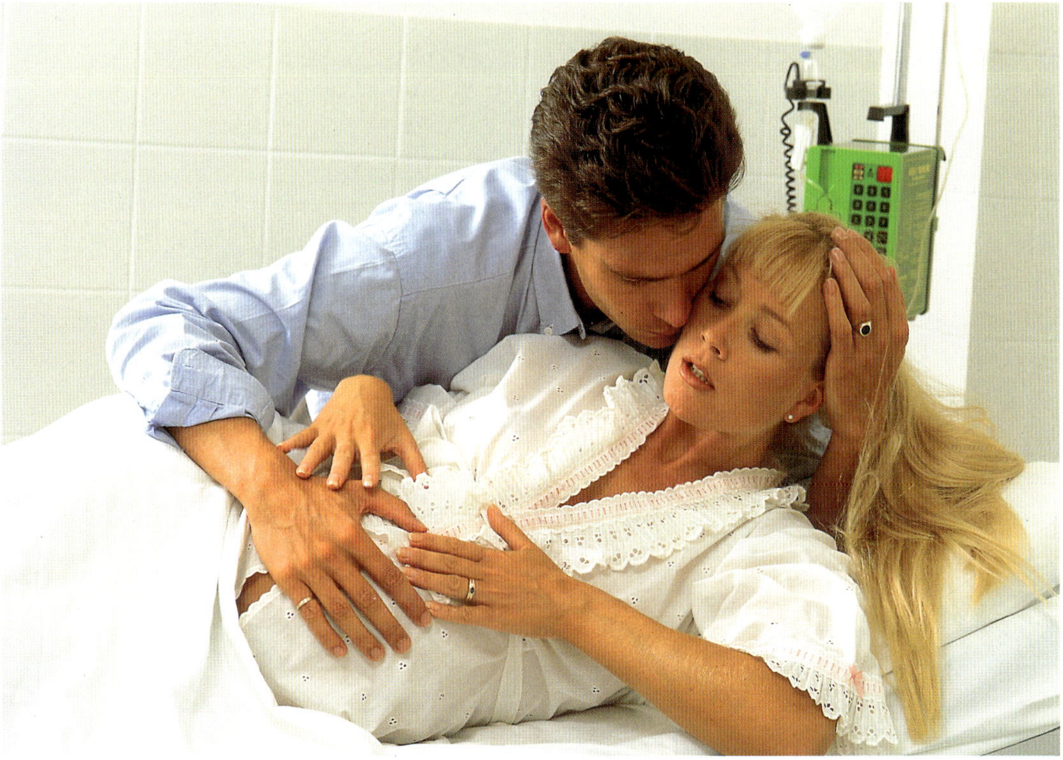

WAS ZU VERBESSERN WÄRE

Ich meine: Wir brauchen keine neue Geburtshilfe, denn die existierende ist von höchster Qualität.

Was wir dagegen nötig haben und worum sich gute Kliniken, verantwortungsvolle Ärzte und Hebammen längst bemühen, ist die alte Geburtshilfe in einer persönlicheren, den Frauen zugewandteren Form. Das meine ich genauso, wie es die deutsche Sprache ausdrückt: ein den gebärenden Frauen zugewendeter Blick, eine mutmachende streichelnde Hand und nicht gebanntes Starren auf die Apparate.

In einer so entscheidenden und angespannten Situation des Lebens, wie sie die Geburt eines Kindes nun einmal für eine Frau darstellt, braucht sie vor allem das Gefühl, von aufmerksamen und im Wortsinne hilfsbereiten Menschen umgeben zu sein. Angst und Verunsicherung sollten möglichst schon im Vorfeld aus dem Weg geräumt sein.

Konventionelle Geburtshilfe

Ich meine, es ist und bleibt die wichtigste Aufgabe einer guten Schwangerschaftsbetreuung, furchteinflößende Apparate, Untersuchungen und Maßnahmen zu erklären und so die Ängste der Schwangeren zu verringern. Und das geht eben nur mit persönlicher Zuwendung.

Die Geburtshelfer müssen sich mehr Zeit nehmen und sich selbst mehr öffnen, hinschauen und zuhören. Sie sollten zudem von einer immer weiter verbesserten Geburtstechnik unterstützt werden – und ich meine unterstützt und nicht dominiert.

Auch auf individuelle Probleme der Schwangeren sollte unbedingt im Kreißsaal eingegangen werden. Sicher ist das im Klinikablauf nicht immer so leicht möglich, manches kann man aber doch erleichtern.

Einzelne Frauen empfinden beispielsweise eine Art Platzangst, wenn sie sich während der Wehen auf dem Kreißbett festgehalten fühlen. Eine aufmerksame Hebamme wird bald merken, ob es Angst und Unruhe ist, die die Frau umtreiben oder ob sie sich aufrecht und umhergehend wirklich besser fühlt. Auf jeden Fall ist es wichtig, zu erklären, warum es günstiger ist, sich im Liegen zu entspannen.

In einigen Kliniken ist es schon möglich, Telemetriegeräte zu benutzen. Das sind kabellose Geräte, mit denen auch im Umhergehen über Funk die Meßdaten der kindlichen Herztätigkeit und der Wehen aufgezeichnet werden können.

Sollten Sie, liebe Leserin, mit dem Gedanken spielen, auf die medizinische Geburtsüberwachung zu verzichten, so überdenken Sie noch einmal alles in Ruhe.

Eine gutausgerüstete Klinik mit Personal, das eine solide Ausbildung und langjährige, tagtägliche Erfahrung vorzuweisen hat, bietet Sicherheit, beste Betreuung und medizinische Versorgung für Sie und Ihr Kind.

Versagen Sie Ihrem ungeborenen Kind nicht die selbstverständliche Überwachung, Sicherheit und Zuwendung während der wenigen, aber gefährlichsten Stunden seines Lebens – den Stunden seiner Geburt.

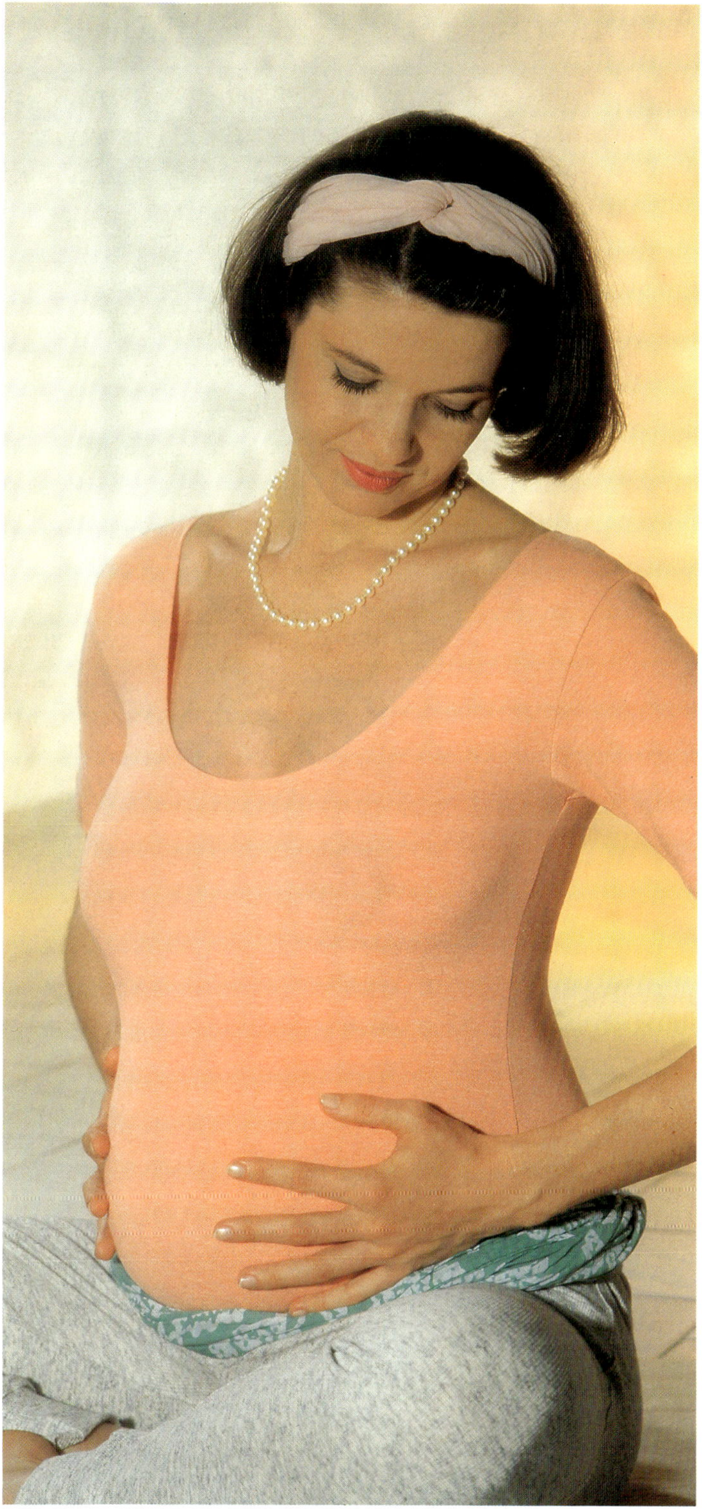

Ambulante Geburt – was ist das?

»Ambulante Geburt« ist ein unglücklicher Ausdruck für eine vernünftige und zukunftsweisende Variante der konventionellen Klinikgeburt.
Selbstverständlich ist dabei nicht die Geburt ambulant (sonst müßte sie unterwegs im Gehen stattfinden!), sondern nur das Wochenbett. Das bedeutet: Sie können mit Ihrem Baby nach der Geburt heimgehen. Es müßte also eigentlich richtig heißen: ambulantes Wochenbett. Viele Kliniken mit Pflegenotstand sind hoffnungslos überlaufen und hätten ein verständliches Interesse daran, daß Frauen nach ihrer Entbindung bald wieder die Klinik verlassen. Dabei ist variabel, wann das geschieht: gleich nach dem Kreißsaal, am folgenden Tag oder erst nach dem Milcheinschuß. Kliniken sollten mehr dazu übergehen, Frauen das ambulante Wochenbett zu ermöglichen. Vielen Müttern käme man damit sehr entgegen, denn alle möchten natürlich so schnell wie möglich mit ihrem Baby zurück in ihre eigene, private Umgebung.

Das ambulante Wochenbett ist eine gute Alternative, wenn die wichtigsten Voraussetzungen erfüllt sind:
Zu Hause wartet ausreichende Hilfe, es gab möglichst keinen Dammschnitt und keine Blutarmut durch Blutverlust bei der Geburt und für geregelte Hebammenbesuche wurde gesorgt.

Doch Vorsicht: Besonders junge Frauen mit ihrem ersten Kind überschätzen ihre Kräfte. Sie sollten ins »ambulante Wochenbett« nur gehen, wenn sie zuhause ganztägig und »ganznächtig« Hilfe haben. Das kann der Ehemann sein, noch besser wäre wohl eine erfahrene Frau, ältere Freundin, Schwester oder die Mutter.

Ohne erfahrene Hilfe kann es zu Hause für Sie schwierig werden, und unter solchen Bedingungen kommt auch der Milcheinschuß schlechter in Gang. Wenn Sie sich also für eine ambulante Geburt entscheiden, denken Sie daran, daß ein Hebammenbesuch zweimal täglich unbedingt erforderlich ist. Regeln Sie das rechtzeitig vor der Geburt. Die Hebamme wird gerne ins Haus kommen und sie wird beraten, was alles vorbereitet werden muß und wie. Besser für alle wäre es allerdings, wenn Sie erst nach dem Milcheinschuß die Klinik verlassen.

Welche alternativen Geburtshilfen gibt es?

Neue Formen und Methoden der Geburtshilfe tauchen auf, und interessierte Frauen und Männer werden mit Informationen über »den richtigen Weg zu glücklicher Elternschaft« förmlich überschwemmt. »Hausgeburt« – »Sanfte Geburt« – »Unterwassergeburt« – die Palette ist reich, wenn Sie die angebotene Literatur einmal durchblättern.

Sie werden sich nun fragen, was denn dran sei, an diesen neuen, anderen Methoden, wo die Vorteile liegen und wo die Gefahren?

Einige Möglichkeiten der alternativen Geburtshilfe stelle ich Ihnen kurz vor und erkläre Ihnen zur Erleichterung Ihrer Entscheidung auch ganz klar die Vorteile, aber auch die Nachteile, die nach meiner Anschauung stark überwiegen. Ich stehe mit meiner Meinung nicht allein.

Die am häufigsten propagierten Methoden und Ansichten der Alternativen habe ich unter dem Stichwort »Alternative Geburtshilfe und ihre Problematik« kritisch unter die Lupe genommen (→ Seite 166).

Sie sollten diesen Beitrag unbedingt lesen, wenn Sie mit dem Gedanken spielen, Ihr Kind auf eine alternative Weise zur Welt zu bringen.

Was aber ist es, das da versprochen wird – und das offensichtlich auf Sehnsüchte, Ängste, Wünsche und Hoffnungen künftiger Eltern trifft?
Mit teilweise wunderschönen Fotos und logisch klingenden Argumenten werden die neuen Ideen vorgestellt – oft verbunden mit renommierten Namen oder eindrucksvollen Titeln.

Es ist aber ganz unerheblich, um ein Wievielfaches diese Formen der Geburtshilfe schlechter sind. Entscheidend ist, daß sie gefährlich für Mutter und Kind sind. Wenn Eltern, Hebammen und Ärzte freiwillig und ohne Notwendigkeit sichere Wege verlassen und Risiken akzeptieren, übernehmen sie mit solchen Entscheidungen die Verantwortung für vermeidbare Schäden.

Alternative Geburtshilfe und ihre Problematik

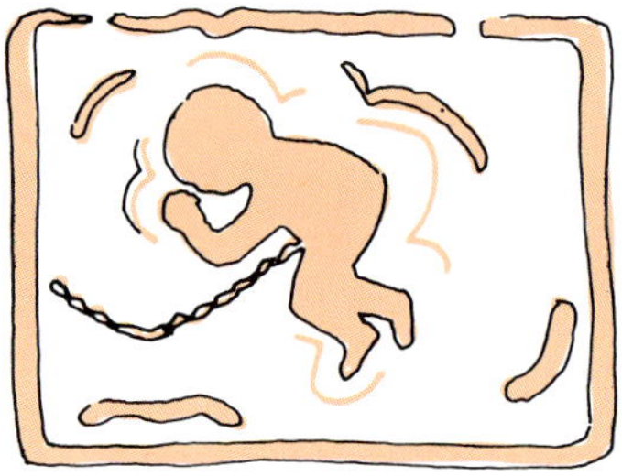

Schöne neue Geburt?

Man kann all die verschiedenen Versprechungen reduzieren auf den Grundgedanken: »Zurück zur Natur«.
Und man wird aufgefordert, sich ein Beispiel zu nehmen an den unverkrampften und natürlichen Geburten bei Naturvölkern und Tieren.

Weg von den Ärzten?

Diese Rückbesinnung auf die Natur geht einher mit einem Verschieben der Verantwortung. Den schwangeren Frauen wird »Mut gemacht«, sich gegen die Ärzte zu richten, gegen deren vermeintlich antiquierte Meinungen, mit denen sie schwangere Frauen bevormunden möchten.
Deshalb soll die Mutter Ihr Kind auch zuhause bekommen, in der vertrauten, beruhigenden Umgebung ihrer Wohnung – und nicht in einer Klinik.
Zu den Vorstellungen der Alternativen über die sanfteste Geburt gehören des weiteren:

- Die Frau soll selbst entscheiden, in welcher Stellung sie ihr Kind zur Welt bringen will: hockend, stehend, lehnend.
- Die Frau soll ihr Kind nicht im Liegen bekommen, sondern die Hilfe der Schwerkraft nutzen.
- Sie soll auf Schmerzmittel verzichten, einen Dammschnitt ablehnen.
- Das Kind selbst soll »sanft« geboren werden: kein Licht soll seine Augen reizen, kein Geräusch soll es erschrecken, keine Temperaturschwankung den jungen Organismus schocken.
- Unabgenabelt soll es dann auf dem Bauch der Mutter ausruhen, um den Mutter/Kind-Kontakt nicht abrupt nach der Geburt zu unterbrechen.
- Die jüngste Idee ist die Geburt unter Wasser, bei der das Kind sanft und still ins Wasser gleiten soll.
- Der Partner soll an allen Vorgängen so intensiv wie möglich teilnehmen, um so die Partnerschaft mit seiner Frau zu festigen und von Anfang an eine tiefe Zuneigung zum Kind zu gewinnen.

Warum es so nicht geht

Das Problem bei all diesen Vorstellungen und Ideen ist, daß sie sich unheimlich gut anhören und geeignet erscheinen, das zu verhindern, wovor so viele Frauen einfach Angst haben: eine Geburt mit Schmerzen (wie es ja schon in der Bibel steht). Doch dabei sind nicht Versprechungen und schöne Ideen wichtig, sondern die Sicherheit für Sie und Ihr Kind. Deshalb möchte ich Ihnen einmal aufzeigen, was aus ärztlicher Sicht zu fünf Punkten zu sagen ist.

Es geht hier nicht um meine Meinung oder um Meinungen, die wir Ärzte haben, sondern um die Erhaltung eines Sicherheits-Niveaus bei Geburten, mit dem wir in der Welt an der Spitze liegen!

Geburt im Stehen

»Säugetiere und Naturvölker gebären im Stehen – ganz natürlich.«

Was daran nicht stimmt

Zwischen Stehen und Liegen besteht ein großer Unterschied. Im Stehen ist eine Entspannung nicht möglich, da die aufrechte Körperhaltung nur durch Anspannung der Beinmuskulatur sowie der gesamten Rumpfmuskulatur möglich ist. Dieser Vorgang verbraucht Blut, das jetzt an anderen Stellen gebraucht wird. Im Liegen ist die Durchblutung des kleinen Beckens bis zu 30% besser als im Stehen.

- Auch die Geburt im Sitzen hat noch dramatische Nachteile: der Blutverlust liegt um etwa 75 Milliliter höher; Dammriß, Dammschnitt, Dauer der Geburt und andere Faktoren sind dabei nicht besser beeinflußbar als bei der Geburt im Liegen.
- Kein Säugetier hat je sein Kind im »Stehen« bekommen. Es müßte ja, um im menschlichen Sinne zu stehen, »Männchen machen«. Wenn zum Beispiel eine Stute ihr Fohlen bekommt, ist ihr Körper waagerecht, horizontal – der Geburtsweg verläuft vom durchhängenden Bauch sogar aufwärts zum Becken.
- Es bekommen außerdem nur solche Tiere ihre Jungen »im Stehen«, die stets auf der Flucht vor Raubtieren sein müssen; alle Tiere, die es sich »leisten können«, liegen dagegen am Boden, wenn sie ein Junges bekommen.
- Daß die Frauen von »Naturvölkern« ihre Kinder im Hocken oder im Stehen bekommen, ist einfach aus den hygienischen Zuständen zu erklären: Betten sind unbekannt, man ruht in Hängematten, auch einfach auf dem Boden – eine Gebärsituation, die denkbar ungünstig ist.

Das Liegen am Boden zwischen Haustieren und Ungeziefer hat vermutlich so viele Frauen und Kinder an Kindbettfieber, vereiternden Geburtswunden und Infekten sterben lassen, daß die Geburt im Hocken oder Stehen sich als das kleinere Übel durchgesetzt hat.

Mutter/Kind-Kontakt

»Das Kind nicht sofort abnabeln, sondern es auf dem Bauch der Mutter zur Ruhe kommen lassen.«

Was daran nicht stimmt

Spätestens mit dem ersten Schrei des Kindes, also dem In-Gang-Kommen der Atmung, schaltet sein Kreislauf auf Durchstrom durch die Lunge um. Das sogenannte »ovale Loch im Herzen«, das bis dahin den Blutstrom durch die Nachgeburt ermöglichte, an den noch nicht entfalteten Lungen vorbei, hat sich beim ersten Atemzug geschlossen. Wird die Nabelschnur nicht gleich durchtrennt, pulsiert sie also weiter, bedeutet das keineswegs ein Fließen des Blutes zum Herzen des Kindes, sondern ein Pumpen vom Kind weg in Richtung Nachgeburt. Einen Nutzen hat Ihr Kind davon nicht – im Gegenteil.

Gesund überleben kann das Neugeborene nur dann, wenn seine Atmung und der neue Kreislauf sofort in Gang kommen!

Die Abnabelung hilft Ihrem Kind, die Funktion seines Blutkreislaufs auf Selbständigkeit umzuschalten – das wissen instinktiv auch Tiere und nabeln ihre Jungen sofort nach der Geburt ab.

- Niemals liegt in der Natur das Neugeborene unabgenabelt höher als die Nachgeburt, wodurch Blut nur vom Kind wegfließen kann. Bei Tieren, die im Stehen geboren haben, fällt das Kind auf den Boden, die Nabelschnur reißt ab, die Tiere, die im Liegen gebären, stehen sogar auf, wodurch die Nabelschnur abreißt, oder sie beißen die Nabelschnur durch.
- Im selben Augenblick, in dem das Kind die Gebärmutterhöhle verläßt, zieht sich deren Muskulatur über dem freigewordenen Raum zusammen. Damit beginnt bereits die Ablösung der Nachgeburt von der Wand

der Gebärmutter. Ein Stoffaustausch über die Nabelschnur ist bereits nach etwa einer Minute nicht mehr möglich. Über Nachgeburt und Nabelschnur wird der Kontakt zwischen Mutter und Kind sicher nicht erhalten!

Sanfte Anpassung an die Welt »draußen«

»Im Dämmerlicht sollte das Kind nach der Geburt ruhig und entspannt mit geöffneten Augen daliegen. So zeigt sich der sanfte Übergang in diese Welt.«

Was daran nicht stimmt

Nach der Geburt des Kindes kommt, wie bereits geschildert, alles darauf an, Atmung und Kreislauf des Neugeborenen anzuregen und zu stabilisieren, denn in dem Moment, in dem das Kind die schützende Höhle verläßt, beginnt seine Versorgung über die Nabelschnur zu versiegen.

- Die Natur tut jetzt alles, um die Blutgefäße der Mutter, die bisher für den Stoffaustausch mit dem Kind verantwortlich waren, zu schließen, denn ein Blutverlust der Mutter muß klein gehalten werden. Das geschieht, ebenso wie die Nachgeburts-Ablösung, durch Zusammenziehung der Gebärmuttermuskulatur und damit durch Zudrücken der Gefäße. Nahezu schlagartig versiegt also die Versorgung für das Kind. So ist der erste, laute, kräftige Schrei des Neugeborenen, der nur möglich ist nach tiefem Einatmen, das sichere Zeichen dafür, daß es dem Kind gelungen ist, sich umzustellen!
- Alles, was das Zentrale Nervensystem anregt, hilft im Augenblick der Geburt dem Kind. Dazu gehören neben dem Hautreiz durch die kühlere Außenluft auch Licht und Geräusche. Und nur wenn das Kind darauf reagiert, zum Beispiel durch Blinzeln, zeigt es, daß es ihm gutgeht.

Sie können jetzt besser verstehen, warum es für Ihr Kind nicht förderlich ist, nach seiner Geburt in eine reizarme, möglichst dunkle und leise Umgebung zu kommen, und weshalb ich nichts von dem Vorschlag halte, ein Kind im Dämmerlicht zu gebären.

Gerade die Naturheilkundigen rühmen immer wieder die Möglichkeit, durch kalte Abgüsse, Wechselbäder, Massagen, Wassertreten und so weiter den Kreislauf anzuregen. Glücklicherwiese hilft diese natürliche Fähigkeit dem Kind! Jeder, der unter einen kalten Wasserstrahl tritt, erlebt, wie geradezu zwanghaft ein tiefer Atemzug folgt und das Herz klopft. Und gerade dieser absolut natureigene, hochwillkommene Mechanismus setzt rettend für das Kind ein, wenn es feucht aus der warmen Mutterhöhle in die kühlere Außenluft seiner neuen Welt rutscht: ein tiefer Atemzug folgt diesem Kältereiz. Es ist dem Neugeborenen also überhaupt nicht förderlich, in eine gleichwarme Umgebung zu gleiten.

- Alle höheren Tiere (Säugetiere) werden draußen geboren, bei jedem Wind und jedem Wetter, in die Luft, die Sonne, den Regen, in die kalte Nacht hinein. Alles das sind anregende Reizsituationen, die über das Sinnesorgan Haut die Atmung und den Kreislauf beschleunigen. Der helfende Hautreiz wird von den Tiermüttern sogar noch zusätzlich genutzt. Sie lecken ihre Babys kräftig ab, rollen und schieben sie hin und her, bis sie sich bewegen und atmen.
- Man stelle sich ein gesundes Baby vor, das satt und ruhig in seinem Bettchen schläft. Plötzlich wird es gepackt, gedrückt, man nimmt ihm schließlich jede Bewegungsmöglichkeit und

preßt es viele Minuten lang durch ein äußerst enges Rohr. Ein Kind, das danach nicht laut schreiend protestiert, sondern mit geöffneten Augen still daliegt, ist ein Kind in tiefem Schock, eventuell ein sterbendes Kind! Erfahrene Hebammen und Ärzte fürchten diesen Zustand. Alles muß getan werden, um ihn so schnell wie möglich zu überwinden.

Worüber man nachdenken sollte

Mutter und Kind sollte man solange in Ruhe lassen, bis sich beide soweit von der Geburt erholt haben, daß sie aus dem Kreißsaal gebracht werden möchten. Diese Zeit der Ruhe, der ersten beglückenden Zärtlichkeit zwischen Mutter und Kind ist eine Verbesserung des Geburtsablaufs. Diese Ruhephase müßten sie in einem angenehmen Ambiente verbringen, das Streß abbaut und den beiden hilft, zur Ruhe und einander näher zu kommen.
Mutter und Kind nach der Geburt nicht zu trennen, ist eine begrüßenswerte Forderung der alternativen Geburtshilfe – allerdings hat das nichts mit dem Abnabeln oder Nicht-Abnabeln zu tun: Viel wichtiger und interessanter ist, daß in den

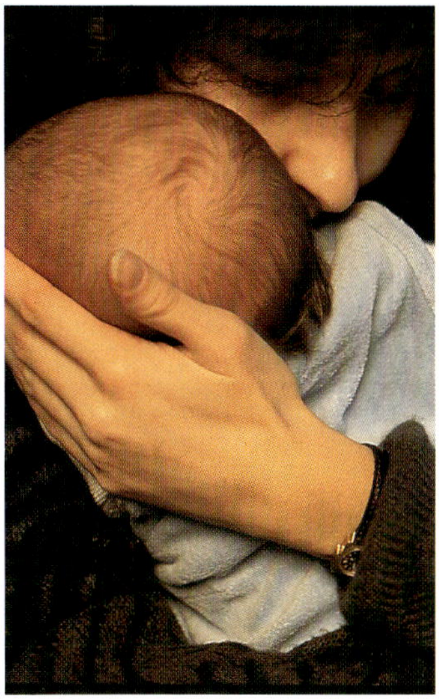

ersten Minuten nach der Geburt die Prägung des neugeborenen Kindes auf die Brust der Mutter stattfindet! Kinder, die in den Armen der Mutter bleiben dürfen, suchen schnell aktiv nach der Brust, fassen ganz freiwillig mit ihren Lippen die Brustwarzen, deren deutlich pigmentierter Warzenhof ein lockendes Signal für sie ist. Neugeborene, die man zum Waschen, Wickeln und sonstigen Maßnahmen von der Mutter trennt, haben später deutliche Probleme, die Brust anzunehmen.

Unterwassergeburt

Die immer wieder behaupteten Vorteile der Unterwassergeburt können wissenschaftlich nicht belegt werden. Vergleichsbeobachtungen von »Wasser- und Landgeburten« erbrachten keinerlei Vorteil für Mutter und Kind bei der Wassergeburt, obgleich diese streng ausgesucht waren und bei jeder auftretenden Störung die Gebärende sofort aus dem Wasser geholt wurde. Bei dieser Positionswahl hätte es bessere Ergebnisse geben sollen.
Richtig ist, daß viele Frauen das warme Bad genießen. Für das arme Kind aber wird es schrecklich: Aus dem salzhaltig physiologischen Fruchtwasser kommt es in salzloses, möglicherweise noch chlorhaltiges Leitungswasser, das seine Augen reizt. Es will seinen ersten, tiefen Atemzug tun, wird daran aber gehindert, oft so lange, wie die Nabelschnur noch pulsiert (siehe auch Seite 167 Mutter-Kind Kontakt, Seite 168 Sanfte Anpassung, Seite 189 Die Abnabelung). Der Hinweis, das Kind habe einen angeborenen Reflex, der bei Gefahr des Ertrinkens die Stimmritzen verschließe, ist zwar richtig. Ich frage aber, warum man ein Kind absichtlich in ein eine solche Gefahr bringen soll, in der ein angeborener Schutzreflex nötig wird, es zu retten?
Unterwassergeburten werden nicht angeboten, weil das medizinisch gesehen

für Mutter und Kind gut ist – dann müßte diese Form für alle Geburten gewählt werden. Vielmehr sind es Publikumswünsche, die damit erfüllt werden.
Im Interesse des Kindes rate ich deshalb ab von der Unterwassergeburt!

Hausgeburt

»Hausgeburt bewahrt die Frau vor bedrohlich ängstigender Geburtstechnik. Die gewohnte Umgebung macht sie ruhig und glücklich. Holland zeigt, wie gut Hausgeburtshilfe ist.«

Was daran nicht stimmt

Der Wunsch der Gebärenden nach der gewohnten, vertrauten Umgebung während der Geburt ist verständlich. Er ist aber nicht vernünftig. Das Risiko einer unverhofften Komplikation während des Geburtsvorganges, auch bei bislang komplikationsloser Schwangerschaft, ist zu groß. Kurz gesagt: Hausgeburt ist nur diskutabel, wenn vor dem Haus eine mobile »Operations-Intensiv-Station« bereitsteht. Da sich das nur Millionäre leisten könnten oder Menschen mit erstaunlichen Beziehungen, endet hier bereits die Diskussion. Und das Beispiel Holland ist ein solches *gegen* Hausgeburt. Eben weil bei uns die Hausgeburt weitestgehend abgeschafft wurde, erkranken und sterben hier weniger Kinder und Mütter. Die holländischen Ärzte selbst sind gar nicht einverstanden, wenn ihr Land als Beispiel für die Hausgeburtshilfe mißbraucht wird. In denjenigen holländischen Bezirken, in denen die Hausgeburtshilfe ab- und die Klinikgeburtshilfe zunimmt, bessern sich die Verhältnisse.

• Je kürzer die Zeitspanne ist, vom Erkennen einer kindlichen Notsituation bis zur Entbindung und damit Befreiung aus dieser Not, desto seltener treten Schädigungen des Kindes auf.
Diese »EE-Zeit« (Erkennen bis Entbinden) sollte die Dauer von 10 Minuten nicht überschreiten; dauert sie länger, werden kindliche Schäden immer wahrscheinlicher.
Die EE-Zeit bei Hausgeburtshilfe überschreitet naturgemäß diese kurze Zeitspanne um ein Vielfaches vom Eintreten der Notlage über die Organisation und Durchführung aller notwendigen Maßnahmen bis zur Entbindung in der Klinik!
Diesen Zeitverlust für jedes Kind in Not nenne ich die »hausgeburtliche Versäumniszeit«. Ärzte und Hebammen, die Hausgeburtshilfe betreiben, müssen sich fragen lassen, wie sie die Verantwortung für diese hausgeburtliche Versäumniszeit tragen können, wenn sie in der Not doch in die Klinik eilen, um Rettung zu finden.

Bei überraschend vielen Geburten – selbst nach problemlosem Schwangerschaftsverlauf – treten Risikosituationen ein:

- **starke Blutungen,**
- **Fieber unter der Geburt,**
- **krankhafte Wehen,**
- **»schlechte« Herztöne des Kindes,**
- **überhöhte kindliche Blutsäuerung,**
- **Nabelschnurvorfall,**
- **drohender oder eingetretener Gebärmutterriß.**

Eine Berliner Studie ergab, daß jede 7. Frau, für die eine Hausentbindung geplant war, als Notfall in die Klinik gebracht werden mußte. Die folgenden schlechteren geburtshilflichen Ergebnisse wurden dann der Klinik und nicht der Hausgeburtshilfe angelastet, die sie verschuldet hatte.

Die Durchführung einer Diskussion mit Patienten über Alternativen und die Begründung medizinischer Maßnahmen ist heute eine übliche und begrüßenswerte Forderung der Rechtsprechung an uns Ärzte (→ Kasten).

BEI HAUSGEBURT ZU BEACHTEN

Sollten Sie sich trotz aller Warnungen zu einer Hausgeburt entschließen, bitte ich Sie dringend, den Arzt eine Bescheinigung unterschreiben zu lassen: Durch sie muß geregelt sein, wer bei Eintritt eines vermeidbaren Schadens für das Kind finanziell haftet. Ein Richter kann leichter zugunsten des Kindes entscheiden, wenn Sie es so abgesichert haben.

1. Ihr Arzt muß sich schriftlich bestätigen lassen, daß er Sie ausführlich über mögliche Risiken für Sie und Ihr Kind aufgeklärt hat.
2. Bei 11 Prozent aller als problemlos vorhergesagten Geburtsabläufe treten unerwartete Zwischenfälle auf. Ihr Arzt sollte Ihnen schriftlich mitteilen, in welcher Zeit in welcher Klinik Hilfe für Ihr Kind und Sie möglich ist (EE-Zeit, → Seite 170).
3. Ihr Arzt sollte sich schriftlich verpflichten, während der Gesamtdauer der Geburt bei Ihnen zu bleiben:
bei *Eröffnung* und *Austreibung*.
4. Ihr Arzt sollte Ihnen schriftlich bestätigen, daß er Ihre Wohnung besichtigt und sich über die Durchführbarkeit einer Geburt informiert hat.
5. Ihr Arzt sollte Ihnen des weiteren schriftlich bestätigen, daß er die von Ihnen ausgewählte Hebamme aus der beruflichen Zusammenarbeit kennt und eine Zusammenarbeit mit ihr befürwortet.
6. Ihr Arzt sollte schriftlich angeben, welche Alternativen zu einer Hausgeburt für Sie bestehen. Er soll Ihnen also die nächsterreichbaren Geburtskliniken nennen. Nur so haben Sie eine Auswahlchance und werden aufmerksam gemacht, welche Möglichkeiten es für Sie und Ihr Kind sonst noch gibt.
7. Ihr Arzt sollte schriftlich kurz begründen, warum er von den vorgenannten Klinikalternativen abrät und die Hausgeburt vorschlägt.
8. Selbstverständlich gelten alle diese Forderungen auch für die Hebamme!

Das sollten Sie vor der Geburt zu Hause vorbereiten:

Bis der Geburtstermin greifbar nahe rückt, sollten Sie Haushalt und Familie so gut durchorganisiert haben, daß Sie stündlich und ohne gedanklichen Streß in die Klinik gehen könnten. Dazu gehört auch, besonders dann, wenn Sie ein kleines Kind in der großmütterlichen Obhut oder bei Freunden zurücklassen müssen, die Besuchszeiten in der Klinik zu notieren, damit der Trennungsschmerz für dieses Kind keine zu lange Belastung wird.

Vieles ist zu planen vor dem »großen Tag«. Die notwendigen Babysachen müssen bereitliegen, der Klinikkoffer sollte schon vier Wochen vor dem Termin gepackt sein.

Auch für die Zeit nach der Geburt wollen Sie sicherlich Vorsorge treffen. Denn der Haushalt sollte auch während Ihres Klinikaufenthalts weiterlaufen, ohne daß Sie hinterher gleich erstmal einen Berg Wäsche oder einen Großeinkauf bewältigen müssen. Und nicht immer kann der Partner für diese Zeit Urlaub nehmen.

Wenn Sie bereits Kinder haben, wird es etwas schwieriger, sie müssen vielleicht vorübergehend bei Großeltern oder Freunden untergebracht werden. Wer paßt auf die Kleinen auf, wenn »es plötzlich nachts losgeht« und der Vater am nächsten Tag noch keinen Urlaub hat? Sie werden sicher ruhiger in den Kreißsaal gehen, wenn Sie wissen, daß zu Hause auch ohne Sie alles klappt ...

Der Koffer für den Klinikaufenthalt

Wann es soweit ist, die Klinik aufzusuchen, weiß niemand im voraus. Deshalb sollte für diesen Moment alles griffbereit gepackt sein.

Eine Liste hilft, daß nichts vergessen wird, und Sie können mit dem Aufschreiben ruhig schon früh in der Schwangerschaft beginnen.

Das Problem ist meist, daß viel zuviel mitgeschleppt wird. Alles muß getragen werden, und in der Klinik ist auch nicht immer viel Platz. Manche Kliniken haben eigene Listen, die sie den Patientinnen anbieten, denn Schwestern und Hebammen der Klinik wissen sehr genau, was Frauen dort brauchen und was nicht. Freundinnen oder Schwestern, die schon ein Kind in einer Klinik zur Welt brachten, haben Erfahrung und sind gute Ratgeber.

Diese Checklist ist mein Vorschlag für einen mit allem Notwendigen gepackten Koffer.
Darüberhinaus gibt es einiges Organisatorische für die Zeit Ihrer Abwesenheit zu regeln; machen Sie sich auch dazu schon frühzeitig eine Liste, auf der Sie alles sammeln und nach Erledigung abhaken – so läßt sich ohne Streß alles schön vorbereiten, und Sie können schließlich ruhig und unbelastet von Sorgen um äußere Probleme in die Klinik gehen.

CHECKLIST FÜR DEN KLINIKAUFENTHALT

Für die Fahrt in die Klinik:

- ☐ Transport organisieren, *falls nötig durch Nachbarn oder Freunde*
- ☐ Telefonnummern von Taxiunternehmen
- ☐ genügend Geld fürs Taxi bereitlegen

Ausweispapiere, Dokumente:

- ☐ Mutterpaß
- ☐ Reisepaß oder Personalausweis
- ☐ Stammbuch
- ☐ Geburtsurkunde (*bei ledigen Müttern*)
- ☐ Allergiepaß *(wenn vorhanden)*

Kleidung

- ☐ 2–3 Nachthemden – *vorne knöpfbar (müssen zum Stillen bis weit unter die Brust geöffnet werden können)*
- ☐ 1 oder 2 große weite T-Shirts
- ☐ Morgenrock *oder* Bademantel
- ☐ 3 Paar Socken oder Strümpfe
- ☐ 5–6 Slips, *eventuell auch* Einmalslips
- ☐ Hausschuhe
- ☐ Strickjacke *nach Belieben*
- ☐ ein bequemes Kleid oder einen Trainingsanzug – *da in einigen Kliniken Aufenthaltsräume wie Restaurant oder Cafeteria verfügbar sind (denken Sie daran, daß Ihre Taille noch nicht wieder so schmal sein kann wie vor der Schwangerschaft)*
- ☐ 2–3 Still-BHs, *vorne zu öffnen, oder* Schwangerschafts-BHs, *wenn man nicht stillen möchte*
- ☐ Höscheneinlagen, *die ausreichend gut saugen, und* Still-BH-Einlagen. *Eventuell stellt die Klinik solche Einlagen, fragen Sie daher nach!*
- ☐ *Zum Heimfahren:*
  1 Garnitur Wäsche; weite, bequeme Oberbekleidung; flache Schuhe mit rutschfester Sohle; Mantel, Regenschirm.
  Oder alles zuhause so bereitlegen/einpacken, daß jemand die Sachen mit in die Klinik bringen kann, wenn es soweit ist.

CHECKLIST FÜR DEN KLINIKAUFENTHALT

Körperpflege

- ☐ 3 Handtücher, 3 Waschlappen
- ☐ Zahnbürste, Zahncreme, Zahnputzbecher
- ☐ Seife
- ☐ Haarshampoo
- ☐ Körperlotion (unparfümiert)
- ☐ Fön
- ☐ Kamm, Haarbürste
- ☐ Handspiegel
- ☐ Nagelbürste, Nagelnecessaire
- ☐ Deodorant (unparfümiert)
- ☐ Schminke – *ob Sie sie brauchen, ist eine persönliche Entscheidung. Sicher möchten Sie attraktiv aussehen, in diesem Fall sind jedoch die dezenteren Mittel die besseren.*
  Ob die Ausdünstungen parfümierter Deodorantien, Cremes oder Farbstifte dem Baby gefallen und seiner Gesundheit zuträglich sind, ist fraglich. Fremdgerüche machen dem Baby zudem das Erkennen seiner Mutter schwer.
- ☐ 1 Rolle Küchentücher *oder* Einmaltaschentücher

Sonstiges

- ☐ Medikamente, *die Sie brauchen, z. B. Insulin (vorher mit der Klinik absprechen – das meiste wird dort bereitgehalten)*
- ☐ Armbanduhr *und/oder* Wecker
- ☐ Sitzkissen
- ☐ kleines Radio *und/oder* Walkman
- ☐ Bücher *oder* Zeitschriften
- ☐ Liste mit »Ihren« Telefonnummern *und* Kleingeld zum Telefonieren
- ☐ Stift und Papier; Ihr Tagebuch; *vielleicht ein* Babytagebuch?
- ☐ voradressierte, frankierte Briefe/Karten/Geburtsanzeige?

Für das Kind zum Heimfahren

- ☐ Babytransportliege, warme Decke;
  2–3 Windeln, Unterhemd, Strampelanzug, Jäckchen, Mütze.

Packen Sie zunächst nur die Dinge ein, die Sie persönlich brauchen; Ihr Baby ist während des Klinikaufenthalts mit allem versorgt. Was Sie für sich und Ihr Baby für die Heimfahrt benötigen, können Sie zu Hause bereitlegen und sich mitbringen lassen, wenn Sie abgeholt werden.

Wie kündigt sich die Geburt an?

Unter steigender Ungeduld der werdenden Mutter nähert sich der errechnete Tag der erwarteten Geburt. In dem Abschnitt »Wann kommt mein Kind?« (→ Seite 116) habe ich über die Schwierigkeiten der Terminerrechnung geschrieben, und auch darüber, warum es so unsicher ist, ob das erwartete Baby an diesem Tag tatsächlich kommt. Nur etwa fünf von hundert Kindern tun uns den Gefallen, absolut »pünktlich« zu sein. Die allermeisten, nämlich achtzig von hundert, kommen innerhalb des Zeitraumes von zwei Wochen vor und zwei Wochen nach dem errechneten Termin zur Welt. Von einer Frühgeburt spricht man, wenn das Baby vor diesem Vier-Wochen-Zeitraum, von einer Übertragung, wenn es danach geboren wird.

Anzeichen der nahenden Geburt:
Bei ihrem ersten Kind stellen alle Frauen die gleiche Frage: »Wie merke ich es denn, daß mein Baby kommt?« Mit drei sehr deutlichen Anzeichen kündigt sich die Geburt an: Wehen, Fruchtwasser- und Schleimabgang, eventuell mit etwas Blut (zeichnen).

- *Wehen, mit denen die Öffnung der verschließenden Muskeln und Bänder am Gebärmutterausgang beginnt, lassen den Bauch, genauer gesagt, die Gebärmutter, kugelig hart werden, ziehen schmerzhaft in die tiefe Rückenpartie und kehren regelmäßig (zum Beispiel alle zehn Minuten) wieder. Dabei werden die zeitlichen Abstände allmählich kürzer.*
- *Fruchtwasserabgang kann plötzlich, ganz heftig erfolgen, so daß es reichlich und warm wie Urin an den Beinen hinunterläuft.*

Mit einem zu frühen Fruchtwasserabgang kann für das Baby eine Gefahr verbunden sein. Hat es seinen Po gegen den Ausgang hin gerichtet, liegt es also in Beckenendlage, so verschließt der Po den Ausgang nicht so gut, wie es der runde, feste Kopf tun würde. Die Nabelschnur könnte dann eventuell nach außen in die Scheide rutschen.

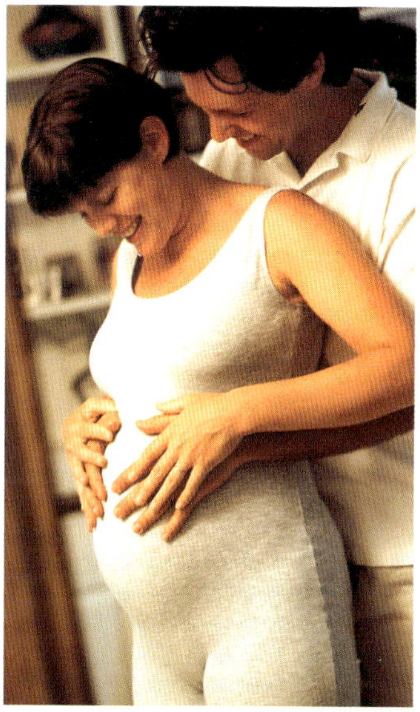

Ihr Bauch ist jetzt prall und rund, und sehnlichst warten Sie darauf, daß Ihr Kind sich auf den Weg in die Welt macht.
Mit dem untrüglichen Instinkt aller Mütter dieser Erde werden Sie im richtigen Moment wissen, daß die Geburt begonnen hat.

Aber ganz selten besteht ein Grund, sich Sorgen zu machen. Noch mehrere Umstände müßten gemeinsam vorliegen, um ein Risiko zu bewirken: Der Muttermund müßte unbemerkt schon teilweise geöffnet sein, und das Fruchtwasser müßte wirklich im Schwall wie ein Sturzbach abfließen. Dies ist zum Glück alles selten der Fall. Sollte es dennoch einmal so sein, ist das richtige Verhalten, Ruhe zu bewahren, sich hinzulegen und sich liegend zügig in die Klinik fahren zu lassen.

• *Austreten von Schleim und/oder Blut ist nicht zu übersehen. Öffnet sich der Muttermund langsam, verkürzt sich der verschließende Kanal, in dem ein schützender, dichter, zäher Schleimpfropf liegt, und dieser wird herausgedrückt. Es können dann auch ein paar Blutstropfen dabei sein, die aus den zarten Muttermundgefäßen stammen.*

Gehen Sie jetzt in die Klinik

Jedes dieser drei typischen Zeichen ist Grund genug, die Klinik aufzusuchen. Vermeiden Sie jetzt jedes Risiko und lassen Sie sich fahren. Nehmen Sie Ihren vorbereiteten Klinikkoffer mit. In der Klinik angekommen, lassen Sie sich in den Kreißsaal bringen. Hebamme oder Arzt werden durch Fragen und mit geübtem Blick herausfinden, ob es schon eilt. Verlieren Sie nicht den Mut, wenn in der Klinik bei vermehrter Ruhe die Wehen einschlafen und Sie nach einer gewissen Beobachtungszeit wieder nach Hause entlassen werden. »Kopf hoch! Ihr Baby will doch lieber etwas später kommen.«

Aufnahme in den Kreißsaal

Wehen oder der Abgang von Fruchtwasser waren das Signal, die Klinik aufzusuchen. Sie werden dort von Ihrer Hebamme, Ihrer wichtigsten Bezugsperson für die

Stunden bis zur Geburt, erwartet. Bevor sie Sie in einen Vorbereitungsraum bringt, wird sie die folgenden Aufnahmeformalitäten erledigen:

• Namen und persönliche Daten sowie die augenblickliche Situation (Wehen, Fruchtwasserabgang, Blutung?) werden abgefragt und notiert.
• Anhand des Mutterpasses informiert sich die Hebamme über den Schwangerschaftsverlauf; liegen der Klinik dazu bereits Unterlagen (Ambulanzblatt) vor, werden diese ebenfalls gesichtet.
• Vorbereitung auf die Geburt
• Überwachung/Betreuung und Anleitung während der Eröffnungszeit
• Überwachung/Anleitung und Hilfen in der Preßwehen-/Austreibungszeit
• Kontrolle und eventuell Erstversorgung des Kindes
• Überwachung und Hilfen in der Nachgeburtsphase
• Untersuchung und eventuell ärztliche Versorgung nach Beendigung der Geburt

Die Hebamme muß aber auch wissen, wie es Ihnen und Ihrem Kind in diesem Augenblick geht. Nach einer ersten Untersuchung, bei der sie feststellt, wie weit der Muttermund schon geöffnet ist, nach Kontrolle der Wehen und der kindlichen Herztätigkeit kann sie abschätzen, wieviel Zeit für die Geburtsvorbereitung bleibt.

Nach Möglichkeit macht die Hebamme einen Einlauf. Damit wird die Wehentätigkeit angeregt und der Enddarm entleert, um kontrollierende Untersuchungen vom Darm aus vornehmen zu können, und um zu vermeiden, daß bei den Preßwehen allzuviel Stuhlgang erscheint.

Die meisten Kliniken bieten die Möglichkeit, ein wohltuend entspannendes Wannenbad zu nehmen oder sich zu duschen. Danach können Sie in ein mitgebrachtes bequemes Kleidungsstück oder ein weites Klinikhemd schlüpfen.

Bis zu dem langersehnten Augenblick der Geburt Ihres Kindes können noch viele Stunden vergehen. Die Eröffnungszeit liegt vor Ihnen.

Der Ablauf einer Geburt ist biologisch programmiert, er ist festgelegt. Die Natur gibt einen Rahmen vor, der seit Urzeiten unverändert gilt. Wie einzelne Kliniken diesen Rahmen ausfüllen, kann hier nur gestreift werden.
Die Dauer einer Geburt hängt von verschiedenen Faktoren ab.
Von der Natur ist Ihr Körper darauf eingerichtet, in jeder Phase die notwendige Hilfe aus sich selbst zu erhalten. Sie müssen es nur geschehen lassen und versuchen, diesen unaufhaltsamen Vorgang nicht durch Anspannung und Verkrampfung zu behindern.
Ihr Kind muß starken Belastungen standhalten auf seinem Weg aus der schützenden, warmen, dunklen Höhle, in der es gewachsen ist, bis Sie es endlich in die Arme nehmen können.

HABEN SIE VERTRAUEN

Sie haben sich für die Geburt in einer Klinik entschieden. Mit Vertrauen und ohne Vorbehalte sollten Sie den Anleitungen und Hilfen Ihrer Hebamme und des für Sie zuständigen Kreißsaalarztes folgen. Der Urvorgang der Geburt hat eigene, selbständige Mechanismen. Sie laufen ohne Ihr Zutun ab. Sollten Sie dennoch zweifeln, zeigt Ihnen Ihre Hebamme, wie es leichter geht, zum Ziel zu gelangen.
Vor allem aber vertrauen Sie sich selbst. Sie werden herausfinden, ob Sie die Wehenschmerzen am besten auf der Seite liegend und entspannt atmend überwinden, oder ob Sie sich wohler fühlen, wenn Sie sich durch Umhergehen ablenken, sich hinhocken, sich vom Partner stützen lassen, oder an einem Seil, das von der Decke hängt, festhalten. Es gibt keine »allein richtige« Körperhaltung. Lassen Sie sich nicht verwirren. Tun Sie, was Sie für sich als angenehm herausfinden, solange es Ihrem Kind dabei gut geht.
Lassen Sie sich helfen. Ihr Partner oder die Hebamme können Ihre tiefe Rückenpartie massieren, ein kühlendes Tuch für die Stirn bereithalten, mit Ihnen sprechen, wenn Ihnen das gut tut. Lehnen Sie aber auch ab, was Sie stört und Ihre Entspannung behindert.

Die Geburt

Welche Vorgänge spielen sich jetzt in Ihrem Körper ab?

Übersehen wir einmal die Möglichkeiten einer Störung, deretwegen die Schwangerenüberwachung erforderlich ist, so wächst der kleine, neue Mensch doch erstaunlich geborgen in Ihrem Körper heran.
Von einer Winzigkeit, die mit bloßem Auge kaum wahrnehmbar ist, angefangen, hat er es in 38 Wochen bis zu einem respektablen Gewicht von circa 3.500 Gramm und einer Größe von 52 Zentimetern bei seiner Geburt gebracht. Im Verlauf dieser Wochen hat Ihr Sprößling mit immer kräftiger werdenden Püffen und Knüffen die mit ihm wachsenden, schützenden Wände der Gebärmutter bearbeitet. Oft genug hat er dabei die Blase, die Leber oder den Magen der Mutter mit seinen kleinen Füßen, Knien, Fäusten oder Ellbogen getroffen.
Erschreckt und gleichzeitig glücklich hat er Sie damit gemacht, spürten Sie doch, wie Ihr Kind kräftiger und reifer wurde: Bald will es auf die Welt kommen, und dazu muß alles anders werden, als es bisher war!
Elastisch feste Wände aus Muskulatur und Bindegewebe, die bisher vor Prellungen und Stößen schützten, werden nun zum rhythmisch aktiven Motor für die Öffnung des fest schließenden Ausganges und für die Austreibung des Kindes und seiner Nachgeburt.
Hormone, die bisher diese Muskulatur ruhigstellten, werden abgelöst von Stoffen und Signalen, die gerade das Gegenteil bewirken.
Das derbfeste Gewebe des verschließenden Gebärmutterhalses, dessen Fasern bisher wie ineinander verfilzt waren und den aus der Gebärmutterhöhle in die Scheide führenden Kanal festverschlossen hielten, ist erweicht. Ohne zu reißen, gleiten die Fasern aneinander vorbei unter dem öffnenden Zug der Gebärmuttermuskeln.
Aus der bisher wäßrig-dunklen Wärme gleitet das Kind von einem Moment zum andern in die luftig-kühle

Helligkeit und Farbe seiner zukünftigen Welt.
Ebenso plötzlich lenkt das Kind seinen Blutstrom, der bisher durch die Nabelschnur und Nachgeburt lief, jetzt um, nämlich durch die eigene Lunge.
Schließlich geschieht etwas Einmaliges, völlig Neues und Aufregendes für den neuen Erdenbürger: Er hört seine eigene, sehr laute Stimme!

Sie sind nicht allein

Wenn Sie und Ihr Mann oder Partner sich dafür entschieden haben, die Geburt Ihres Kindes gemeinsam zu erleben, ist Ihr Partner jetzt bei Ihnen. Er kann Ihnen sanft den Rücken massieren, Ihnen während der Wehen Stütze und Halt geben, oder einfach nur da sein und Ihre Hand halten. Ihre Hebamme ist ständig um Sie herum tätig und in jedem Augenblick für Sie erreichbar. Sie sorgt für Ihre Sicherheit und die Ihres Babys. Längst ist auch der Platz vorbereitet, an dem Ihr Baby zur Welt kommen wird. Alles, was Sie und Ihr Kind eventuell brauchen könnten, liegt in Reichweite.

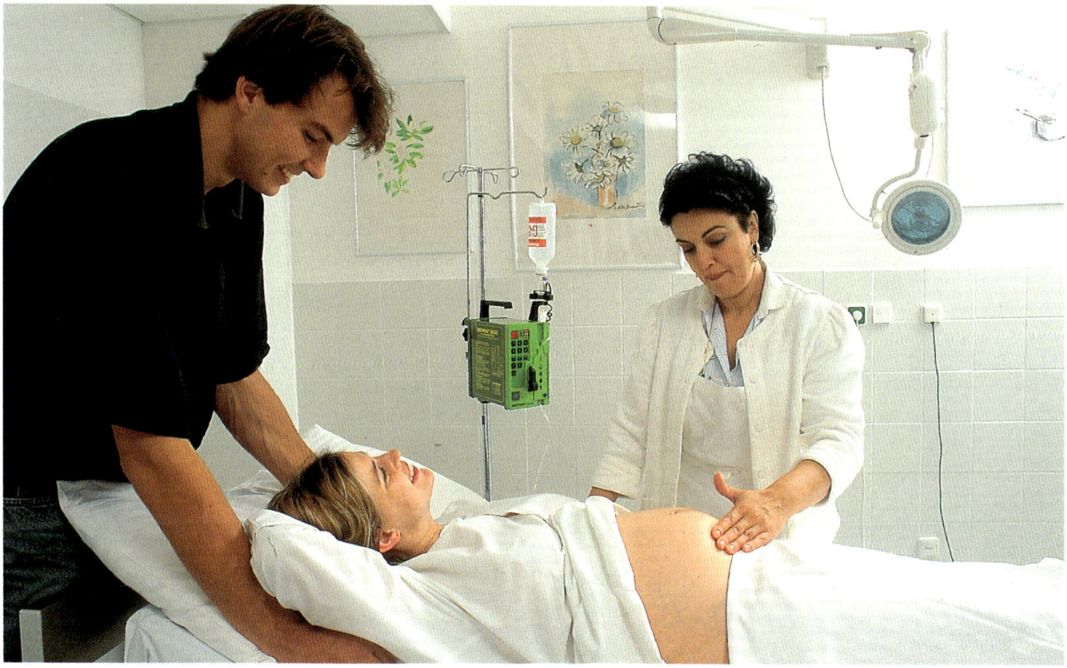

Wie lange dauert die Geburt?

Die Dauer der Geburt errechnet sich von den ersten wirksamen Wehen, Wehen also, die eine erkennbare Öffnung des Gebärmutterverschlusses bewirken, bis zur beendeten Geburt des Kindes. Erwartet eine Frau ihr erstes Kind, rechnet man mit etwa 14 Stunden, bei nachfolgenden Geburten mit etwa 9 Stunden. Von diesen Durchschnittswerten kann die Dauer der Geburt mancher Kinder erheblich abweichen.

Blasensprung und Blasensprengung

Im Verlauf der einen oder anderen Geburt wird es notwendig, daß der Arzt die Fruchtblase öffnet. Er nimmt eine »Blasensprengung« vor. Muß zum Beispiel eine Geburt eingeleitet werden, erfolgt in Kombination mit Wehen auslösenden Medikamenten ebenfalls häufig eine Blasensprengung.
Mit dem Auslaufen des Fruchtwassers verkleinert sich die Fruchthöhle, die Muskelwände der Gebärmutter können sich etwas zusammenziehen und mit mehr Kraft wirksam werden, das heißt, die Wehen verbessern sich.

Die aus kindlichem Gewebe bestehenden, erstaunlich festen Eihäute mit ihrem ebenfalls kindlicherseits produzierten Fruchtwasser (kindlicher Urin und von Eihäuten und Nachgeburt abgesonderte Flüssigkeiten), zusammen Fruchtblase genannt, haben während der Schwangerschaft das heranwachsende Kind geschützt, es in jeder Körperlage der Mutter in Schwebe gehalten. Über sie verteilt sich bei der Geburt der Wehendruck gleichmäßig, die öffnenden Wehenkräfte werden vom vorangehenden Teil des Kindes, meist ist es das Köpfchen, ferngehalten.
Der »rechtzeitige Blasensprung« erfolgt bei vollständig geöffnetem Muttermund. Springt die Fruchtblase während der Eröffnungsperiode spricht man von »frühzeitigem Blasensprung«. Bei »vorzeitigem Blasensprung« geht das Fruchtwasser vor Beginn der Eröffnungsperiode ab – meist sind Bakterien die Ursache, sie nehmen dem verschließenden Gebärmuttergewebe die Festigkeit und machen die zähe Fruchtblasenwand leicht zerreißbar. Jetzt kann und darf die Geburt nicht mehr aufgehalten werden, denn das Kind und mit ihm die Mutter sind dem weiteren Eindringen von Bakterien nun ungeschützt ausgeliefert.

Die Wehen

Das reife Kind will aus dem schützenden Raum, in dem es schwerelos im Fruchtwasser schwebt, heraus. Ein hormonelles Signal des Kindes an den mütterlichen Organismus löst eine bisher schützende Bremse. Zart beginnende und zunehmend stärker und häufiger aktivierte Muskelkräfte der Gebärmutter ziehen öffnend an den bisher fest und sicher verschließenden Fasern und Muskeln des Gebärmutterhalses – ganz langsam geben sie nach. Das dauert Stunden; kein Muskel kann ohne Pause Schwerarbeit leisten.

In den Wehenpausen werden die Muskelzellen mit neuen Energiestoffen versorgt, Verbrauchtes wird abtransportiert. Auch das Kind wird in den Wehenpausen mit Sauerstoff und Nährstoffen über die mütterlichen Gebärmuttergefäße und die Plazenta versorgt, Abbaustoffe werden entfernt.

Während einer Wehe, wenn die Muskeln sich kraftvoll zusammenziehen, verengen sich die versorgenden Gefäße, der Druck auf die Gefäßwände steigt und der Blutstrom kommt fast zum Stillstand. Viel Energie wird dabei verbraucht, und immer wieder sind Pausen notwendig. Die Ruhezeit zwischen den Wehen ist sehr wichtig, auch für das Kind. Je besser sich die Mutter in der Wehe entspannt und zwischen den Wehen ausruht, desto besser werden das Kind und die Gebärmuttermuskulatur mit neuer Energie versorgt. Also ist Ruhe in der Körpermuskulatur auch eine Hilfe für das Kind. Jeder Mensch weiß, in welcher Körperhaltung er sich am besten ausruhen kann, das muß nicht gelernt werden!

Wirksame Wehen kommen anfangs meist in Abständen von 10 bis 15 Minuten. Bei gut eingespielter Wehentätigkeit verkürzen sich die Pausen auf 3 bis 4 Minuten, in der Austreibungsphase sogar auf 1 bis 2 Minuten. Eine »gute« Wehe dauert etwa 1 Minute.

Die Durchblutung im kleinen Becken, also im Bereich der Gebärmutterversorgung, ist im Liegen um 30 Prozent besser als im Stehen.

Geburtsschmerz und seine Bedeutung

Schmerz ist eine erfolgreiche Methode der Natur, das Leben des Individuums sicherer zu machen. Schmerz warnt und schützt – er muß aber erträglich bleiben und auch wieder aufhören. Niemals ist Schmerz ohne Bedeutung. Heilt ein Schaden oder wendet der Mensch ihn ab, hört der Schmerz auf.
Der Geburtsschmerz hat eine ganz andere Bedeutung – er macht aufmerksam auf eine außerordentliche Veränderung. Er zwingt die Frau, alle psychischen Kräfte, alle Aufmerksamkeit zu sammeln für dieses eine Ereignis: die Geburt ihres Kindes.
Zur Begrenzung des Geburtsschmerzes hat die Natur Mittel bereit. Im Gehirn der Frau werden während der Geburt ihres Kindes morphiumähnliche Stoffe (Endorphine) wirksam, die das Schmerzzentrum dämpfen, das heißt, sie nehmen dem Schmerz seine Unerträglichkeit. Endorphine erzeugen aber auch Euphorie und Glücksgefühle und ermöglichen es der Mutter, sich zwischen den Wehen zu entspannen. Und sie bewirken, daß die Mutter den Schmerz nach der Geburt schnell wieder vergißt. So kann das Ausmaß des Schmerzes und die ihn bewältigende psychische Kraft der Frau in der Balance gehalten werden.

Schmerzlinderung

Doch nicht immer funktioniert dieser natürliche Ausgleich. Schmerz kann Angst auslösen, die von den Endorphinen nicht bewältigt wird. Daraus entstehende Verspannungen wirken den öffnenden Kräften der Gebärmutterarbeit entgegen, was den Schmerz noch steigert. Diese Kettenreaktion stört den Geburtsfortschritt, belastet die Mutter und gefährdet ihr Kind.
Der Arzt hat Möglichkeiten, helfend einzugreifen. Mit dem sogenannten Pudendusblock werden zum Ende der

Geburt die Dehnungsschmerzen der Scheide und des Dammes mittels Einspritzung eines Betäubungsmittels neben beide Pudendusnerven von der Scheide aus gestoppt.
Eine andere Methode, mit der praktisch der Schmerz während der ganzen Geburt beseitigt wird, ist die Periduralanästhesie. Einspritzungen von Anästhetika neben der Wirbelsäule blockieren Nerven, die aus dem Unterbauch Schmerzsignale ins Rückenmark und weiter zum Schmerzzentrum im Gehirn leiten. Leider bremsen die dabei verwendeten Mittel die Wehen und senken den Blutdruck der Gebärenden. Mittels Tropfinfusion müssen deshalb wehenfördernde, kreislaufstabilisierende Medikamente verabreicht werden. Die Periduralanästhesie erfordert Zeit, einmal um sie durchzuführen, zum anderen bis ihre volle Wirkung einsetzt. Für den akuten Notfall, zum Beispiel einen eiligen Kaiserschnitt, ist sie nicht geeignet.
In einigen Kliniken werden auch Akupunktur, ätherische Öle, Bach-Blütenessenzen und Homöopathika (Pulsatilla, Chamomilla, Cimicifuga, Gelsemium) zur Schmerzlinderung angeboten. Sie sollten Schmerzmittel nicht aus Prinzip befürworten oder ablehnen, sondern sich erst während der Geburt dafür oder dagegen entscheiden.

Schmerzbewältigung ist eine Methode, die uns die Natur vormacht, wir ahmen sie nach: Schmerzlindernde Mittel gelangen über das Blut ins Gehirn und unterstützen oder übernehmen dort die Wirkung der Endorphine durch Dämpfung des Schmerzzentrums, oder es werden direkt schmerzleitende Nerven blockiert. Wenn Arzt und Hebamme erkennen, daß das Kind unter den Schmerzen seiner Mutter zu leiden beginnt, sollte die Mutter ihrem Kind zuliebe schmerzlindernde und damit Verspannung abbauende Medikamente annehmen; dem Kind schaden sie nicht.

Wie geht es der Mutter während der Wehen?

Hebamme und Arzt sind auf alle möglichen und auch auf unvorhersehbare Komplikationen vorbereitet. Der Sinn einer Kliniküberwachung liegt darin, Komplikationen schon in den allerersten Anzeichen zu erkennen. Damit sie die Geburt ihres langersehnten Kindes in Sicherheit erleben kann, wird die Mutter ständig beobachtet:

- Ist ihre Haut trocken, warm, gut durchblutet oder ist sie blaß, feucht und kalt, steht kalter Schweiß auf ihrer Stirn?
- Der Blutdruck wird gemessen, der Puls gezählt, manchmal auch die Körpertemperatur geprüft.

- Mimik und Körpersprache werden beobachtet, wie die Mutter atmet, wie sie sich bewegt, ob sie unruhig ist.
- Treten Schmerzen außerhalb der Wehen auf? Blutet die Mutter, und wie stark?
- Wie kommen die Wehen: zu selten, zu schwach, zu kurz, zu oft, zu stark? Oder sind sie erfolgreich und normal?
- Wie reagiert die Mutter während der Wehen und wie geht es ihr in den Wehenpausen? Ist sie müde, schläfrig, erschöpft oder hellwach und zuversichtlich?

Sie, liebe werdende Mutter, müssen sich keine Sorgen machen, den entscheidenden Moment zu verpassen. Die Natur gibt Ihnen unmißverständlich zu verstehen, wann es an der Zeit ist, mit ganzer Kraft die Austreibungswehen der Gebärmutter zu unterstützen. Im Vorbereitungskurs hat man Ihnen gezeigt, wie es geht. Aber auch wenn Sie sich nicht erinnern, Sie werden es ganz von selbst richtig machen.

Von Zeit zu Zeit tastet die Hebamme von der Scheide aus (vaginale Untersuchung), wie tief das Köpfchen gekommen ist, wie weit sich der Muttermund geöffnet hat. Sie kontrolliert diesen Fortgang auch während einer Wehe. So kann sie beurteilen, wie sich das Muttermundgewebe in der dehnenden, weitenden Wehe verhält. »Hände weg von der Scheide« lautete eine Geburtshelferregel aus der Zeit, als es noch keine Antibiotika und weniger Kenntnisse über Bakterien in der Scheide und ihre Risiken gab. Infektionen der Gebärenden verliefen damals oft tödlich. Auch heute fürchtet man zu Recht, daß bei der Scheidenuntersuchung Bakterien zum Muttermund, in den Geburtskanal bis zu den Eihäuten und damit in die Gebärmutter und zum Kind gelangen könnten. Eine vaginale Untersuchung wird deshalb nach Abspülen des Scheideneinganges und mit sterilen Handschuhen vorgenommen.

Wie geht es dem Kind?

In jeder Wehe verlangsamt und verringert sich der Blutstrom in der Gebärmutter, damit aber auch die Sauerstoffzufuhr und der Kohlensäureabtransport für das Kind. Es muß sozusagen eine Weile die Luft anhalten. An seinem Herzschlag können Arzt und Hebamme erkennen, ob es ihm dabei gut geht oder nicht. Die Herzaktions-Wehen-Aufzeichnung, Cardiotokogramm (CTG), ist Hauptinformationsquelle über das kindliche Wohlergehen. Zwei kleine Aufnahmeköpfe, einer für die Wehen und einer für die Herztätigkeit des Kindes (zwei für die Überwachung von Zwillingen, → Abbildung unten), sind am Bauch der Mutter mit elastischer Haltevorrichtung angebracht. Das Gerät zeichnet Wehen und Herztätigkeit des Kindes gleichzeitig auf. So kann geprüft werden, wie oft, wie lang und wie stark die Wehen ablaufen und wie das Baby während der Wehen und in den Wehenpausen reagiert.

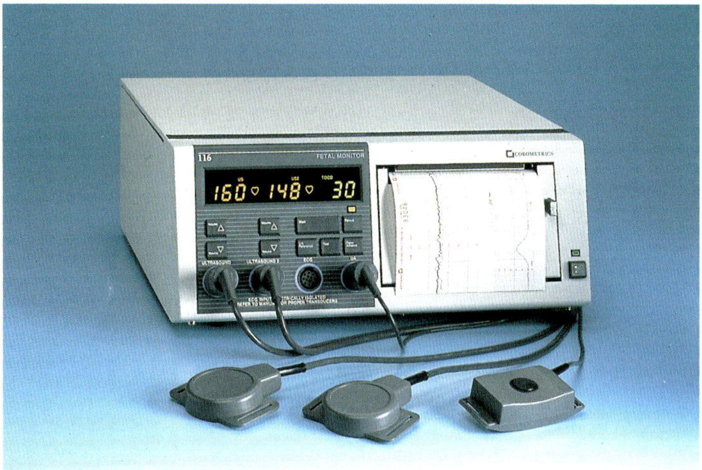

Die Eröffnungsphase

Während der Schwangerschaft hat ein miteinander verfilztes, vernetztes Binde-Muskelgewebe mit festem Verschluß das Kind in seinen Eihäuten geschützt. Zum Öffnen hätten Fasern zerrissen werden müssen, sie hätten nicht nachgegeben. Jetzt, am Ende der Schwangerschaft, hat sich dieses Gewebe unter hormonellem Einfluß (Prostaglandine) parallel zueinander umgelagert. Aneinander vorbeigleitend können die Fasern jetzt dehnendem Muskelzug nachgeben, ohne zu reißen. Die öffnenden Kräfte der Gebärmuttermuskulatur bewirken, daß sich das verschließende Gewebe über den unteren, prallen, dehnenden Pol der Eihäute mit dem nachfolgenden Köpfchen des Kindes weitet und nach

RISIKEN FÜR DAS KIND

Die Bedeutung des Cardiotokogramms wird heute aufgrund neuer Erkenntnisse anders eingeschätzt als in der Vergangenheit: Das Gehirn des ungeborenen Kindes übersteht einen Sauerstoffmangel viel besser als man geglaubt hatte, ja unbeschadet, wenn seine Dauer 10 Minuten nicht überschreitet.

Kurzfristig schlechte CTG-Verläufe infolge dramatischer Geburtsumstände haben nicht die negativen Auswirkungen auf das Kind wie bisher vermutet. Viel bedeutsamer als kurze Störungen im Geburtsablauf ist für das kindliche Wohlergehen eine ungestörte Schwangerschaft.

Die Schwangere und ihr betreuender Arzt tragen noch mehr Verantwortung für das ungeborene Kind als bisher angenommen.

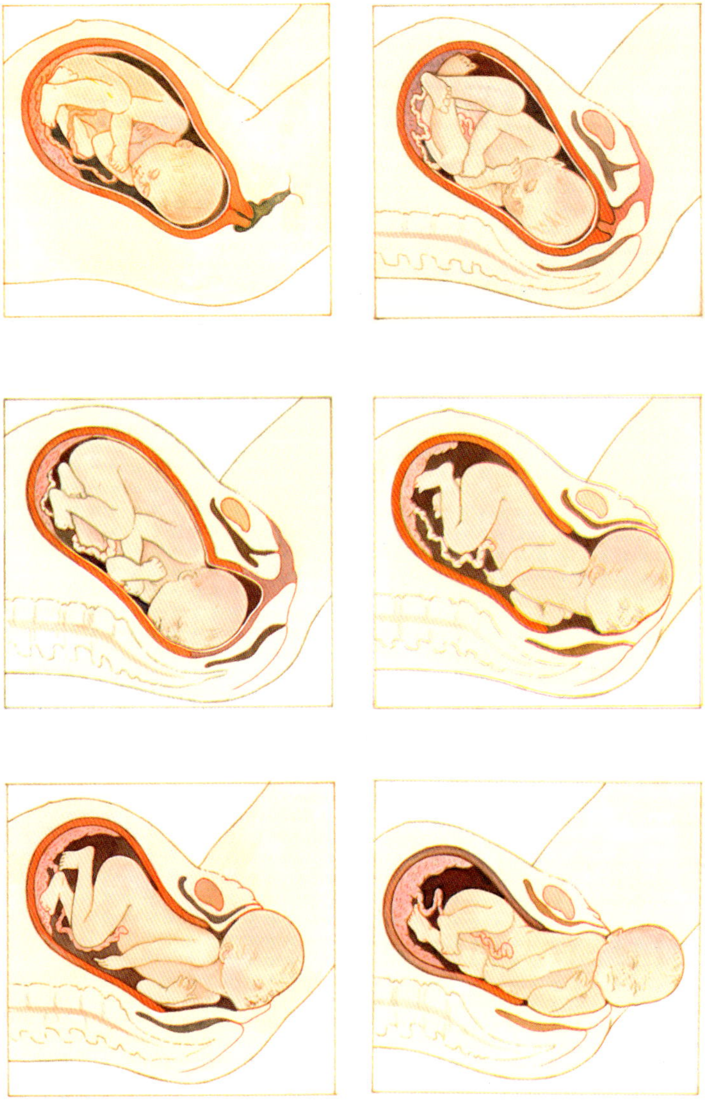

1 Die Gebärmuttermuskulatur ist entspannt und locker.
2 Mit Wehenbeginn zieht die Gebärmuttermuskulatur nach oben –
3 – der Muttermund öffnet sich.
4 Mit dem Hinterkopf voraus wird das Kind sichtbar.
5 Dann gleitet das Köpfchen durch die Enge –
6 – danach die Schultern. Mit einer letzten Preßwehe wird das Kind geboren.

oben zieht, bis der Muttermund ganz geöffnet ist. Damit ist der Weg für das Kind frei. Das Zusammenwirken der starken Gebärmuttermuskeln und der pressenden mütterlichen Kraft werden ihm helfen, ans Licht der Welt zu gelangen.
Mit der vollständigen Eröffnung des Muttermundes ist eine neue Phase der Geburt erreicht.

Die Austreibungsphase

Am Beckenboden angekommen löst der Druck des vorangehenden Köpfchens auf den Enddarm einen nahezu unwiderstehlichen Preßdrang aus.
Die Hebamme merkt, wann es soweit ist, und wird die Mutter helfend und fürsorglich anleiten. Ihre Hand ruht prüfend auf ihrem Bauch, sie schaut ihr ins Gesicht, erkennt und fühlt, wenn sich eine Preßwehe nähert. Gemeinsam warten beide deren Höhepunkt ab. Auf ein Zeichen der Hebamme zieht die Mutter mit den Händen in den Kniekehlen ihre Oberschenkel kräftig gegen den Bauch und preßt aus aller Kraft. Sie muß pressen, pressen, pressen ... – und eine Pause machen!
Die Hebamme sitzt vor der Mutter und erwartet das Kind. Oft ist jetzt eine zweite Hebamme oder ein Arzt dabei und hilft.
Immer tiefer rutscht in der Wehe das Kind und dehnt dabei Scheiden- und Dammgewebe. Schließlich erscheint es, meist mit dem Hinterkopf voraus, zwischen den Schamlippen. Mit den nächsten ein bis drei Preßwehen wird das Kind zur Welt kommen.
Durch die Dehnung wird das Dammgewebe sehr stark belastet. Die Hebamme hält es schützend und beobachtend und lenkt mit der anderen Hand das in sanftem Bogen aufsteigende Köpfchen. Dabei dosiert sie durch Zurufe die pressende Kraft der Mutter. Sie muß jetzt entscheiden, ob das Dammgewebe dem Druck des zur Welt drängenden Babys ohne Schaden standhält.
Dann ist es soweit, das Köpfchen ist geboren und in einer letzten, kraftvollen Anstrengung preßt die Mutter auch die Schultern und das ganze Baby heraus.
Ein Kind ist geboren! Niemand kann beschreiben, was die Mutter jetzt empfindet!

DAMMSCHNITT

Ein Dammschnitt dient der Vermeidung unkontrollierter mütterlicher Verletzungen. Er wird erforderlich bei eventueller Notwendigkeit eines Zeitgewinnes für Mutter und Kind (»medianer Dammschnitt = in der Mittellinie zwischen Vaginalöffnung und After). Der Dammschnitt ist unvermeidbar bei operativer Scheidenentbindung, und nur bei dieser Situation sollte ein sogenannter »mediolateraler« Schnitt (von der Mitte der Vaginalöffnung in etwa 45 Grad zur Seite) gelegt werden.
Ein bis über die Reißgrenze hinaus gedehntes Gewebe ist geschädigt, nicht nur im Bereich des Risses. Eine Rißwunde hat fransige Ränder und damit eine größere Wundfläche. Sie ist anfälliger gegen Bakterienbefall, schwieriger zu versorgen und sie produziert bei der Heilung mehr Narbengewebe als eine vergleichbare Schnittwunde.
Bei erfahrener Geburtsleitung kann ein Dammschnitt bei etwa jeder fünften erstgebärenden Frau unterbleiben und bei etwa jeder zweiten Mehrgebärenden. Der kategorischen Bitte, »Ich will auf keinen Fall einen Dammschnitt haben!«, dürfen Hebammen oder Ärzte im Interesse von Mutter und Kind sowie aus juristischen Gründen nicht folgen. Dieser Bitte können sie lediglich mit der Zusage nachkommen, daß sie sich um die Vermeidung eines Dammschnittes bemühen.

EINE BEZIEHUNG WIRD GEFESTIGT

Der Anblick Ihres eigenen Kindes, das Gefühl, wenn Sie das meist laut schreiende, hilflose Menschlein schützend in Ihre Arme nehmen, werden Sie alles um sich herum vergessen lassen.
In diesen ersten Minuten lernt auch das Kind Sie als seine Mutter kennen. Es spürt Ihre wärmende Haut, hört erstmals Ihre Stimme richtig, riecht Ihren Körper. Mit noch rührend ungeschickten Kopfbewegungen versucht es, die lockenden, großen, dunklen Signale Ihrer Brustwarzenhöfe zu erreichen.
Wir wissen, daß ein Kind die Brust der Mutter sehr viel schlechter annimmt, manchmal gar nicht mehr, wenn in den ersten Minuten nach der Geburt verhindert wird, daß es sich die Brustwarzen selbst sucht und zu saugen beginnt. Wir ahnen, daß wir mehr als nur das Stillen in der Beziehung zwischen Mutter und Kind stören, wenn wir das Baby zunächst auf einen Wickeltisch legen, den Magen absaugen, den Nabel versorgen, Blut abnehmen, Medikamente in die Augen tropfen, gründliche Untersuchungen vornehmen, es anziehen und kämmen und erst dann zur Mutter bringen, wo es dann auch noch zwischen Mutter und Vater hin- und hergereicht wird.

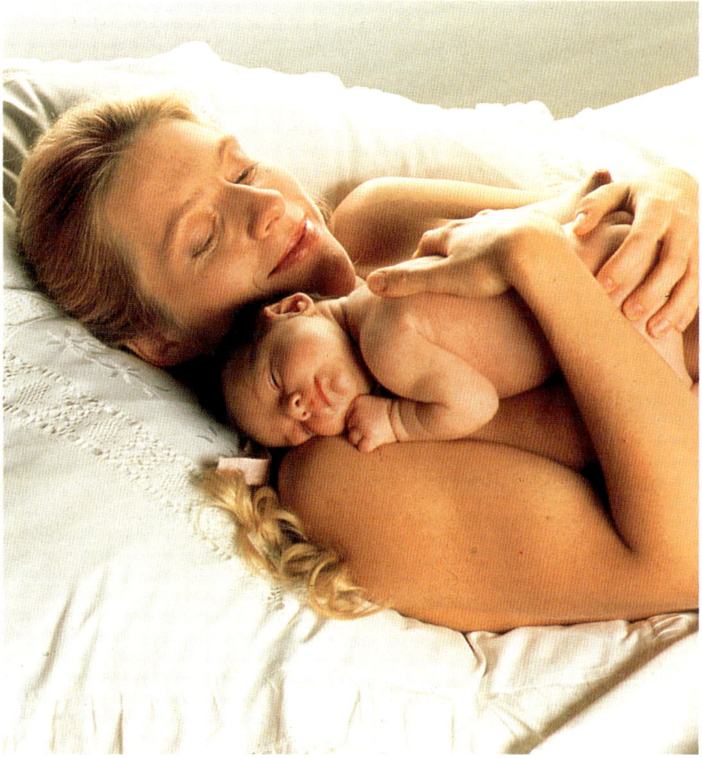

Die Prägungsphase

Was geschieht mit dem Kind unmittelbar nach der Geburt? Die allgemeingültige Antwort auf diese Frage lautet, und das sollte ein Dogma sein: Das Kind gehört so schnell wie möglich in die Arme der Mutter! Einzige Ausnahme von dieser Regel sollte nur die Notwendigkeit sein, daß das Kind ärztliche Hilfe braucht.
Um in die Arme der Mutter zu gelangen – und nicht nur aus diesem Grund – muß das Neugeborene abgenabelt werden. Dazu wird es unmittelbar nach der Austreibung kurz auf den Bauch der Mutter gelegt und von seiner Nachgeburt getrennt. Eventuell werden noch Reste von Schleim aus Nase und Mund abgesaugt. Mehr ist im Normalfall nicht zu tun.
In den ersten Minuten nach der Geburt läuft zwischen Mutter und Kind ein sehr wichtiger Vorgang ab: die Prägung des Kindes auf die Mutter. Dazu braucht es die

Wärme der mütterlichen Haut, nicht die der Zimmerluft oder des Rotlichtstrahlers, ja, auch nicht die des Vaters. Das Gefühl, von der Mutter berührt und liebkost zu werden, ihr Körpergeruch, ihre Stimme und nicht zuletzt das optische Signal ihrer Brüste, selbst ihr Gesicht kann das Neugeborene in Umrissen, unscharf schon erkennen und wiedererkennen – all das scheint eine wichtige Beziehung des Kindes zu seiner Mutter zu schaffen.
In diesen allerersten Minuten des Zueinanderfindens von Kind und Mutter, des gegenseitigen Annehmens, haben Arzt und Hebamme nicht nur ein Auge auf dieses große Glück. Sie haben sehr genau hingeschaut, ob das Neugeborene irgendeine Hilfe braucht, während oder bevor es der Mutter in die Arme gelegt wird. Sie haben geprüft, ob Damm und Scheide unversehrt geblieben sind und nun warten sie auf das Erscheinen der Nachgeburt.

Die Abnabelung

Die Nabelschnur, ein reißfester Strang mit einer von Kind zu Kind stark unterschiedlichen Länge von 50 bis 60 Zentimetern, ist wie die Nachgeburt Teil des Kindes. Sie führt drei Gefäße: zwei dünnere Arterien, durch die das kindliche Blut zur Nachgeburt gepumpt wird, und eine größere Vene, über die das in der Nachgeburt gereinigte und mit Nährstoffen versorgte Blut in den kindlichen Organismus zurückströmt.
Für das Kind eher vorteilhaft ist die frühe Abnabelung nach der Austreibung. Damit wird der Kreislauf über die Lungen gefördert, der für das Kind überlebenswichtig ist. Ein eventuelles Weiterpulsieren kindlichen Blutes nach der Geburt durch die Nabelschnur ist sinnlos: Ein Sauerstoffaustausch über die abgelöste Nachgeburt ist nicht mehr möglich; verbrauchtes kindliches Blut kann auf diesem Wege nicht mehr gereinigt und neu mit Nährstoffen versorgt werden; es käme ebenso verbraucht wieder zum Kind zurück (→ auch Seite 167).

ERSTE LOSLÖSUNG VON DER MUTTER

Das Kind ist also nicht durch die Nabelschnur direkt, sondern durch die Plazenta (= »Mutterkuchen« = Nachgeburt) mit der Mutter verbunden. Deshalb ist in Wahrheit auch nicht das Durchschneiden der Nabelschnur die Trennung von Mutter und Kind. Meist eine halbe bis eineinhalb Minuten nach Austreibung des Kindes liegt die Plazenta, durch abscherende, zusammenziehende Muskelbewegungen gelöst, in der Gebärmutterhöhle. Die Mutter beziehungsweise ihr Körper trennt sich selbständig von dem Kind.
Die Plazenta sollte man korrekterweise erst nach der Geburt des Kindes als Nachgeburt bezeichnen.
Auch die deutsche Bezeichnung »Mutterkuchen« ist irreführend, denn dieses kindliche Organ stammt mit keiner Zelle von der Mutter sondern wächst wie jedes andere kindliche Organ.
Statt »Mutterkuchen« müßte die deutsche Bezeichnung deshalb korrekterweise »Kindskuchen« lauten.

Die Nachgeburtsphase

Ohne eine begrenzte Blutung geht es nicht, sie ist ganz natürlich und ungefährlich. In der Schwangerschaft vergrößert sich bei jeder Frau die Blutmenge um etwa 1 Liter. Nach der Austreibung drückt die sich verkleinernd zusammenziehende Gebärmutter viel Blut zurück in den mütterlichen Kreislauf.

Der Raum, den das Kind eingenommen hatte, ist leer, die Gebärmutterwände sinken zusammen. Das große Muskelorgan macht eine wenige Augenblicke dauernde Pause, dann folgt langsam und immer kräftiger die erste Nachgeburtswehe. Jetzt beginnen kritische Minuten für die Mutter, denn erst jetzt vollzieht sich die endgültige Trennung des Kindes von ihr durch die Ablösung der kindlichen Nachgeburt von der mütterlichen Gebärmutterwand. Dabei ziehen sich die mit dem wachsenden Baby groß gewordenen Gebärmutterwände zusammen, die Nachgeburt behält aber ihre Größe und löst sich nach und nach ab.

Die Plazenta löst sich ab

Dieser Vorgang öffnet große mütterliche Gefäßräume. Über diese »Blutlakunen« lief der gesamte Stoffaustausch zwischen Mutter und Kind. Mütterliches Blut ist es, das dabei unvermeidlich verloren geht. Normalerweise ist es etwa 1/4 Liter, es kann aber auch erheblich mehr sein, die Menge hängt davon ab, wie schnell Ablösung und Ausstoßung der Plazenta vor sich gehen.

Ein aufmerksamer Geburtshelfer verfolgt die Nachgeburtsabstoßung sehr genau. Mit prüfender Hand auf dem Bauch der Mutter überwacht er die Größe der Gebärmutter, die nicht vollbluten darf. Die Blutungsstärke kann er am Blutfluß aus dem Scheideneingang kontrollieren. Wenn nötig, wird durch sanfte Massage eine Wehe »angerieben«, ein dosierter Zug an der Nabelschnur (cord traction) hilft, die gelöste Nachgeburt aus Gebärmutterhöhle und Scheide herauszubefördern. Je schneller die Nachgeburtslösung vollständig gelingt, und je schneller die auch recht große Nachgeburt herausbefördert wird und dadurch erst das ganze gefäßverengende, blutstillende Zusammenziehen erlaubt, desto geringer ist der Blutverlust.

Stillen

Stillen ist für den Säugling die beste aller möglichen Ernährungsformen – dieser an sich richtige Spruch wird vor dem Hintergrund der Muttermilchbelastung durch Pestizide und andere Schadstoffe in unseren Lebensmitteln zu einer fragwürdigen Wahrheit! Die Mutter nimmt diese Stoffe mit der Nahrung zu sich oder atmet sie mit der Luft ein. Ein Teil der giftigen Stoffe, zum Beispiel Dioxine, gelangen beim Stillen in den kindlichen Organismus. Dies in besonders starkem Maße, wenn die Mutter nach der Geburt ihr erhöhtes Gewicht loswerden will und Diät hält. Dabei werden aus ihrem Fettgewebe vermehrt Giftstoffe freigesetzt, die das Kind mit der Muttermilch aufnimmt.
Ob und in welchem Maße Ihre Muttermilch mit Schadstoffen belastet ist, können Sie in vielen Bundesländern (beim Gesundheitsamt) kostenlos testen lassen.
Dennoch hält die Natur mit der Muttermilch das in hunderttausenden von Jahren entwickelte und erprobte Optimum für die Ernährung des Säuglings bereit. Diese beste, weil natürliche Ernährungsform für einen neugeborenen Menschen ist stets ohne Vorbereitungen verfügbar. Sie ist ideal sowohl in der bedarfsangepaßten Angebotsmenge, in Zusammensetzung und Bekömmlichkeit, Temperatur und Sterilität. Ihr Gehalt an Abwehrstoffen gegen Infektionskrankheiten, die die Mutter durchgemacht hat, schützen den Säugling, bis sein Organismus eigene Abwehrstoffe produzieren kann.

Die Brust

Eine Schwangerschaft verändert die Brust drastisch. Das erfüllt manche Frau mit Freude über eine bessere Entwicklung ihrer Brust, andere fürchten, ihre schöne straffe Form zu verlieren. Beide Erwartungen sind berechtigt.
Größe und Form der Brust sind von Frau zu Frau verschieden. Beides hängt ab von der Menge der drei

STILLEN UND UMWELT

Über die Bedeutung einer Belastung mit Umweltgiften in der Muttermilch schon am Beginn des Lebens, über die Bedeutung für das spätere Leben, gibt es keinerlei Erkenntnisse. Die Auskünfte reichen von »unbedenkliche Bagatelle« bis zu »höchst bedeutungsvolle Beeinträchtigung der körpereigenen Abwehr, der Gesundheit!« Politiker, Stillinitiativen, Toxikologen, Kinderärzte, Hebammen, sie alle geben völlig widersprüchliche Deutungen der Situation und somit unterschiedliche Empfehlungen. Solange diese Unklarheit besteht, kann mein Rat nur so lauten: Das Beste, was die Natur für Ihr Kind geschaffen hat, ist Ihre Muttermilch! Versuchen Sie, zu stillen. Sie müssen aber nicht länger als 4, höchstens 6 Monate stillen.

Sowohl die Bereitschaft des Drüsengewebes, sich auf hormonelle Signale hin zu vermehren, als auch das Ausmaß solcher hormonellen Signale sind von Frau zu Frau und bei jeder Frau von Schwangerschaft zu Schwangerschaft verschieden. Es ist also nicht vorhersagbar, ob und wie gut eine Frau stillen kann. Auffällig ist, daß viele Frauen mit kleinen Brüsten sehr gut stillen können, während manche Frauen mit großen Brüsten nur unzureichende Milchmengen für ihren Säugling produzieren.

Gewebearten, aus denen die Brust überwiegend aufgebaut ist, dem Bindegewebe, dem Fettgewebe und dem Drüsengewebe. Mit Beginn einer Schwangerschaft erst reift die Brustdrüse zu einem Organ, das zur Milchproduktion fähig ist. Zum Zeitpunkt der Geburt hat die Entwicklung des gesamten Brustdrüsengewebes ein Stadium erreicht, das nur noch eines Startsignals bedarf, um den Milchfluß in Gang zu bringen. Dieses Signal kommt aus der Hirnanhangdrüse in Form des milchanregenden Hormons Prolaktin. Aber auch der Saugreiz des Kindes ist ein Signal für die Milchproduktion und erhält sie aufrecht. Wegen des plötzlichen, heftigen Einsetzens der Milchbildung etwa drei Tage nach der Geburt spricht man von »Milcheinschuß«.

Wie oft stillen?

Zwischen dem zweiten und dem fünften Tag nach der Geburt wird sehr viel Milch produziert, die Brüste werden schwer und schmerzen. Legen Sie Ihr Baby an und lassen Sie es trinken, oder streichen Sie die Milch vorsichtig aus.

Legen Sie Ihr Baby immer an, wenn es sich meldet. Besonders in den ersten Tagen können sich Angebot und Nachfrage so am besten einpendeln. Je mehr Ihr Kind trinkt, desto mehr Milch wird gebildet.

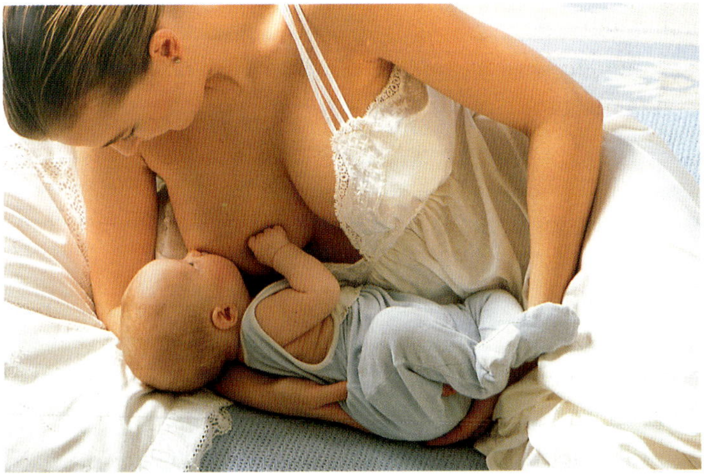

Was Stillen im mütterlichen Körper bewirkt:

- *Die Rückbildung der Gebärmutter wird angeregt. Das geschieht durch einen durch das Saugen des Kindes an der mütterlichen Brust ausgelösten Nervenimpuls zur Hirnanhangdrüse, die daraufhin Kontraktionen auslösende Hormone in den Kreislauf schickt.*
- *Stillen senkt das Brustkrebsrisiko. Je früher in ihrem Leben und je häufiger eine Frau stillt, desto niedriger ist ihr Risiko, an Brustkrebs zu erkranken. Nach dem 35. Lebensjahr verkehrt sich dieser Schutz ins Gegenteil!*
- *Stillen senkt aber auch den Mineralgehalt der Knochen und fördert so eine spätere Osteoporose. Anders als während der Schwangerschaft, als eine tausendfach erhöhte Östrogenproduktion Calcium in den Knochen binden konnte, wird dieser Mineralstoff infolge des niedrigen Östrogenspiegels während der Stillzeit nicht in den Knochen festgehalten.*

Wichtig ist deshalb in der Stillzeit eine calciumreiche Ernährung mit viel Milch und Milchprodukten; gleichzeitig sollten Stoffe vermieden werden, die die Calciumaufnahme hemmen (Kaffee, schwarzer Tee).

Wenn Sie nicht stillen möchten

Schon immer hat es Frauen gegeben, die nicht stillen wollten oder nicht stillen konnten. Ammen haben früher diese Aufgabe übernommen oder man hat Tiermilch gefüttert. Heute sind Babymilchprodukte verfügbar, die den Bedürfnissen Neugeborener angepaßt sind. Unter bestimmten Umständen, beispielsweise bei Neugeborenen-Gelbsucht, sind sie sogar besser verträglich als Muttermilch. Ebenso gibt es Babynahrung, die hypoallergen (kaum allergieauslösend) ist und vom Kinderarzt individuell verordnet wird.
Es besteht also keinerlei Anlaß, ein schlechtes Gewissen zu haben, wenn man nicht stillen möchte. Weder gibt es den Nachweis, daß Flaschenkinder weniger geliebt würden und Zuwendung vermissen müßten, noch den, daß Flaschenkinder erkennbar schlechter gedeihen.

BABYS BRAUCHEN VITAMIN K

Still-Fanatismus kann ein Kind in Lebensgefahr bringen, und zwar dann, wenn nach der Geburt der Milcheinschuß verzögert einsetzt, oder wenn überhaupt nicht ausreichend Milch produziert wird. Läßt man ein Kind darben, in der Hoffnung, durch häufigeres Anlegen würde die Milch schon noch kommen, erleidet das Kind einen Vitamin-K-Mangel. Lehnt die Mutter darüber hinaus die wichtige Gabe von Vitamin-K-Tropfen nach der Geburt und das Zufüttern Vitamin-K-angereicherter Flaschenmilch ab, folgt daraus für das Kind eine Vitamin-K-mangelbedingte Blutgerinnungsstörung, die, typischerweise ungefähr sechs Wochen nach der Geburt, völlig überraschend durch Hirnblutung zum Tode führen kann.

Wenn nicht alles nach Plan läuft

Manchmal ist eine Geburt auf normalem Wege wegen geburtsunfähiger Lage (beispielsweise Querlage) des Kindes nicht möglich, oder der Arzt hat vorher festgestellt, daß die Belastungen einer normalen Geburt für das Kind oder die Mutter zu groß sein werden. Er wird in einem solchen Fall einen Kaiserschnitt planen. Diese Entbindungsform wird auch dann angewandt, wenn das Kind oder die Mutter während der Eröffnungsphase in eine Notsituation geraten.

Geburt durch Kaiserschnitt

Der Kaiserschnitt hat seinen eigenartigen Namen aus der römischen Geschichte. Caesar, aus seinem Namen ist »Kaiser« geworden, wurde einer Prophezeiung gemäß nicht wie alle Welt durch die Scheide geboren, sondern aus dem Leib seiner Mutter »geschnitten«.
In vergangenen Zeiten bedeutete das meist den Tod der Mutter, es war eine Verzweiflungstat, um wenigstens das Kind zu retten. Heute ist der Kaiserschnitt ein Routine-Eingriff, medizinisch sicher für die Mutter und lebensrettend für viele Babys.
Über einen Haut-Fascien-Querschnitt oberhalb der Schamhaarlinie sowie Längsöffnung tieferer Muskel- und Bauchfellschichten erreicht man die Gebärmutter. Sie wird weit unten quer geöffnet. Mit der Hand umgreift der Arzt den vorangehenden Körperteil des Kindes, Po oder Kopf, lenkt ihn bei gleichzeitigem Druck von außen und oben (in Narkose hat die Mutter keine Wehen) durch die Schnittöffnung hervor und zieht das ganze Baby heraus. Es wird sofort abgenabelt und in die Arme der mit einem Tuch bereitstehenden Hebamme gelegt. Von ihr, und je nach Situation eventuell zusätzlich von Ärzten, wird es dann versorgt. Geht es ihm gut, legt man es, sobald das möglich ist, in die Arme der Mutter.

Auch der Vater kann heute in einigen Kliniken während der Schnittentbindung bei seiner Frau sein, ihr die Hand halten und mit ihr die Geburt des gemeinsamen Kindes erleben. Er kann das Neugeborene in Empfang nehmen und auf die Brust der Mutter legen, mit seinen Händen ihre Arme schützend um das Kind halten und ihm helfen, die mütterlichen Brustwarzen zu finden.

Ist es kein eiliger Kaiserschnitt, sondern ein geplanter, kann die Mutter mit Hilfe der Periduralanästhesie die Geburt in wachem Zustand miterleben. Sie muß nicht darauf verzichten, den ersten Schrei ihres Kindes zu hören, und kann es gleich nach der Geburt ausgiebig betrachten. Die Periduralanästhesie (→ Seite 183) schaltet das Schmerzempfinden im Operationsgebiet und darunter aus. Die Frau bleibt wach, hat aber keine Schmerzen. Bereits wenige Minuten nach Operationsbeginn kann die junge Mutter ihr Kind in die Arme nehmen.

Geburtshilfe mit der Geburtszange

Tritt bei vollständig geöffnetem Muttermund ein Geburtsstillstand ein, wenn sich das Köpfchen des Kindes bereits tief im kleinen Becken befindet, kann der Arzt mit Hilfe der Geburtszange oder der Saugglocke die Geburt beenden. Die Geburtszange besteht aus zwei löffelförmigen Greifern, die einzeln in die Scheide eingeführt, um das Köpfchen gelegt und dann erst außen zusammengefügt werden. Wie zwei schützende und gleichzeitig den Druck der Scheidenwände abhaltende Hände liegen die Zangenenden um das Köpfchen, und unter scheidendehnendem Zug wird das Kind zur Welt befördert.

Geburtshilfe mit der Saugglocke

Als Geburtshilfeinstrument einfacher handzuhaben ist die Saugglocke. Sie wird wie die Geburtszange ebenfalls nur dann eingesetzt, wenn der Muttermund vollständig geöffnet ist und das Köpfchen des Kindes beinahe oder ganz am Beckenboden angelangt ist.
Die schalenförmig abgeflachte Metallglocke – mit einem Saugschlauch und einem Zugkettchen versehen – wird in die Scheide eingeführt und am behaarten Bereich des Köpfchens, möglichst am Hinterhaupt, angesaugt. Mit begrenztem Zug, die mütterlichen Preßwehen nutzend, wird das Kind geboren.

Die Saugglocke hinterläßt auf dem Köpfchen des Kindes eine mehr oder weniger deutlich vorgewölbte »Saugmarke«. Durch den Sog tritt Flüssigkeit, eventuell etwas Blut, ins Gewebe. Diese kleine, meist seitlich auf dem Hinterkopf wie eine schiefe, zu kleine Haube thronende Wölbung sollte die Eltern nicht erschrecken, sie ist harmlos und vergeht in einigen Tagen.

LASSEN SIE SICH NICHT BEUNRUHIGEN!

Zusammen mit Ihrem Arzt, nicht zuletzt auch durch die großzügige Anwendung der Mutterschutzgesetze, können Sie Einfluß nehmen gegen den Beginn einer Frühgeburt. Sollte es dennoch dazu kommen, sind die Intensivabteilungen moderner Kliniken aufs beste gerüstet. Versuchen Sie dann alles, um die Hilfe einer solchen Klinik für sich und das Baby zu erhalten. Sprechen Sie frühzeitig mit Ihrem Arzt!

Wenn das Baby zu früh kommt

Die Überlebensfähigkeit eines Kindes außerhalb des Mutterleibes beginnt im 8. Monat (29. bis 32. Woche). Man kann diese Aussage sogar schon für den 7. Monat (25. bis 28. Woche) machen, allerdings nur mit sehr gemischten Gefühlen! Kleiner und immer leichter sind Kinder, deren Überleben mit medizinischer »Kunst« erreicht wird. An den gesundheitlichen Folgeschäden ihrer Frühgeburt leiden sie oft ihr ganzes Leben lang. Der Grund liegt darin, daß zwar alle kindlichen Organe sehr früh angelegt und in ihrer Form fertig erscheinen. Reif und damit funktionsfähig, so daß dem Baby außerhalb des Mutterleibes keine Unreifeprobleme mehr drohen, sind diese Organe erst mit Ende der 38. Woche.

Auslöser einer Frühgeburt

Ein bakterieller Scheideninfekt ist überraschend oft der Auslöser einer Frühgeburt. Bakterien erweichen über eine Anregung der Prostaglandinbildung im Gewebe den Verschluß der Gebärmutter und lösen so auch Wehen aus. Durch Eiweiß-lösende Fermente fördern sie überdies einen vorzeitigen Blasensprung. In einer guten Schwangerenbetreuung kann durch regelmäßige Untersuchungen des Scheideninhaltes eine Infektion erkannt, behandelt und so das Frühgeburtsrisiko stark gesenkt werden. Fieber der Mutter und ungewöhnliche seelische sowie körperliche Belastungen sind weitere Ursachen einer Frühgeburt.

Wenn das Kind »sich Zeit läßt«

Wenn Frühgeburt eine Bedrohung des Kindes durch Unreife bedeutet, müßte Übertragung (Geburt nach der 42. Woche) dann nicht Vorteile für das Kind bringen? Die Antwort ist: Nein!

Das Problem der Übertragung liegt bei der Nachgeburt (Plazenta), diesem wichtigen Organ des ungeborenen

Kindes. In den letzten Schwangerschaftswochen beginnt die Nachgeburt zu altern. Ihre Aufgabe, die Versorgung des Kindes mit allen lebenswichtigen Stoffen, ist mit der Geburtsreife des Babys erfüllt. Erfolgt das vom Kind stammende Signal zum Einsetzen von Wehen zum Beginn des Geburtsvorganges aus irgendeinem Grund nicht oder beantwortet der mütterliche Organismus dieses Signal nicht, erleidet das weiterwachsende Kind eine bedrohlich werdende Mangelversorgung.
Um dieses Risiko für das Kind so gering wie möglich zu halten, macht der Arzt zum Ende der Schwangerschaft und bei Überschreitung des errechneten Termins immer häufigere, schließlich tägliche Kontrollen. Sie dienen besonders der Überwachung der Leistungsfähigkeit der kindlichen Nachgeburt.
Die Überwachung, die nach Überschreiten des errechneten Geburtstermins zunehmend in der Klinik stattfindet, besteht in Ultraschalluntersuchungen, mit denen der Arzt den kindlichen Blutstrom durch die Nabelschnur prüft, in Blutanalysen, die Aufschluß über die Stoffwechselleistung der Plazenta geben können, in kontrollierenden Aufzeichnungen der kindlichen Herztätigkeit, besonders unter Gebärmutteraktivität. Dazu werden leichte Wehen ausgelöst, und der Arzt prüft, ob das Baby stabil und unbeeindruckt von dieser Wehenbelastung darauf reagiert. Bleibt das natürliche Signal für die Geburt weiterhin aus, wird der Arzt rechtzeitig die Geburtseinleitung vornehmen, oder, wenn das Kind nicht mehr belastbar scheint, der Mutter einen Kaiserschnitt (→ Seite 194) vorschlagen.

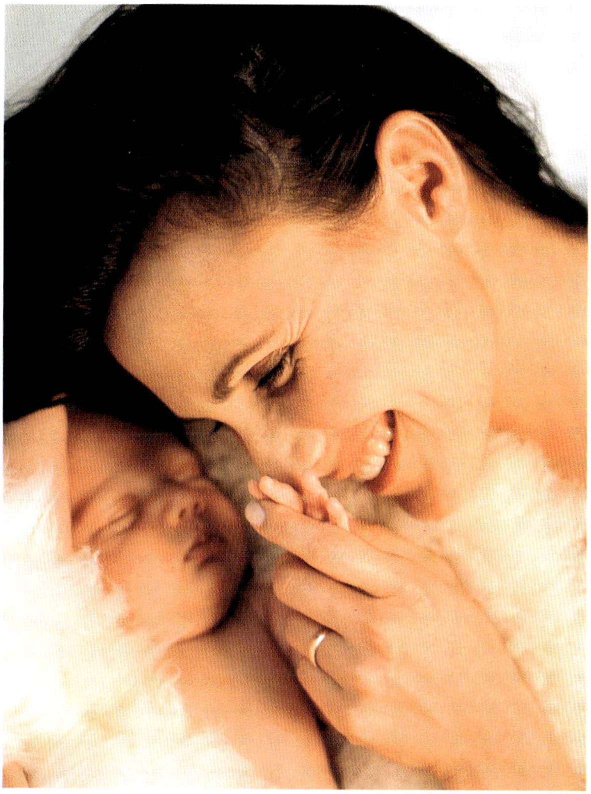

VORSICHT VOR INFEKTIONEN

Oft ist der Wochenfluß bakterienbesiedelt und ein Verschleppen daraus stammender Bakterien durch die Hände der Mutter zum Nabel des Kindes oder zu den mütterlichen Brustwarzen kann böse Infektionen zur Folge haben. Um dieses Risiko zu vermeiden, reinigen Sie nach jeder Berührung mit den Wochenflußeinlagen, vor jedem Stillen und vor jeder Versorgung Ihres Kindes sorgsam Ihre Hände.

Das Wochenbett

Ungefähr sechs Wochen benötigt der Körper für die Rückbildung der schwangerschaftsbedingten Veränderungen. Entgegengesetzt dazu reift in den ersten Tagen nach der Geburt das milchproduzierende Brustdrüsengewebe heran.

In der Gebärmutter besteht noch die immer weniger blutende, wundartige Fläche, von der sich die kindliche Nachgeburt gelöst hat. Mit dem Verkleinern des zunächst noch ungefähr 800 Gramm schweren Muskelorgans bis auf das Ausgangsgewicht von 50 Gramm sowie dem Verschließen der Gefäße verliert der »Wochenfluß« allmählich seinen blutigen Charakter, er wird rotbraun, dunkelbraun, rotgrau/gelblich, weißlich und endet nach vier bis sechs Wochen ganz.

Das Stillen löst über einen komplizierten nervös-hormonellen Reflex Gebärmutterzusammenziehungen aus, wodurch Reste von Blut, Gerinnsel, eventuell Gewebereste herausbefördert werden, die Gebärmutter sich schneller verkleinert und die Zeit des Wochenflusses abgekürzt wird.

Sexualität im Wochenbett

Es ist »die Vernunft« der Natur, daß der Frau in dieser Zeit weitgehend Libido und Freude an sexueller Aktivität fehlen.

Kann es wundern, wenn eine Frau im Wochenbett und noch danach wenig oder gar kein Interesse an Sexualität hat oder gar an Geschlechtsverkehr? Der menschliche Körper unterliegt den Gesetzen der Natur. In den ersten Wochen nach der Geburt ihres Kindes ist die ganze Aufmerksamkeit einer Frau auf ihr Neugeborenes gerichtet. Sie braucht alle Kraft, um ihr Kind zu stillen, zu pflegen und zu beschützen. Ihr Körper braucht Zeit, um sich wieder auf den nicht-schwangeren Zustand einzustellen, und die Hormonproduktion zu normalisieren.

Welches biologische Ziel könnte Geschlechtsverkehr haben, wenn Stillen den Eisprung bremst – ein deutliches Zeichen dafür, daß erneutes Schwangerwerden so schnell nicht sinnvoll ist. Zudem würden Schmerzen in der durch die Geburt noch empfindlichen Scheide, aber auch durch eine Dammnaht dieses Vorhaben schnell beenden. Für den Mann ist das gefühlsmäßig schwer zu verstehen. Die Natur hat ihn nicht mit einem automatisch einsetzenden Verständnis für die mit der Schwangerschaft und der Geburt einhergehenden Veränderungen seiner Frau ausgestattet, das muß er sich selbst aneignen. Hat er schon während der Schwangerschaft sexuell »darben müssen«, bleibt sein Verlangen weiterhin unerfüllt. Spürt er durch das Erlebnis der Geburt nicht eher ein noch größeres Interesse an seiner Frau, ein gewachsenes Bedürfnis, sich ihr zuzuwenden? Wer wollte seinen Kummer nicht verstehen, wenn er gebeten wird, die schmutzigen Windeln fortzuschaffen, während er sich verliebt und voll sexuellem Verlangen zu seiner Frau legen möchte.

Nur dann, wenn der Mann sich die dramatischen biologischen Vorgänge im Körper seiner Partnerin bewußt macht, wird er die Veränderungen auch in ihrem Verhalten verstehen und tolerieren können.

Wochenbett-Traurigkeit

Zwei bis vier Tage nach der Geburt beginnt bei vielen Müttern die »Zeit der unbegründeten Traurigkeit«. Nahezu jedes Ereignis – ein Blick, ein Blumenstrauß, der Bericht, wie es zu Hause ohne sie geht – scheint die junge Mutter zu erschüttern. Ohne erkennbaren Anlaß fließen ihre Tränen.

Partner und Familie sollten rücksichtsvoll reagieren und der jungen Mutter helfen, wenn sie danach verlangt. Ebenso sollte ihr Bedürfnis nach Alleinsein und Ruhe respektiert werden. Die labile Verfassung kann einige Tage anhalten, denn die seelische und körperliche Umstellung nach der Geburt ist gar nicht so einfach zu verkraften. Der mütterliche Stoffwechsel braucht Zeit, um sich an die veränderte nachgeburtliche Hormonkonstellation zu gewöhnen.

LIEBE UND VERSTÄNDNIS SIND JETZT GEFRAGT!

Für den Mann hat die Natur keine neue Rolle vorgesehen, keine körperlichen oder psychischen Veränderungen haben ihn auf seine Vaterrolle vorbereitet. Die Geburt eines eigenen Kindes war für ihn zwar ein intensives psychisches Erlebnis, das durch die Existenz dieses Kindes fortbesteht. Die Rolle, die jetzt von ihm verlangt wird, entspricht jedoch einer aus »sozial-kulturellem« Kollektivbewußtsein stammenden Verabredung unter Männern und Frauen. In dieser Übereinkunft wird sein biologisches Mannsein vorübergehend relativiert zugunsten eines sozial-partnerschaftlich orientierten Wesens an der Seite der Mutter des gemeinsamen Kindes.

DIE NACH-
UNTERSUCHUNG

Sechs Wochen nach der Geburt des Kindes nimmt der Arzt eine Nachuntersuchung vor. Er kontrolliert Blutdruck und Gewicht, Brüste und Bauch. Bei der vaginalen Untersuchung kann er Lage und Größe der Gebärmutter feststellen.

Wenn Sie sich sorgen oder unsicher sind, ob oder ab wann Sie wieder mit Ihrem Partner schlafen können, besprechen Sie auch dies jetzt mit Ihrem Arzt. Er wird Ihnen klare Auskunft über Ihren Gesundheitszustand geben. Wenn alles in Ordnung ist und wenn Sie und Ihr Partner es wollen, können Sie Ihre sexuelle Beziehung wieder aufnehmen.

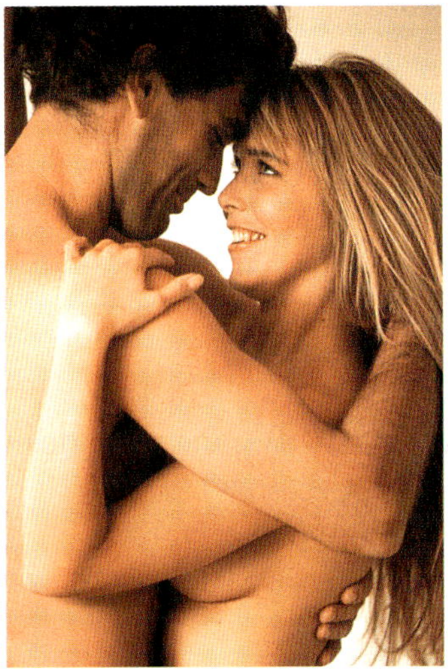

Antikonzeption nach der Geburt

Mehrere Gründe machen es nötig, dafür zu sorgen, daß nicht so bald nach der Geburt eine erneute Schwangerschaft beginnt: Die körperliche und nervliche Belastung besonders für die stillende Mutter ist groß. Ein Geschwisterchen sollte erst kommen, wenn das Vorhergeborene mit etwa zwei Jahren »aus dem Gröbsten raus« ist. Frühestens dann erst kann die Mutter ihre Eisendepots wieder aufgefüllt haben. Bei kürzeren Geburtsabständen sind die Risiken und Komplikationen für das folgende Kind deutlich erhöht.

In den ersten sechs Wochen nach der Geburt sorgt der weibliche Körper weitgehend selbst für die Verhütung einer neuen Schwangerschaft: Der Stillreiz bremst über die Hirnanhangdrüse den Eisprung (→ Seite 66). Die Fähigkeit zu einem vollwertigen Eisprung entwickelt sich nach einer Geburt erst allmählich wieder. Treten sechs bis acht Wochen nach der Geburt wieder Blutungen auf, sind diese somit fast immer ohne Eisprung. Allerdings ist ab dann Stillen kein zuverlässiger Schutz mehr.

Die sicherste Antikonzeptionsmethode – außer einer Operation – ist die Pille.

Pille und Stillen

Die Pille besteht aus zwei Hormonsorten, dem Follikelhormon (Äthinylöstradiol) und dem Gelbkörperhormon (Nortestosteronderivate und Hydroxyprogesteronderivate). Die Mehrzahl der heute verwendeten

Pillen hat einen Follikelhormongehalt von weniger als 50 Mikrogramm, meist sind es 30 Mikrogramm.
Bei täglicher Einnahme von 30 Mikrogramm ist das Follikelhormon in der Muttermilch nicht mehr nachweisbar, bei 50 Mikrogramm kaum noch. Das Gelbkörperhormon geht zwar mit der Muttermilch auf das Kind über, die Menge ist aber so gering, daß ein hormonelles Risiko ausgeschlossen werden kann.
Wird mit der Pilleneinnahme vor der 4. Woche nach der Geburt begonnen, kann es vorkommen, daß die Milchmenge erkennbar zurückgeht. Nach der 4. Woche ist das kaum noch der Fall, ein leichter Rückgang der Milch kann durch kurzfristig häufigeres Anlegen des Kindes behoben werden.
Haben Sie sich für die Pille entschieden, können Sie also ab dem Ende der 4. oder 5. Woche nach der Geburt Ihres Kindes mit der Einnahme beginnen. Dabei sollten Sie sich mit Ihrem Arzt darauf einigen, daß er Ihnen ein niedrigdosiertes Präparat verschreibt.
Die Minipille ist schon drei Wochen nach der Geburt einsetzbar, eine Hormonübertragung auf das Kind und ein Milchrückgang sind dabei nicht meßbar. Die Pille muß auf drei Stunden genau angewendet werden, was aber für eine Frau mit Säugling nicht zuverlässig zu realisieren ist.

Andere Verhütungsmethoden

Alternativen zur Mikro- und Minipille nach der Geburt sind Kondom und Scheidenchemie (nicht sicher!), sowie die Spirale (Intrauterinpessar). Diese soll aber erst nach Beendigung des Wochenflusses, nach abgeschlossener Gebärmutterrückbildung und möglichst nach Wiederbeginn der Menstruation eingelegt werden, frühestens sechs bis acht Wochen nach der Entbindung und bei gesunder Scheidenflora. Alle anderen Verhütungsmethoden sind im Wochenbett unsicher, da weder Eisprung noch Blutungstermin in dieser Zeit sicher vorhersagbar sind.

Ihr Baby – ein neuer Staatsbürger

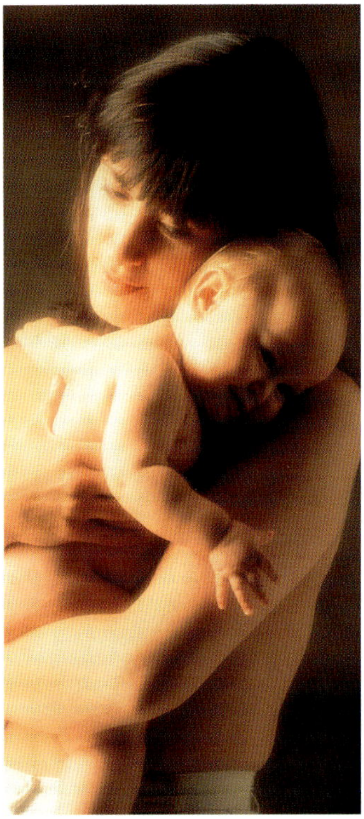

Damit der winzige neue Erdenbürger auch seine gesetzlichen Rechte bekommt, sollten die jungen Eltern so bald wie möglich nach der Geburt bei Ämtern, Kassen, Versicherungen folgende Eintragungen vornehmen lassen.

Standesamt/ Einwohnermeldeamt

Innerhalb einer Woche nach der Geburt sollte ein neugeborenes Kind bei dem Standesamt, in dessen Zuständigkeitsbereich es geboren wurde, angemeldet werden. Dazu benötigt der Vater den eigenen Personalausweis, eine Geburtsbescheinigung der Klinik oder der Hebamme, die Heiratsurkunde, das Familienbuch. Sind die Eltern nicht verheiratet, braucht der Vater darüber hinaus eine Vollmacht der Mutter, ihre Geburtsurkunde und ihren Personalausweis. Das Standesamt gibt die Anmeldung meist auch an das Einwohnermeldeamt weiter.

Finanzamt

Durch die Geburt eines Kindes verändern sich die Abzüge vom Bruttogehalt. Dazu ist der entsprechende Eintrag in der Lohnsteuerkarte (anhand der Geburtsurkunde) erforderlich.

Krankenkasse

Mit der Geburtsurkunde wird das Kind auch bei der Krankenkasse versichert. Ist die Mutter nicht berufstätig und bei ihrem Mann in der gesetzlichen Kasse mitversichert, ist auch das Kind automatisch mit in der Familienversicherung. Sind beide Eltern berufstätig und ist einer von ihnen privat versichert, können sie entscheiden, bei welcher Kasse das Kind mitversichert werden soll.

Arbeitsamt (Kindergeldkasse)

Kindergeld sollte ebenfalls gleich nach der Geburt beantragt werden. Das gesetzliche Kindergeld ist seit Januar 1996 wie folgt gestaffelt:
monatlich 200 Mark für das erste und das zweite Kind, 300 Mark für das dritte Kind; für das vierte und jedes weitere Kind werden 350 Mark monatlich gezahlt.

Mutterschaftsgeld

Während der Zeit des gesetzlichen Mutterschutzes – sechs Wochen vor und acht beziehungsweise zwölf Wochen nach der Entbindung – erhalten Mütter Mutterschaftsgeld. Voraussetzungen dafür sind, daß sie Mitglied in der gesetzlichen Krankenversicherung sind und vom Beginn des zehnten bis zum Ende des vierten Monats vor der Entbindung mindestens zwölf Wochen Mitglied der gesetzlichen Krankenversicherung waren und bei Arbeitsunfähigkeit Anspruch auf Krankengeld haben, oder daß sie in einem Arbeitsverhältnis stehen, ohne Anspruch auf Kran-

kengeld zu haben (Studentin oder Bezieherin einer Rente aus der gesetzlichen Rentenversicherung mit einem Arbeitseinkommen, das wegen Geringfügigkeit nicht krankenversicherungspflichtig ist). Die Zahlungen werden von der gesetzlichen Krankenkasse, bei der die Mutter versichert ist, und dem Arbeitgeber geleistet. Das Mutterschaftsgeld wird durch Vorlage einer Bescheinigung des Arztes und einer Verdienstbescheinigung des Arbeitgebers bei der zuständigen Krankenkasse beziehungsweise beim Bundesversicherungsamt Berlin beantragt. Wird ein Arbeitsverhältnis während der Schwangerschaft vom Arbeitgeber zulässig aufgelöst, erhält die Mutter den Zuschuß des Arbeitgebers zu Lasten des Bundesversicherungsamtes Berlin von der Stelle, die auch das Mutterschaftsgeld auszahlt.
Geringverdienenden, freiwillig versicherten und arbeitslosen Müttern – oder wenn ihr Anspruch auf den Zuschuß des Arbeitgebers zum Beispiel wegen Ablaufs eines befristeten Arbeitsverhältnisses wegfällt – wird das Mutterschaftsgeld in Höhe des Krankengeldes gezahlt. Sie können diese Zahlungen ebenfalls beim Bundesversicherungsamt. Berlin beantragen. Das Mutterschaftsgeld wird auf das Erziehungsgeld angerechnet.

Erziehungsgeld

Das Bundeserziehungsgeld beträgt monatlich 600 Mark und wird für jedes Kind, bei Mehrlingen entsprechend mehrfach, in den ersten sechs Monaten unabhängig vom Einkommen gezahlt. Vom siebten Lebensmonat an gelten Einkommensgrenzen. Der Bezug von Arbeitslosenhilfe, Sozialhilfe, Versicherten-, Unfall- oder Betriebsrenten hat auf die Höhe des Erziehungsgeldes keinen Einfluß. Arbeitslosengeld, Krankengeld und andere Versorgungsgelder, die sich aus einer Erwerbstätigkeit von 19 Stunden und mehr ableiten, schließen den Anspruch auf Erziehungsgeld aus.
Der Antrag auf Erziehungsgeld sollte möglichst bald nach der Geburt des Kindes gestellt werden, da es nur für sechs Monate rückwirkend gezahlt wird. Antragsformulare halten die Geburtskliniken, die Krankenkassen, Gemeindeverwaltungen und Familienkassen bereit.

Erziehungsurlaub

Die Berechtigung zum Bezug von Bundeserziehungsgeld schließt auch den Anspruch auf Erziehungsurlaub ein (→ auch Kasten, Seite 33). Dieser gilt vom Ende der Mutterschutzfrist bis zur Vollendung des dritten Lebensjahres des Kindes und kann in dieser Zeit dreimal zwischen Mutter und Vater gewechselt werden.
Will der betreuende Elternteil das bestehende Arbeitsverhältnis nach dem Ende des Erziehungsurlaubes nicht fortsetzen, muß er dieses unter Einhaltung einer Kündigungsfrist von drei Monaten kündigen.

Sozialhilfe

Erhält die Mutter Sozialhilfe, oder ergibt sich durch die Geburt des Kindes der Anspruch auf Sozialhilfe oder Wohngeld, sollte das zuständige Amt sofort nach der Geburt informiert werden. Bei bestehendem Anspruch auf Sozialhilfe erhöhen sich durch ein Kind die Zuwendungen.

Versicherungen

Alle Versicherungen der jungen Familie sollten ebenfalls von der Geburt des Kindes unterrichtet werden. Ebenso die Bausparkasse, die steuerbegünstigte Prämien nach der Einkommensgrenze ausrichtet.

Zum Nachschlagen

Adressen

Deutschland

- Arbeitsgemeinschaft Tagesmütter, Bödekerstraße 62, 30161 Hannover
- Arbeitskreis Down-Syndrom e.V., Hegelstraße 19, 33694 Bielefeld
- BAMS Beratung alleinstehender Mütter und Schwangerer e.V., Postfach 10153, 69005 Heidelberg
- Bund Deutscher Hebammen e.V., Postfach 1724, 67006 Karlsruhe
- Bundesministerium für Frauen und Familie, Kennedy Allee 105, 53175 Bonn
- Bundesministerium für Familie und Senioren, Godesberger Allee 140, 53175 Bonn
- GfG, Gesellschaft für Geburtsvorbereitung, Dellestraße 5, 40627 Düsseldorf
- Pro Familia, Deutsche Gesellschaft für Sexualberatung und Familienplanung e.V., Cronstettenstraße 30, 60322 Frankfurt/Main
- Stillgruppen, La Leche Liga Deutschland, Postfach 96, 81214 München
- Verband Alleinerziehender Mütter und Väter, Zentrale: Von-Groote-Platz 20, 53173 Bonn

Österreich

- Alleinerzieher Plattform Österreich, Carneriegasse 34, A-8010 Graz
- Beratungsstelle für natürliche Geburt und Leben mit Kindern, Rosensteingasse 82/3, A-1170 Wien
- Bundesministerium für Umwelt, Jugend und Familie, Franz-Josefs-Kai 51, A-1010 Wien
- Caritasverband (Mütterhilfe), Trauttmannsdorffgasse 15, A-1130 Wien
- Familienservice des Familienministeriums, Schubertring 14, A-1010 Wien
- Kammer für Arbeiter und Angestellte – Frauenreferat, Prinz-Eugen-Straße 20, A-1040 Wien
- La Leche Liga-Stillgruppen Österreich, Postfach, A-6500 Landeck

Schweiz

- Beratungs- und Hilfsstelle Schwanger, ratlos – wir helfen, Postfach, CH-3084 Wabern
- Caritas Schweiz, Löwenstraße 3, CH-6003 Luzern
- INFRA Informationsstelle für Frauen, Mattengasse 27, CH-8000 Zürich
- Pro Filia Bureau des placement Association catholique suisse des Services de la Jeunesse fémininie, 14 B av du Mail, CH-1205 Geneve
- Schwangerschaft und Geburt, Informationen, Magnusstraße 28, CH-8004 Zürich
- Schweizerischer Fachverband für Geburtsvorbereitung, Birsigstraße 45, CH-4054 Basel
- Schweizerischer Verband alleinerziehender Mütter und Väter, Rheinparkstraße 5/11 CH-4127 Birsfelden

Bücher

Für die gesunde Ernährung

Cramm, Dagmar von: *Schwangerschaft und Stillzeit – Jetzt das Richtige essen* und *Für Babys – Was schmeckt und gut bekommt!*
Elmadfa, Prof. Dr. Ibrahim u. a.: *Die große GU Nährwert-Tabelle; Die große GU Vitamin- und Mineralstoff-Tabelle;*
Exner, Eva: *Köstliche Fisch-Gerichte – von einfach bis raffiniert;*
Früchtel, Ingrid: *Vollwertkost – auch für Einsteiger;*
Mühleib, Dr. Friedhelm: *Fit, schön und gesund – Vitamine;*
Righi-Spanfellner, Gina: *Eisenmangel beheben,*
GU Ernährungs-Ratgeber;

Für die Entspannung

Deyringer, Mechthild: *Fit für die Geburt, Gymnastik – Atmung – Entspannung;*
Langen, Prof. Dr. med. Dietrich: *Autogenes Training für jeden;*
Sivananda Yoga Zentrum: *Yoga – für alle Lebensstufen – in Bildern;*
Triebel-Thome, Anna: *Feldenkrais – Bewußtheit durch Bewegung. Einführung in die Methode;*

Für die Selbsthilfe

Keudel, Dr. med. Helmut: *Der große GU Ratgeber »Kinderkrankheiten«;*
Pahlow, Mannfried: *Das große Buch der Heilpflanzen;*
Schmidt, Dr. med. Hans G.: *Krampfadern natürlich behandeln;*
Stellmann, Dr. med. H. M.: *Kinderkrankheiten natürlich behandeln;*
Stumpf, Werner: *Der große GU Ratgeber Homöopathie.*

Alle Titel sind im *Gräfe und Unzer Verlag* erschienen.

Nützliche Broschüren

Erziehungsgeld – Erziehungsurlaub, Bundesministerium für Familie und Senioren, Bonn; *Mutterschutzgesetz – Leitfaden zum Mutterschutz,* Bundesminister für Frauen und Jugend, Bonn; *Richtig versichert – Geld gespart,* Verbraucherberatungsstellen.

Sachregister

Impressum

Der Autor
Dr. med. Walther Prinz wurde 1935 in Stettin/Pommern geboren. Er studierte Medizin in Hamburg und München und erhielt seine Ausbildung zum Frauenarzt im Münchner Klinikum Rechts der Isar und im Städtischen Krankenhaus München-Harlaching.
Seit 1983 ist er als niedergelassener Frauenarzt tätig.
Dr. Prinz ist verheiratet und hat sechs Kinder.

Fotos:
Michael Nischke
(alle nichtgenannten Fotos);
CMT Gesellschaft für Medizintechnik GmbH: Seite 185;
Nomi Baumgartl: Seite 161, 179
Bavaria: Umschlagklappe vorn rechts unten, Seite 11, 142;
Gruner+Jahr/Lauenstein: Seite 192;
Jalag/Zajaczek: Seite 188;
Penaten: Umschlagklappe hinten Mitte rechts;
Rainer Schmitz: Seite 74, 81, 90
Simone Schneider: Titel, Umschlagrückseite, Umschlagklappe vorne unten links, oben rechts, Seite 24, 26, 38/39, 47, 110 oben rechts, 112–117, 137, 163
Stone/Monneret Seite 15, 111 oben links, 125; Harvey: 147; Ford: 175; Correz: 197; Schultheiß: 200; SBA-M: 202
Arne Teutsch: Seite 31 oben links, Mitte links;
Georg M. Wunsch: Seite 87

Zeichnungen: Gerlind Bruhn

Piktogramme: Christine Paxmann

Konzeption: Verena Zemme
Redaktionelle Überarbeitung: Christine Majcen-Kohl
Umschlaggestaltung: Heinz Kraxenberger; Christine Paxmann
Layout-Idee: Christine Paxmann
Gestaltung und Herstellung: Felicitas Holdau, Ina Hochbach
Reproduktion: Gebr. Czech & Partner, Artilitho, Trento
Gesamtherstellung: Appl, Wemding

ISBN 3-7742-2528-1

Auflage 6.
Jahr 99 98

WICHTIGER HINWEIS

Dieses Buch, geschrieben von einem Frauenarzt mit langjähriger Erfahrung in der Betreuung von Schwangeren, bietet Aufklärung, Rat und Hilfe für die von jeder Frau individuell erlebte Zeit der Schwangerschaft.
Bei Bestehen einer Problemschwangerschaft kann dieses Buch zwar ebenfalls als kompetenter Ratgeber angesehen werden, jedoch gelten in solch einem Fall in erster Linie die vom behandelnden Arzt vorgeschriebenen Therapiemaßnahmen.

6 21.–24. Woche

Jetzt kann auch Ihr Partner die Bewegungen Ihres Babys fühlen – für ihn die ersten wahrnehmbaren Zeichen von seinem Kind.

Mit der 23. Woche ist die Fähigkeit, Schmerz zu erleben, in irgendeiner Form möglich.
Von der 24. Woche an sind erste Hirnströme meßbar. Vibration, Druck, Schmerz, Temperatur kann Ihr Kind mit den Händen empfinden. Lichtreize würde es durch Schließen der Lider beantworten. Es lutscht am Daumen, trinkt hin und wieder etwas Fruchtwasser. Seit Anfang des 5. Monats reift sein Gleichgewichtssinn, ein Prozeß, der in der Mitte des 7. Monats abgeschlossen sein wird. Das Blut wird ab jetzt im Rückenmark gebildet. Vielleicht spüren Sie manchmal eine leichte, rhythmische Bewegung Ihres Kindes: Es hat dann einen Schluckauf.

(→ *Die Fetalzeit,* Seite 58 bis 65)

Das Wachstum Ihres Kindes geht jetzt zügig voran, am Ende des 6. Monats ist es 28 cm groß und wiegt 530 Gramm.

Versäumen Sie Ihre Vorsorgeuntersuchung nicht – Ihr Mutterpaß füllt sich jetzt schon mit vielen Angaben zur Entwicklung Ihres Kindes.

Wenn Sie im Winter schwanger sind, verfeinern Sie Ihr Frühstücks-Frischkornmüsli mit dem Saft von Zitrusfrüchten, das stärkt Ihr Immunsystem.
2500 kcal

Am Ende der 24. Woche hat die Gebärmutter Nabelhöhe erreicht.
Machen Sie sich schön mit bequemer Kleidung. Pflegen Sie jetzt besonders sorgfältig Ihre Brustwarzen und tragen Sie einen stützenden BH.

7 25.–28. Woche

Späte Fetalzeit – Reifungsvorgänge.

In der 26. Woche entstehen die ersten Verbindungen zwischen dem Hauptteil des Zwischenhirns (Thalamus) und der Hirnrinde – dadurch wird es Ihrem Kind möglich, Schmerzen zu erleben.
Der Flaum (die Lanugobehaarung) bedeckt jetzt seinen ganzen Körper. Von der 27./28. Woche an reagiert Ihr Kind auf akustische Reize (Musik), sein Hörapparat ist ausgereift. 50 Prozent aller Ungeborenen reagieren jetzt auf den »Klingeltest« = Zeichen von Streß sind durch teilweise langandauernde motorische Unruhe erkennbar.
Nach der 28. Woche kann Ihr Kind zum Beispiel Stimmen als unbewußte Erinnerung speichern.

(→ *Die Fetalzeit,* Seite 58 bis 65)

Ihr Kind ist jetzt schon 34 cm groß und wiegt 1100 Gramm.

Die Vorsorgeuntersuchungen sind jetzt so wichtig wie am Anfang. Nutzen Sie die Möglichkeit, alles für Ihre und die Sicherheit Ihres Kindes zu tun.

Trockenobst für eine gute Verdauung; ausreichend trinken zur Durchspülung der harnableitenden Wege.
2500 kcal

Vorzeitige Wehen können auftreten und Ihr Kind zu früh austreiben.
Bei Schmerzen im Unterleib informieren Sie Ihren Arzt; eventuell müssen Sie eine Klinik aufsuchen.